U0063789

危急求生完全手冊

從遇難到天災，各種狀況下都能活命的終極求生寶典

前言

首先我想問問翻開這本書的你！

●熟練地綁好鞋帶。
●用刀片削鉛筆。
●徒手抓住一條魚。
●用火柴或打火機生火。
●用柴火煮飯。
●只要有地圖，就算是從未去過的地方，也能順利抵達。

如果「以上敘述中有任何一項做不到」，那麼我會建議你讀完這本書。

在現代人的生活中，無論大小事，都只要「啪」地按個開關就能輕鬆完成。多虧了電燈泡的發明，我們的夜晚與黑暗無緣，熱水也一下子就能煮好。冰箱裡無論何時都塞滿食物。只要敲敲鍵盤就能連上網路，坐在椅子上就能接收全世界的資訊和訂購食物。是個非常方便的時代。

但是，你會不會有種莫名的不安呢？

一如各位所知，我們居住的日本是個地震頻仍，甚至被人稱作「地震列島」的國家。全世界芮氏規模6以上的大地震，約有21％發生在日本周圍。日本的活火山數量也佔全世界的7％，考慮到日本的陸地面積僅有全球總陸地面積的0．25％左右，可說是十分可怕的數字。此外，加上近年愈來愈強的颱風，還有全球暖化導致的冬季大雪，我們真的是生活在一個自然災害很多的國家。

每天過著「便利又舒適的生活」，很容易讓人忘記我們的日常其實是建立一個非常不穩定的自然環境上；而一旦這個系統被突如其來的大災難破壞，只要看看過去的例子便能知道，我們的生活一瞬間就會回到「原始時代」。

在那種環境下，無論懂得多少電玩遊戲的密技，無論打字多麼快，都絲毫派不上用場。重要的只有「生火取暖」、「把汙水淨化成飲用水」、「用小刀製作工具」等求生的知識和技術。

而本書所說的「冒險」，就是重新取回那些求生的知識和技術。對於本文開頭的問題「有所不足的人」，以及「對現實生活莫名感到不安的人」，一定要把本書從頭讀到尾，一邊動手一邊思考，從最基礎的求生技術開始學習。雖然或許無法完全消除各位心中的不安，但讀完本書後，各位一定能感受到自己的蛻變。當你把這本書翻得破爛不堪時，你應該已然擁有「真正的求生之力」與「冒險之心」！

CONTENTS

序章

從「生還」到「活下去」

「叢林、撒哈拉沙漠、大地震後毀滅的東京」

如果你只能選擇在其中一個地方生活，你會選擇何者？

如果地震的損害是「超越想像」的最壞情況，那麼叢林可能會是比東京更好的選擇。

距今九十幾年前，1923年（大正12年），9月1日，上午11點58分時，東京發生了芮氏規模7．9的大地震。也就是關東大地震。死亡、失蹤者共達10萬5385人。而舊東京市內（差不多等於現在的23區內），則有6萬8660人。當時舊東京市的人口約為217萬人。另一方面，根據內閣府公布的報告，面對未來可能會發生「首都圈直下型地震」，震災發生後將無家可歸的歸宅困難者，在首都圈內共有650萬人，東京都內則高達390萬人。順帶一提，東京23區的人口約為848萬人（2005年統計）。儘管看上去是個令人毛骨悚然的數字，但這就是現實。

我之所以要列出這些數據，是因為東京雖然經歷了九十幾年前的大地震，後來的都市規劃卻仍看不見防災意識。不僅跟當年一樣，隨處可見消防車無法進入的狹窄巷弄，而且還蓋了一堆高樓大廈。這種高塔式建築，真的安全嗎？巨大化的地下街，真的沒問題嗎？還有車輛彼此高速交會的鐵路、地下鐵、以及首都高速公路……。光是想像，我的頭就不禁痛起來。根據中央防災會議於2004年公布的「規模6．9之首都直下型地震的損害預測」，一旦災害發生，死者將高達1萬2000人，重傷者3萬3000人，建築物全毀達79萬戶。雖然這個數字已經很可怕了，但聯想到前面的那些數字，懷疑「真的只有這樣嗎？」的，應該不只我一個人才對。而且，這不僅僅是東京的問題，而是日本全國都市和鄉鎮都會面臨的問題。不是我危言聳聽，但看看這些數據，我們是不是應該未雨綢繆，為最壞的情況做好準備呢？

回到最開始的問題，無論你選擇活在那個地方，都需要具備「求生的技能」。無論是叢林、沙漠、或是大地震後的東京，人類想要活下去的話，必須做的事情皆大同小異。尤其是想在最險惡的條件下生存，除了日常生活所需的技術外，還需要野外求生的技能。換言之，希望各位先記住，用於荒野的求生技能，在「災害」時也能派上用場。

最初的五分鐘決定生死！

遇到緊急情況或災害來臨時，最初的判斷將決定我們的生死。尤其是地震的時候更是如此，首先一定要立刻確保大門、緊急逃生門和逃生通道等逃生口暢通。以前我們常常被教導，地震來臨時第一件事，就是趕快躲到桌子或其他掩體底下；但自從大量民眾在「阪神・淡路大地震」活埋於倒塌住家的教訓後，現在已改為宣導應優先確保逃生口。

還有，在逃生的時候應用安全帽或坐墊、包包等物品「保護頭部」。因為若被上方掉落的物體砸中，可能會造成致命傷。

此外若地震發生於夜晚，「確保照明」可以大幅提高逃生機率。在逃生路線的周邊，平日最好準備幾支手電筒放著。不過，因為地震後瓦斯可能會外洩爆炸，所以要注意不能用火柴等會製造火花的物體來照明。手電筒最好也選用LED等沒有發熱源的種類。

諸如此類，總而言之只要撐過最初的五分鐘，你的「生還機率」就會大幅提高。

用以下方式獲得正確的資訊！

除此之外，想要提高生還的機率，還必須蒐集各式各樣的資訊。然而，資訊並不是愈多愈好。有時資訊太多，不知道究竟哪個是真、哪個是假，反而會造成無謂的「不安」。同時，災害發生時也要小心各種假情報（人云亦云的謠言）。除了你親眼所見，或是信賴之人所說的話外，其他都不能相信。

那麼，該怎麼做才能取得讓自己成功生還的正確資訊？當災難來臨的時候，收音機、電視提供的情報基本上都不會有太大的問題。尤其收音機非常小巧容易攜帶，可以隨時帶在身上。但是，必須留意電池的電量。

最後，萬一在生死一線時必須做出決斷的話，一定要讓你的五感全力運轉，憑自己的意思行動。相信自己才是最重要的！

生還的關鍵就在這裡！

想要成功從災難中生還，光是填鴨式地把書上的求生方法背下來是行不通的，還必須理解為何要那麼做，並親身演練一次。

此外，即使身陷危難，也能跟平常一樣維持「日常生活」，而且自然而然地做到這點，將是決定生死的關鍵。愈是身處特殊的狀況或環境，維持正常的生活方式就愈形重要。甚至可以說是決定生還與否的關鍵因素。

另一方面，成功活下去的關鍵因素則是「努力自助」。也就是不依靠他人的力量，憑自己的力量克服難關。請各位看看左邊所列的「阪神・淡路大地震」的資料：

※阪神・淡路大地震中

全毀、半毀住家	約27萬5000棟
遭掩埋者	約15萬人
自力脫逃者	約11萬5000人
無力脫逃者	約3萬5000人

在這些被活埋於全毀、半毀住家的無力脫逃者中，約有80％是被家人和鄰居救出來的。自己做得到的話就自己來做，努力自助才是「活下去」的基本法則。

同時，若能預先做好最壞的打算、未雨綢繆的話，就更加萬無一失了。好比就算遇到呼吸停止的人，如果懂得心肺復甦術的話，就能及時進行救援。這也是為了不讓自己後悔莫及！

想活下去就要確保安全的掩蔽處，然後……

如果你成功生還了，接下來要做的第一件事，就是尋找一個能好好休息的安全居住場所。避難所、臨時小屋或是搭帳篷，任何地方都無所謂。就算只是簡陋的掩體，也能讓心靈放鬆，冷靜地進行判斷。

找到掩蔽處之後，再來就是坐下來好好規劃「生存的戰略」。也就是冷靜地分析你所面臨的狀況，決定自己應該優先採取的行動。

屆時，後文介紹的「實技篇」將會大大派上用場。在後面介紹的十三個項目中，肯定會有你需要的技能。然後，也請你從這些技能中找出自己的「冒險之心」。想必它一定會成為你心靈的支柱喔！

實技篇

求生技術

做好準備吧
Be Prepared

童軍創始者
羅伯特・貝登堡

Chapter.1

生火

如何不用火柴和
打火機製造「火」

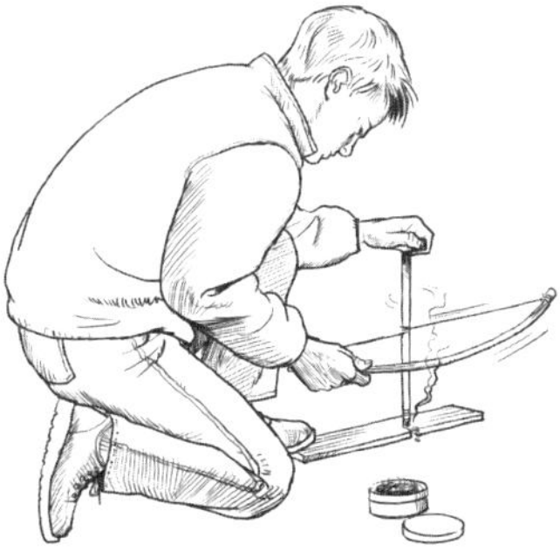

會不會生火將決定生死！

有人說「人類是唯一懂得用火的生物」，但你真的能夠不用火柴或打火機來「生火」嗎？

我曾問過別人這個問題，結果對方不僅說他連火柴和打火機都沒用過，甚至還反問我什麼是「生火」。你，是不是也是這種人呢？

人類是唯一不怕火的生物。同時，人類從遠古時代便一直在研究如何自由運用火的力量，一步一步地提升技術，最終才有了今日的生活。現在，無論每天的炊事，或是冬天取暖，只要轉一下電燈或瓦斯爐的開關，火就會自動冒出來，馬上給我們使用。甚至不需要用火，用電子微波爐就能以高頻微波加熱食物。

乍看之下，這一點好像證明了我們「可以隨心所欲地操控火焰」，但實際上卻反映了人類過度「依賴工具」，在享受便利的同時，反而對『野生的火焰』愈來愈陌生。在日常生活中，「生火」竟成了一種特殊的技能。然而，如果有一天現代文明被嚴重的災難破壞，你被迫必須在野外求生，為了活下去，「隨心所欲地生火」就成了非常重要的技能。因為想要獲得一杯安全乾淨的水，就必須煮沸殺菌。所以，我們是不是應該重新認識那與我們近在咫尺，卻愈來愈陌生的「火」呢？

「生火」的基本技巧①

用一根火柴確實點燃火堆的方法

為什麼需要「火種」？

用凸透鏡或木頭摩擦等方式取火的時候，由於「火星非常微小」，為了讓火苗變成火焰，就必須使用「火種」。生火的時候，要先用火種輕輕包覆發紅的火星，慢慢地吹氣，等到開始冒煙後再送入空氣，讓火星點燃火種。

「可當成火種的東西」

身邊的物品：剪下 3 cm左右的麻繩，輕輕揉成團。
自然物品：將紫萁嫩芽上的綿毛蒐集起來乾燥。或是蒐集蒲公英的綿毛輕輕搓圓。其他還有像是蒲黃的穗／白茅的穗／芒草的穗／棕櫚子的殼等等。

「助燃物」是什麼？

穩定火種或火柴的火苗，使火焰的火力足以轉移到柴薪上的「易燃物」。

「可當成助燃物的東西」

身邊的物品：木屑／報紙／衛生紙
自然物品：枯葉／枯草／乾稻草／樺木樹皮／杉木樹皮／活木上的乾枯樹枝

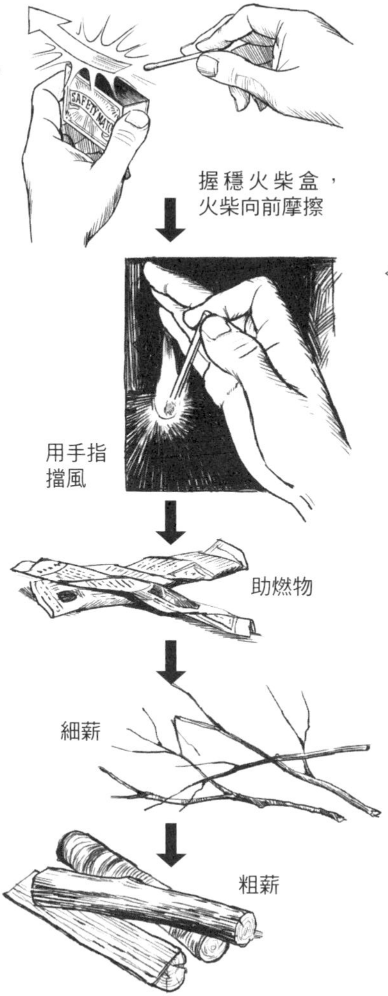
握穩火柴盒，
火柴向前摩擦
用手指
擋風
助燃物
細薪
粗薪

就算用火柴或打火機的火焰直接接觸柴薪，也沒辦法把火點起來。這是因為火柴和打火機火焰的熱量仍不足以點燃柴薪。想要用一根火柴確實點燃火堆，必須先用「助燃物」（報紙或枯葉）穩定火柴的火焰，然後再從手指粗的「細薪」開始點起，接著再移到較粗的柴薪上，像是餵養動物一樣把小火「養」成篝火。（開始生火前，要先把需要的材料、薪柴全部放在隨手可及的地方！）。此外火焰燃燒還需要充分的氧氣，所以也要注意木柴的堆疊方式。

※當火星太小的時候，可先用「點燃棉質的薄布，待布料全部著火後放入罐中密閉後製成的棉質木炭」（參照P22）讓火苗變大，再包上火種。

「生火」的基本技巧②

任何人都學得會的「圓錐形篝火」製作法

1 盡量選擇一塊乾燥的地面，挖一塊淺洞當成篝火的基地。將助燃物（枯葉或小樹枝）疊成山形，然後用樹枝在周圍架出圓錐。

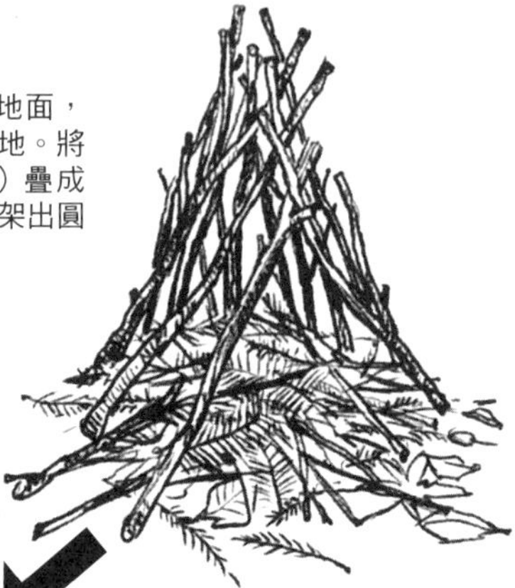

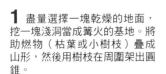

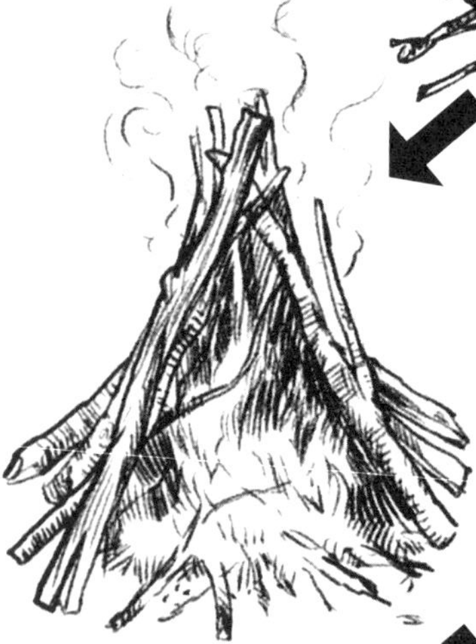

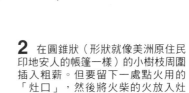

2 在圓錐狀（形狀就像美洲原住民印地安人的帳篷一樣）的小樹枝周圍插入粗薪。但要留下一處點火用的「灶口」，然後將火柴的火放入灶口，點燃裡面的助燃物。

3 這種形狀的篝火會讓空氣從下方進入，一旦點燃就會燒得很旺！

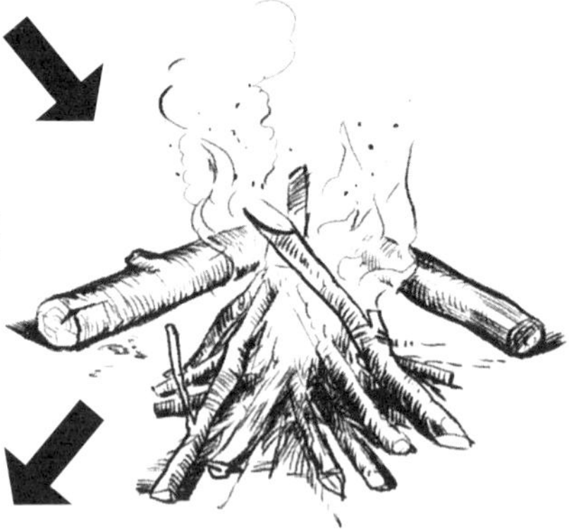

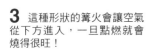

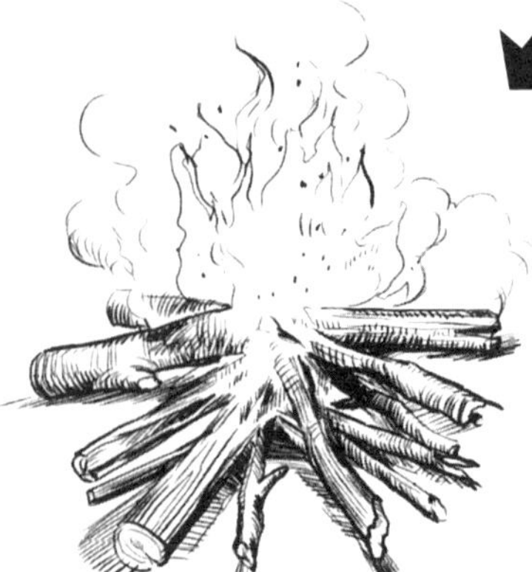

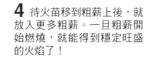

4 待火苗移到粗薪上後，就放入更多粗薪。一旦粗薪開始燃燒，就能得到穩定旺盛的火焰了！

火柴是遇上萬一時的好幫手

「又鬼流的火柴保管法」

將火柴（放在火柴盒內）和報紙（或是乾燥的白樺木皮）一起放入塑膠袋內，綁緊袋口，然後再放進另一層塑膠袋綁好，就能有效防潮。

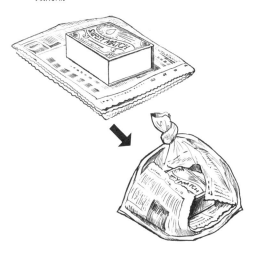

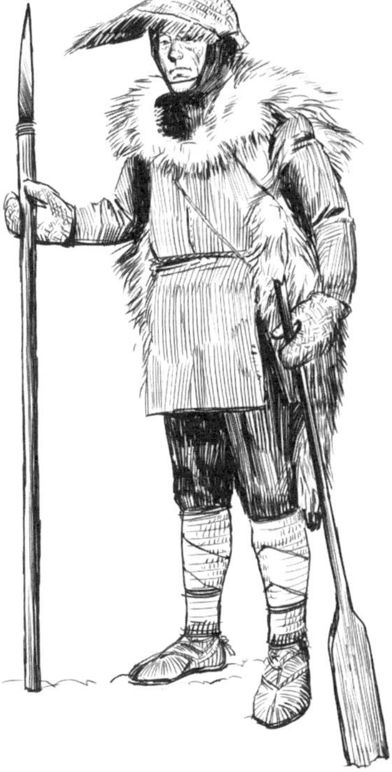

※又鬼：在秋田縣周邊的東北地方山區生活了千年以上，以打獵為生，擁有在嚴酷的東北自然界生存下去的智慧的一群人（聽說他們入山的時候，除了白米和味噌外，都會用兩層塑膠袋包著火柴防潮帶在身上）。

一起製作防水火柴！

把蠟放在空罐內融化，然後將火柴的前半端快速浸入蠟中，就是不怕淋濕的防水火柴了！

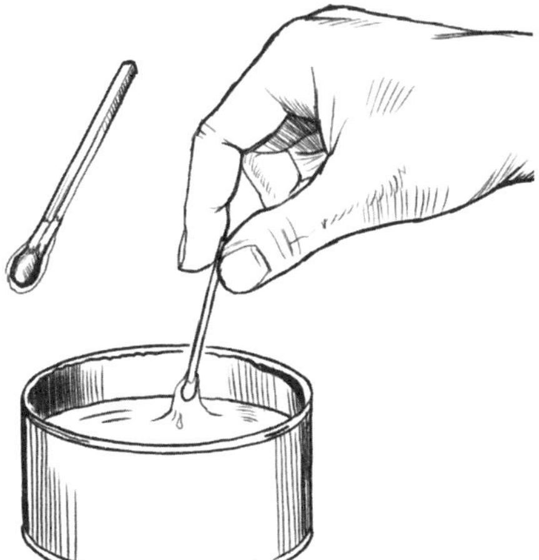

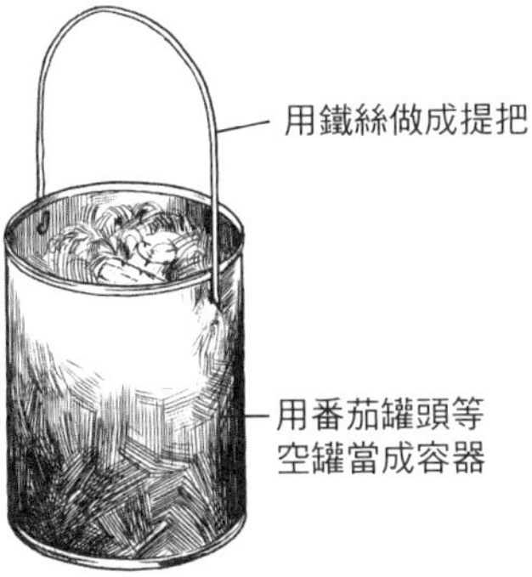

保存火的方法？

生完一次火後，只要不熄滅它「保存」起來，下次需要時就能馬上使用。使用空罐或挖空的木頭當成容器，塞入乾燥的青苔或野草，最後放入燃燒的小樹枝等火源，便是攜帶式的種火囉！

※家裡有炭爐的話，可在睡前將燃燒中的炭火（1～2個）塞入灰中，只露出一點點炭頭。如此一來就能降低燃燒的速度，一直燒到隔天早上。有的人家甚至用這方法讓火爐數百年來持續不滅，這種續火的方法又被稱為「火止（hidome）」。

○任何人都能點著，特製「火種」的製作方法

用凸透鏡折射陽光生火，或是用「拉弓式鑽火法」（參照P24）鑽出比較小的火苗時，可以一次就成功的特製火種。準備麻繩和棉質薄布，一起動手做做看吧！

1 「用布製炭」
將棉質薄布或紗布點燃，等到全部著火後放入罐中蓋上。由於罐中的氧氣斷絕，無法完全燃燒，布料或紗布會變成黑色的「炭」。

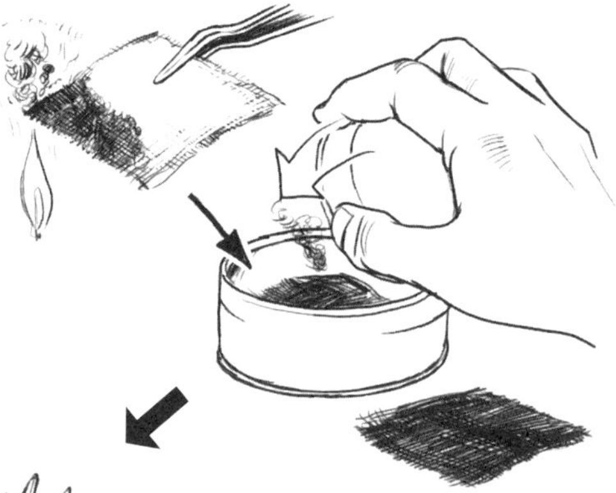

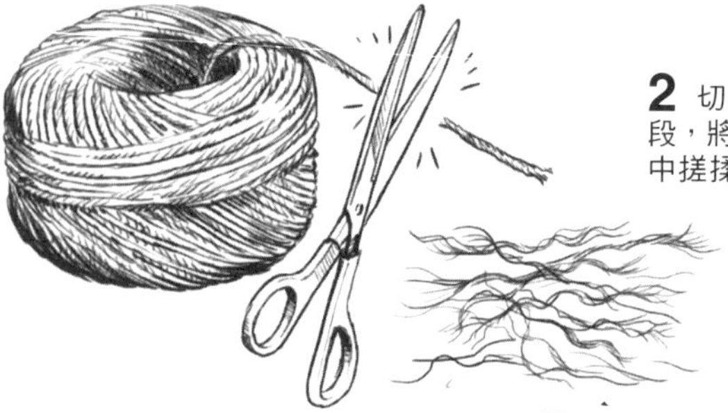

2 切好大量 3 ㎝長的麻繩段，將其捲開弄散。然後集中搓揉，弄成直徑 3～4 ㎝的小鳥巢狀。

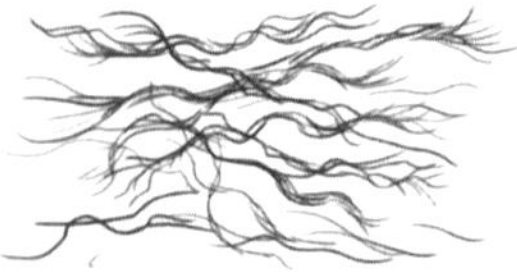

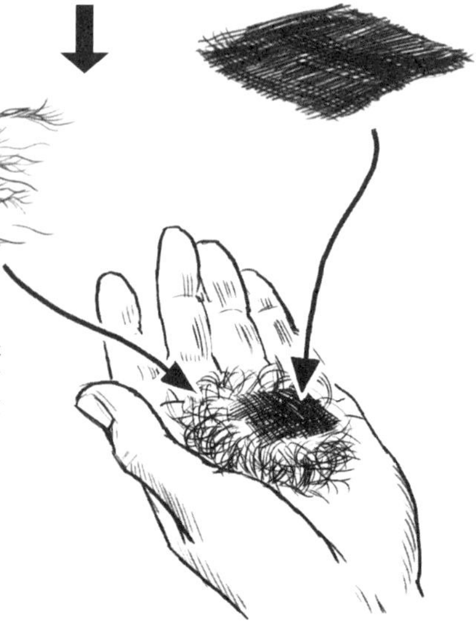

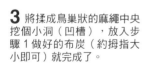

3 將揉成鳥巢狀的麻繩中央挖個小洞（凹槽），放入步驟 1 做好的布炭（約拇指大小即可）就完成了。

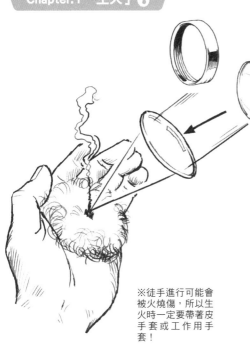

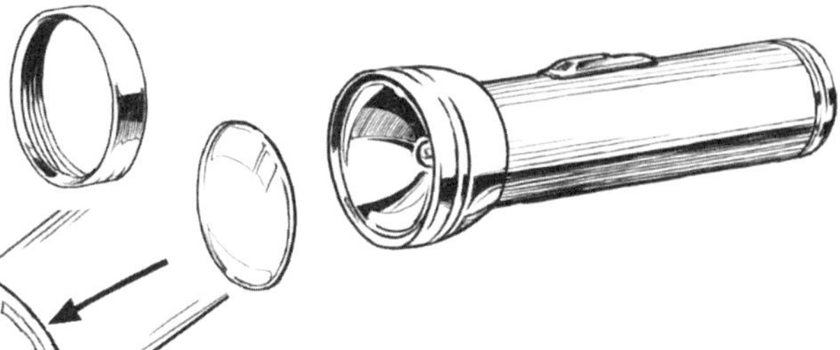

凸透鏡生火法

只要有陽光和凸透鏡，任何人都能辦到的生火方法。某部冒險小說的主角漂流到無人島上後，就是用這種方法取火的。配合特製的「火種」，就能更輕鬆地生火！

※徒手進行可能會被火燒傷，所以生火時一定要帶著皮手套或工作用手套！

用手輕輕握著特製「火種」，用凸透鏡將陽光集中到火種中央的炭上。
不久後火種就會開始冒煙，這時再用周圍的麻繩部分包住起火星，慢慢地輕輕吹氣，讓煙冒得更旺盛。
等到煙愈來愈多，再用三根手指抓好火種、用力揮臂，一口氣讓空氣進入火種。
然後火就會「嘩」地冒出來了！

使用凹面鏡的生火法

利用手電筒內的反射鏡生火的方法。跟凸透鏡一樣，就是用凹面鏡（反射鏡）將陽光聚焦在特製「火種」的中央布炭來生火的方法！

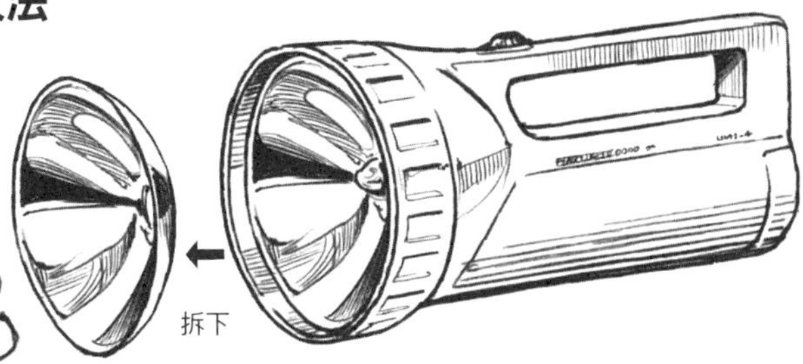

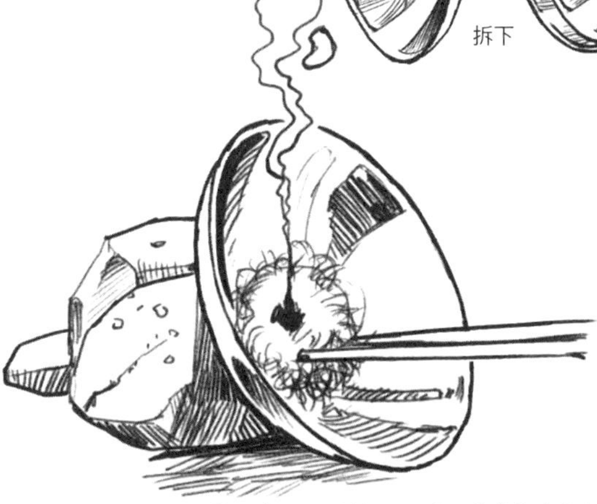

※用DIY工具的銼刀或鋸子，撞擊堅硬的石塊或瓷碗碎片、製造火花的「打火式生火法」，也可以用來生火。讓火花落在特製「火種」的中央就能產生火苗。接著只要用跟凸透鏡生火法同樣的方式，就能弄出火焰囉！

◎用古代人的智慧「拉弓式鑽火法」生火！

將木頭（鑽火棒）和木頭（鑽火板）互相摩擦，利用摩擦熱生火的方法。「拉弓式」是因紐特人和庫頁人等北方原住民族的祖先發明的取火法。是一種利用隨手可得的工具，以相對省力的方式生火的技巧，一定要記住！

「準備物品」

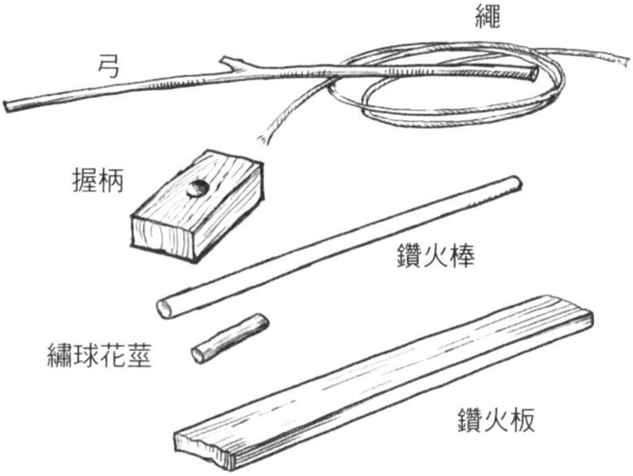

鑽火棒：在直徑 2 cm、長25cm左右的圓棒中心，挖出邊長 8 mm、深 2 mm的方孔，然後將乾燥過的繡球花莖（直徑 1 cm、長 5 cm左右）削成同樣形狀，塞入孔中。另一側則配合握柄的孔，削成可以順暢轉動的圓形。

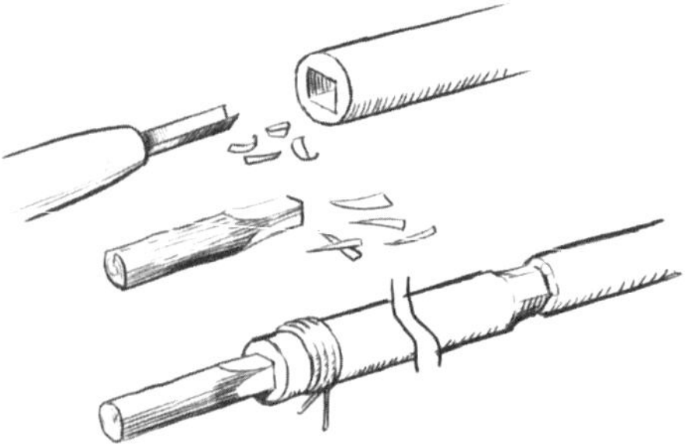

弓：在長50cm、直徑 2 cm左右，微成弓形的樹枝兩端，繫上粗 6 mm、長 1 m左右的棉線當作弓弦（弦長標準是在鑽火棒上繞兩圈後，可以剛好呈張緊狀態）。

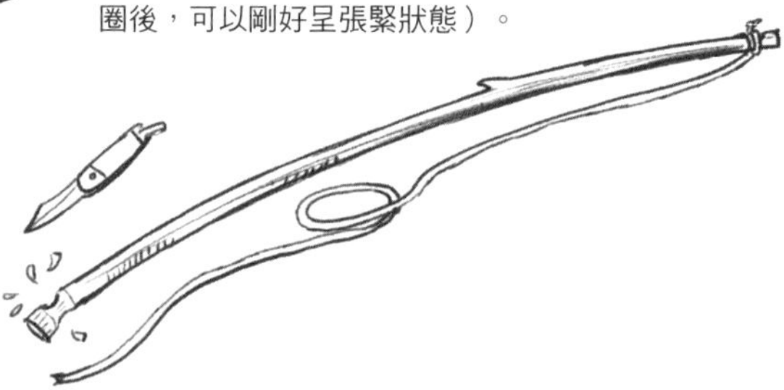

握柄：可將鑽火棒壓在鑽火板上，並充當軸承讓鑽火棒順暢旋轉。材料為方便握持的方形木材，中央挖一個洞作為鑽火棒的軸承。

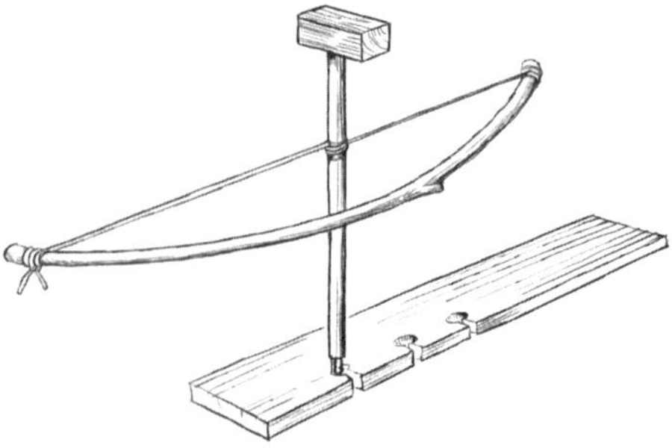

鑽火板：以長30cm、寬 3 ～ 5 cm、厚 1 cm的乾杉木板（古材為佳）為材料，切出如圖的V形，然後挖出直徑 1 cm、深 2 ～ 3 mm左右的凹槽，作為鑽火棒摩擦的部分。

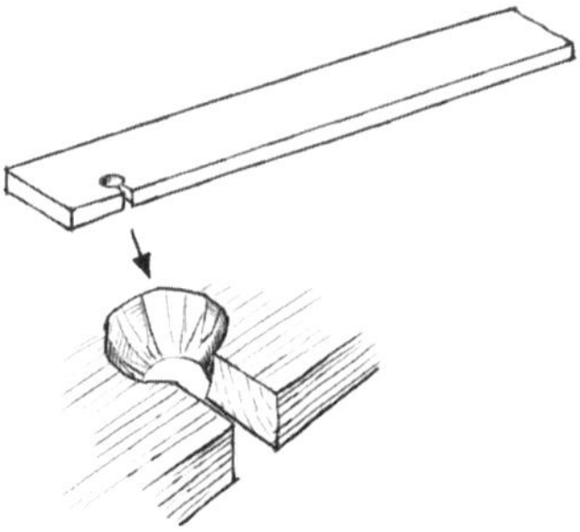

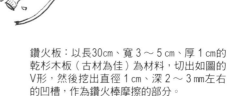

「點火」

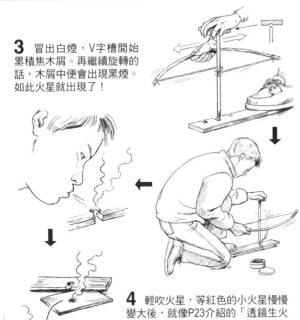

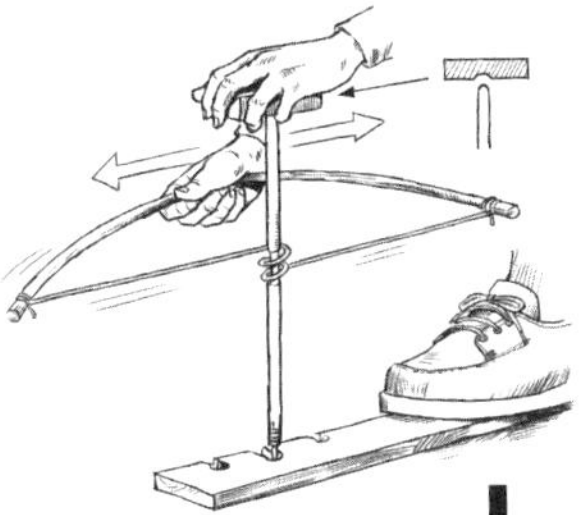

1 首先是準備。將弓弦在鑽火棒上纏繞兩圈，使弓弦呈張緊狀態。將鑽火棒的前端放入摩擦槽，另一側用握柄固定，前後輕輕移動弓臂，試試看能否順暢地轉動。摩擦時要用腳踩住鑽火板。

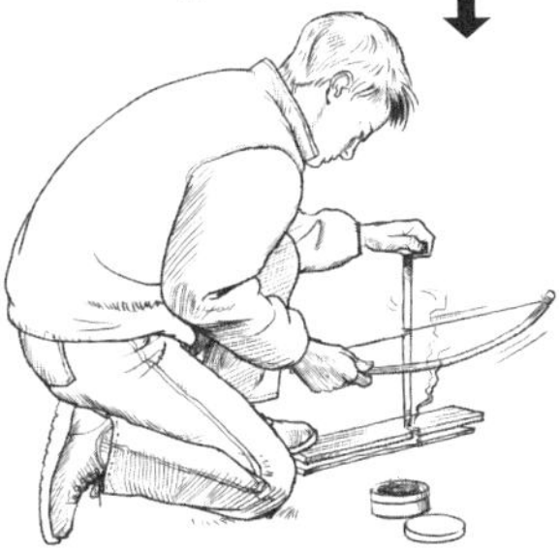

2 鑽火板下面再墊一枚薄板（用來接擋焦木屑和火星。也可以用大片的樹葉代替），從上面按穩握把，不要讓鑽火棒在旋轉時滑脫。

3 冒出白煙，V字槽開始累積焦木屑。再繼續旋轉的話，木屑中便會出現黑煙。如此火星就出現了！

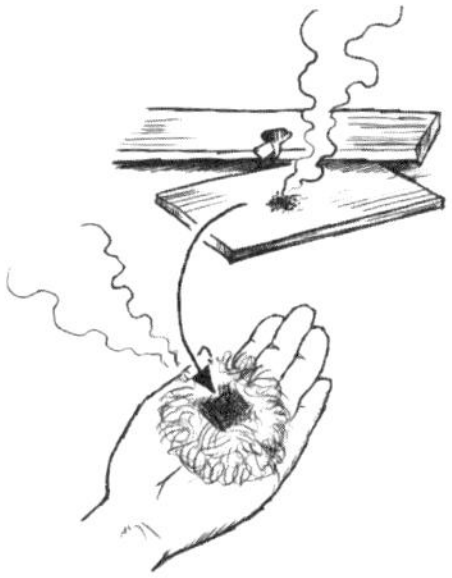

4 輕吹火星，等紅色的小火星慢慢變大後，就像P23介紹的「透鏡生火法」一樣，將火星丟到特製「火種」中央的布炭上，將其點燃。你能用幾秒生好火呢？來試試看吧。

※日本古時候的繩文・彌生時代所用的生火法不是「拉弓式」，而是用兩手搓揉木棒的「古典式生火法」。要用這種方法取火，首先得讓「手掌」的皮變厚，並鍛鍊兩手的臂力後再來挑戰！

用鋼刷和乾電池點火！

用鋼刷（或是鋼絲絨）和乾電池確實點燃的生火方法。因為會產生很大的火焰，所以一定要戴著皮手套進行！

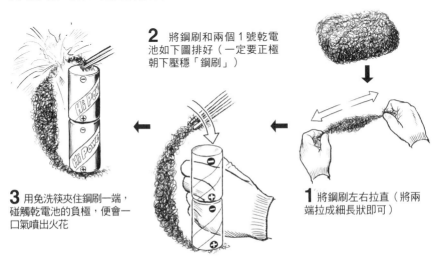

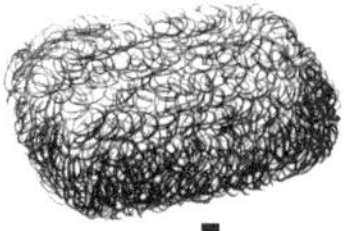

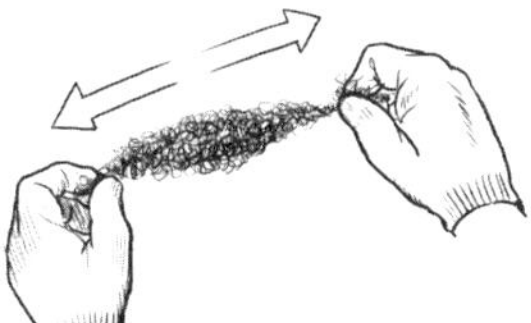

1 將鋼刷左右拉直（將兩端拉成細長狀即可）

2 將鋼刷和兩個 1 號乾電池如下圖排好（一定要正極朝下壓穩「鋼刷」）

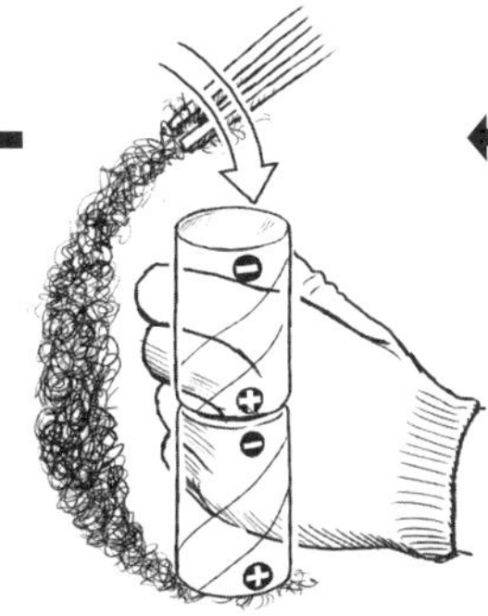

3 用免洗筷夾住鋼刷一端，碰觸乾電池的負極，便會一口氣噴出火花

※注意：火焰會比想像中還大，所以絕對不能在家中嘗試！

下雨、下雪等惡劣天氣時的生火和篝火搭建法

「即使天氣惡劣也能搭篝火！」

就算表面是濕潺的，只要向下挖掘5㎝左右，就能找到乾燥的地面，作為篝火的基地。

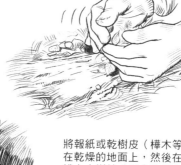

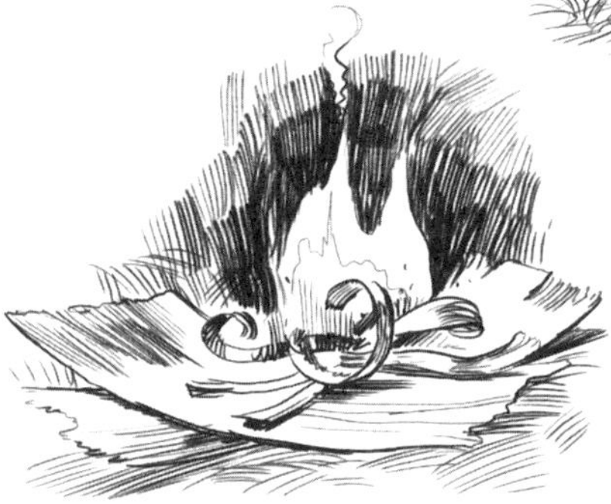

將報紙或乾樹皮（樺木等）鋪在乾燥的地面上，然後在上頭排上小樹枝（用衣物等布料把水擦乾），最後用火柴點火。等火焰穩定後，其他稍微濕掉的枯葉和樹枝也會燒起來。如果火力更旺的話，就連生木材也能燒！

找一塊扁平的大石，將沒有被弄濕的那面翻過來，也能在上面生火。即使是在雪地上生火，只要把樹枝或木材架在石面上就沒問題了。正因為天氣惡劣，所以更要確實地搭好篝火，保持身體溫暖。

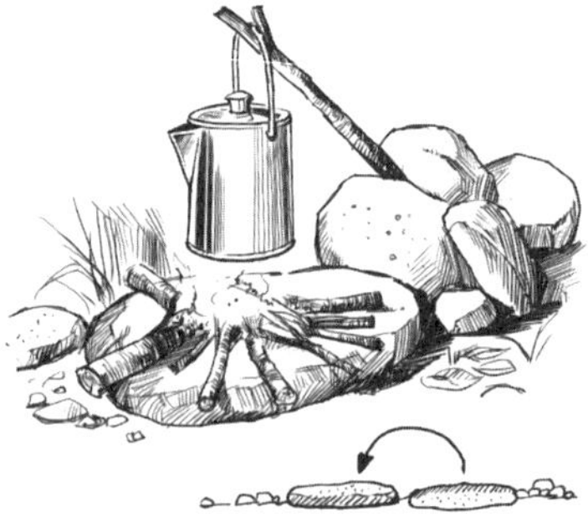

在雨天或雪天等惡劣天氣下，更需要確實地把火生起來。因為潮濕和寒冷的緣故，不僅體力消耗很快，最壞的情況還可能會凍死。

這種時候最好的生火方法就是「又鬼流」的取火法。用塑膠袋包好的火柴和報紙（或是白樺木的樹皮，參照P21）將是可靠的夥伴。

此外，如果完全找不到避雨的地方，可以在搭建篝火的樹枝和柴薪上罩一層報紙當作屋頂，會更容易點燃唷！

利用家中的燃料，製作緊急時刻也能派上用場的「提燈火爐」

一起來DIY不需要瓦斯罐或無鉛汽油也能製作的「提燈火爐」吧。

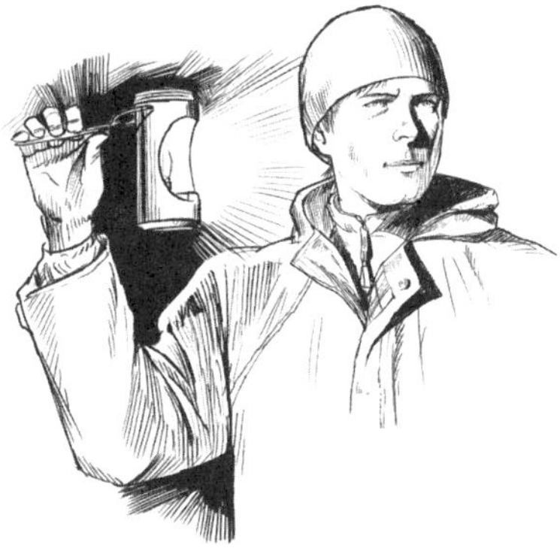

●用沙拉油和空罐，一起製作提燈兼火爐！

用350ml的空鋁罐和衛生紙、鋁箔紙、以及沙拉油等廚房就可找到的材料，即可製作一個DIY提燈。如果做好三個這種提燈，還能當作燒水的火爐使用，是緊急時刻的最強小道具。大家一起動手做做看！

「作法」

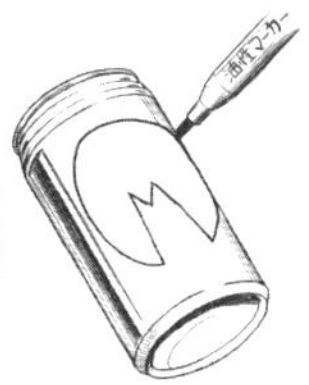

1 用麥克筆在鋁罐上畫出如下圖形，然後用美工刀割下。

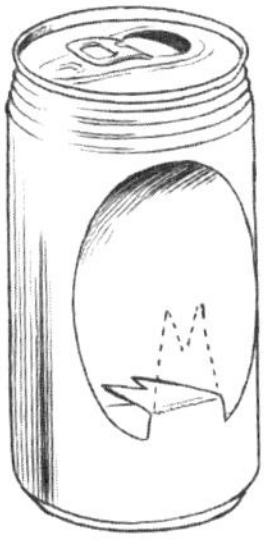

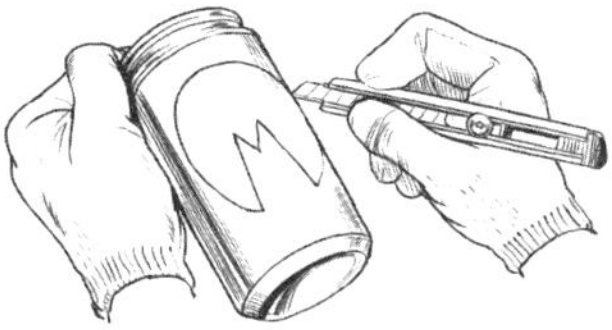

2 將M字形部分向內側凹折。

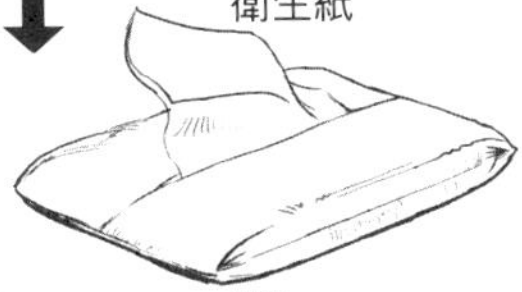

3 用剪刀將衛生紙剪成5㎝寬，然後捲成直徑6㎜左右的圓條。接著用寬2㎝左右的鋁箔紙在捲好的衛生紙外側包兩圈，燈芯就做好了。

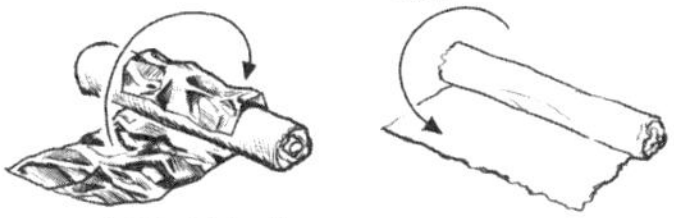

4 將燈芯夾在M字形處固定，然後在底部導入沙拉油便完成。
等燈芯完全吸飽沙拉油後，就能點火了。

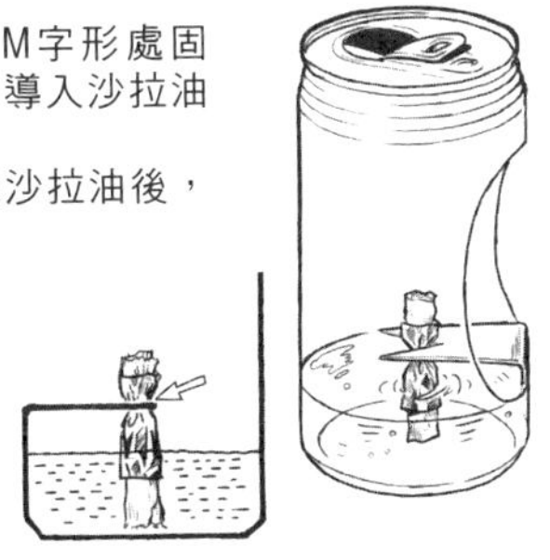

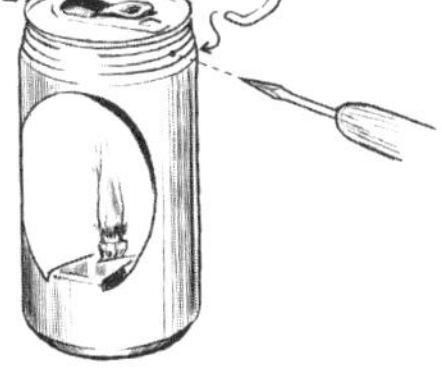

像上圖一樣插上鐵絲，即可當成提燈使用。

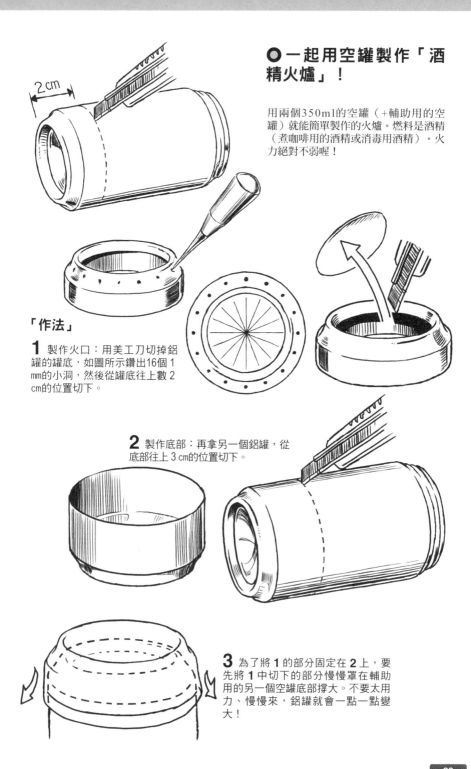

◎一起用空罐製作「酒精火爐」！

用兩個350ml的空罐（+輔助用的空罐）就能簡單製作的火爐。燃料是酒精（煮咖啡用的酒精或消毒用酒精）。火力絕對不弱喔！

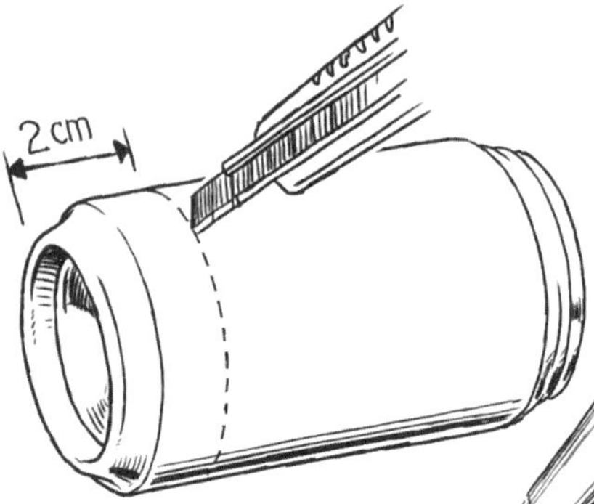

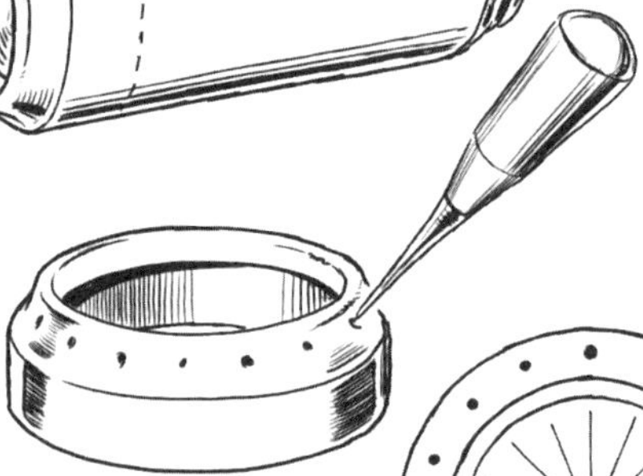

「作法」

1 製作火口：用美工刀切掉鋁罐的罐底，如圖所示鑽出16個 1 mm的小洞，然後從罐底往上數 2 cm的位置切下。

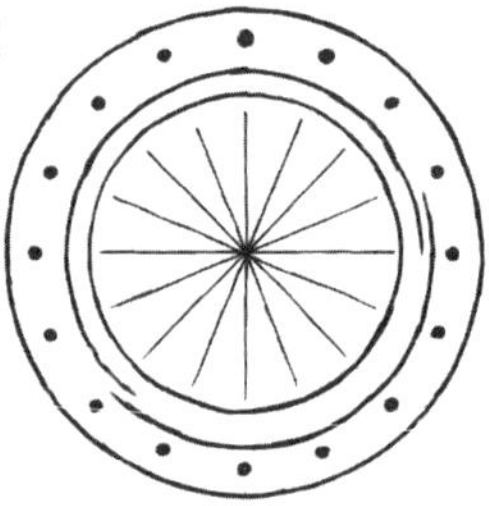

2 製作底部：再拿另一個鋁罐，從底部往上 3 cm的位置切下。

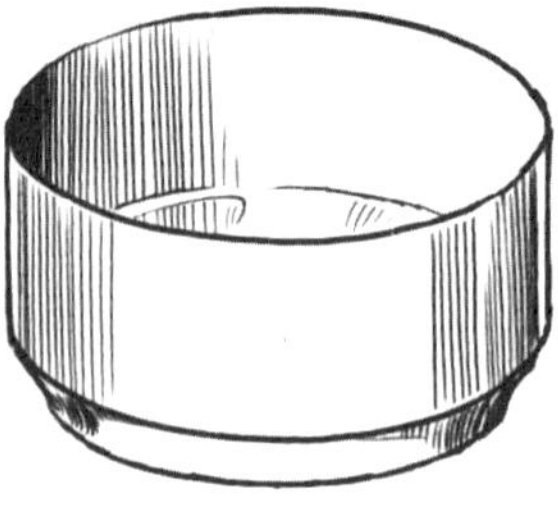

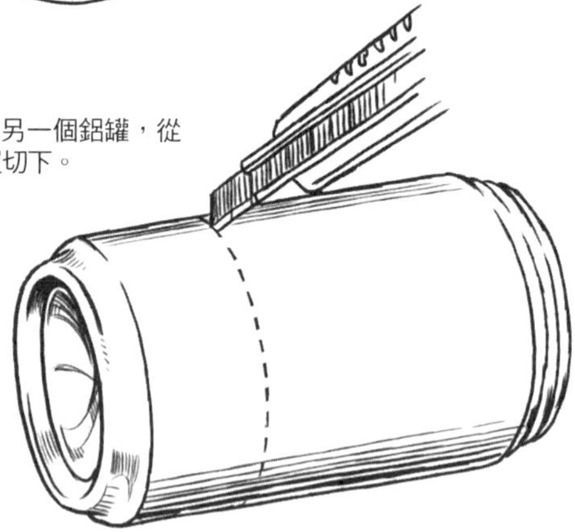

3 為了將 **1** 的部分固定在 **2** 上，要先將 **1** 中切下的部分慢慢罩在輔助用的另一個空罐底部撐大。不要太用力、慢慢來，鋁罐就會一點一點變大！

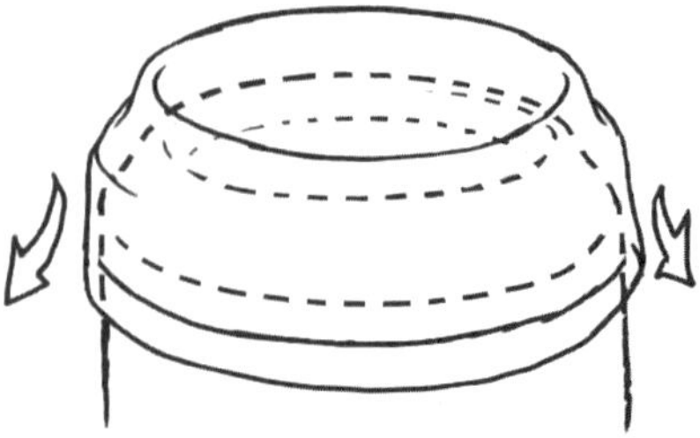

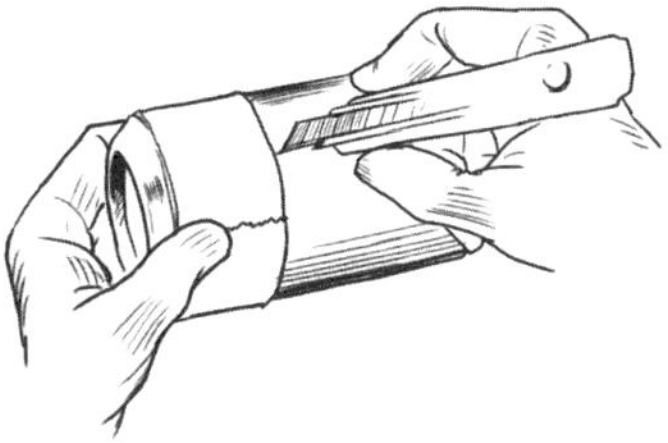

4 製作中壁：將鋁罐剩下的部分裁成縱4.5cm、橫17cm的長方形。如左圖所示接合，然後在下面剪 2～3 個缺口讓燃料通過。

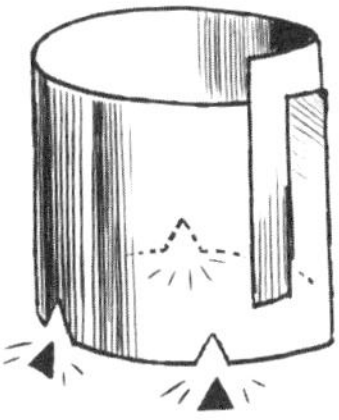

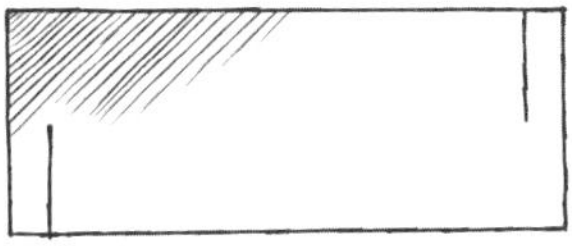

5 將底部和中壁（燃料通過口朝下）如右圖的方式固定（插入罐底的凹槽），然後將火口密實地蓋在上面
最後用耐熱膠帶貼住罐子的接合處（可在五金行買到。3 M製）補強即完成。

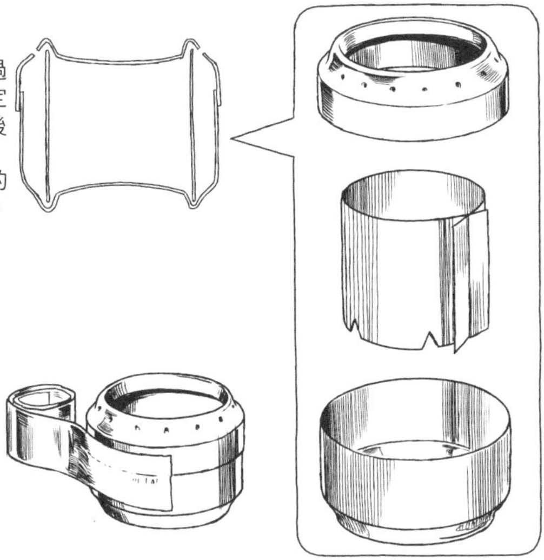

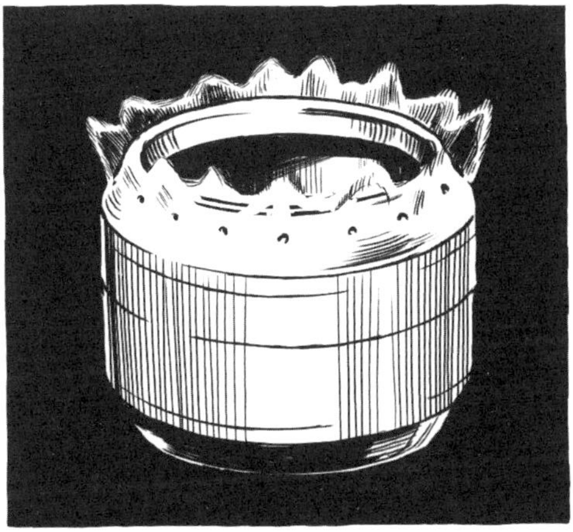

「用法」

將酒精裝至半滿後點火。剛開始中間（罐底切掉的部分）會冒出藍色的火焰；等火口部分加熱後，周圍的小孔也會跟著冒出火來。感覺就像瓦斯爐一樣！
接著再用鐵絲製作爐架（用來墊高鍋子的托盤），便能用來煮東西了！

※這種火爐不能使用酒精以外的燃料。此外，務必在室外使用！

※鋁罐的切割口會留下鋸齒狀的突起，可能會割傷手指，所以製作時應戴好手套。

災害來臨時的「火」

——如何不因火而丟掉小命——

大地震或大災難後，就算你幸運地逃過一劫，也絕不能因此掉以輕心。根據「阪神・淡路大地震」後的資料顯示，地震發生後10天內發生的175件火災中，已知原因的81件內有44件屬於「通電火災」。所謂的「通電火災」，指的是停電後恢復供電時引起的火災。這類火災的主要原因大多是由插頭留在插座上的倒塌電暖爐引起的，但也有因熱帶魚水槽破裂，裡面的保溫用加熱器掉出來引發的火災。遇到災難時，保護生命安全雖然是第一要務，但避難時最好也別忘了『關掉電表的總電源』（在阪神・淡路大地震中，約有280萬戶停電。但80％的住家都在兩天後恢復，剩下的也都在一個星期後恢復供電。同時，兵庫縣內的火災約有300件，全部燒燬的住宅高達7500棟）。

此外，報告中也有在地震發生後因為突然停電陷入黑暗，試圖用打火機照明，結果造成瓦斯爆炸而引起的火災。通常家用天然氣都裝有在大地震發生時自動切斷的保險裝置，但殘留在家中管線內的瓦斯仍會洩出，有點燃的危險。所以直到你所居住的地區已完全確定安全為止，都必須嚴守『地震後不用火』的鐵則。

「火」一方面具有可能引發火災的可怕一面，但同時也是能讓人活下去，含淚燃燒毀壞的家屋殘骸的「生命之火」。希望各位都能記住這點。

※阪神・淡路大地震（正式名稱為兵庫縣南部地震）：1995年 1 月17日星期二凌晨 5 點46分，震源位於淡路島，芮氏規模 7 . 3 ，深度16km的大地震。死者共6434人，失蹤者 3 人，受傷者 4 萬3792人。

Chapter.2

取水

人類必須每天攝取兩公升的水分
才能維持生命！

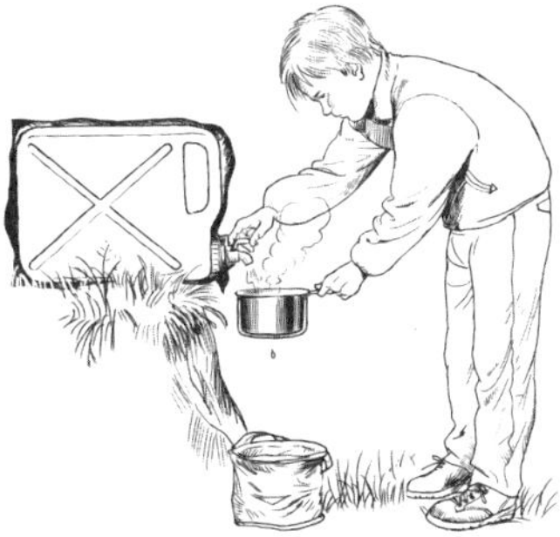

無論如何必須確保水源

為了「維持生命」，我們每天最少必須攝取兩公升的水分。同時，五天內，包含從食物中攝取的水分在內，如果不喝水的話，就會有生命危險。

日本平均每三天就會降一次雨，所以很容易把水跟空氣一樣視為理所當然的存在，對一天兩公升是多少量通常沒有什麼概念。但從全世界的角度來看，就會發現日本的環境其實十分特殊，得天獨厚。

好比說，假如地球上的總水量是100，則其中的97％是海水，不含鹽分的淡水僅占3％。同時，這些為數不多的淡水大多又以冰的型態存在於南北極，人類實際可用的水量，只有地球總水量的0.01％。換句話說，如果地球的總水量相當於一個500毫升的保特瓶的水，人類能用的部分就只有其中的一滴而已。

無論何時，只要轉開水龍頭就會跑出飲用水，甚至連上廁所也用水來沖馬桶，在世界上其實是非常特別，例外中的例外。請各位牢牢記住這件事。如此一來，當遇到非常難以取得水源的情況時，精神面的打擊應該就能減輕許多。

我再重複一次，「每天攝取兩公升的水分，是人類維持生命」的最低標準。為了不讓各位因為沒有水而恐慌，接下來我將介紹各種不同的取水方法。

用寶特瓶製作簡易濾水器

「單式濾水器」
當只能找到濁水的時候，就可以製作這種過濾裝置，濾除水中雜質！一次一點點，慢慢倒入濁水是過濾的訣竅。

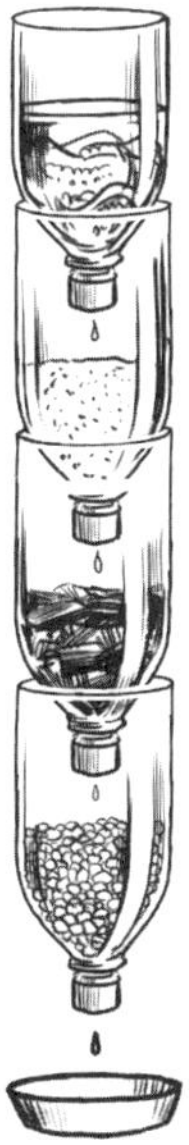

「連續式濾水器」
如上圖將數個濾水器連接在一起，就能有效率地過濾水中雜質。

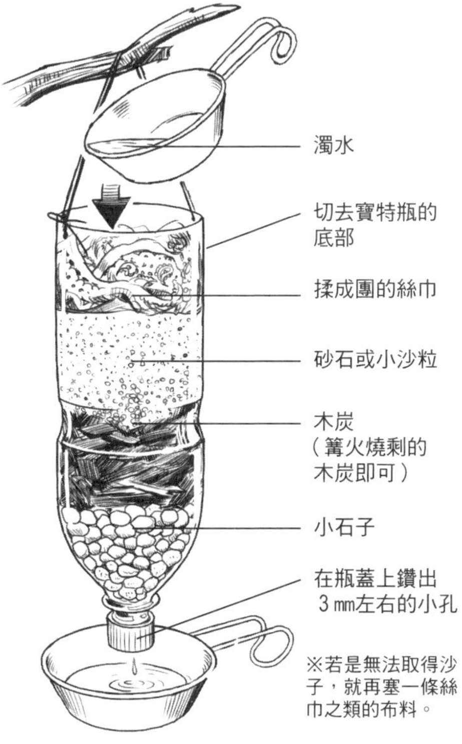

濁水
切去寶特瓶的底部
揉成團的絲巾
砂石或小沙粒
木炭（篝火燒剩的木炭即可）
小石子
在瓶蓋上鑽出3㎜左右的小孔

※若是無法取得沙子，就再塞一條絲巾之類的布料。

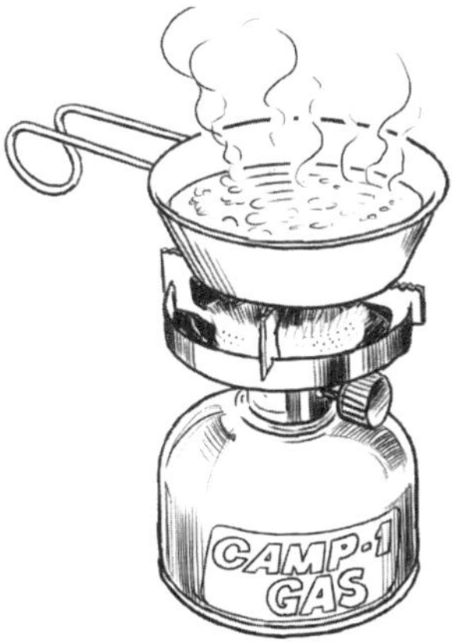

CAMP-1
GAS

消滅水中細菌的方法／煮沸十分鐘以上即可殺菌！

山泉水沒有經過水質檢測，儘管乍看十分乾淨，但還是不可以直接飲用。因為水中可能含有大腸桿菌和寄生蟲（參見P232！）等病原菌或原生動物。去除它們的簡單方法，就是將水煮沸十分鐘以上。然而很遺憾地，這種方法無法去除水中的有害化學物質和重金屬。

◎ 有效率地收集雨水

日本平均每三天便會降一次雨。
首先就從收集雨水開始吧！

「用防水布集雨」

用小石頭等重物壓住防水布一邊，將水導下來！
把集水容器放在高處，或是在周圍處鋪上小石子，
讓濺起的泥沙不要噴進去

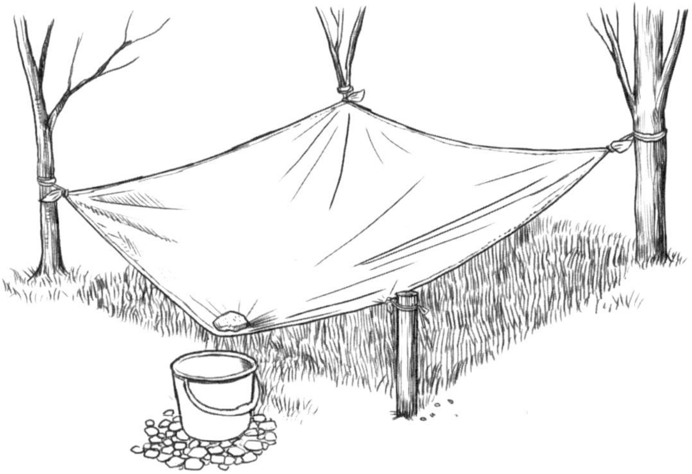

「把容器排在桌子或高台上集水」

直接把容器放在地上會讓泥土噴進去，變成泥水。

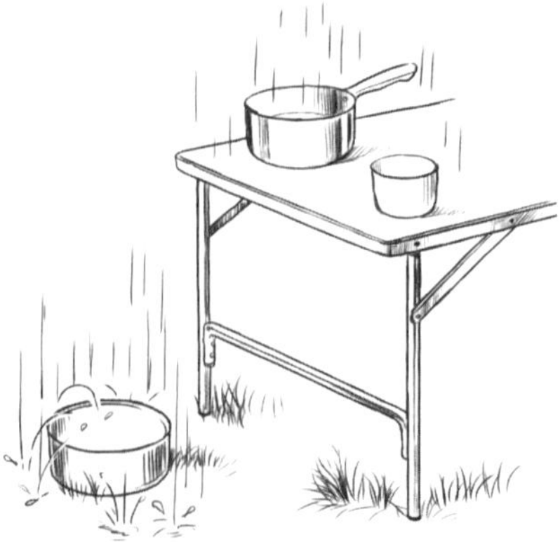

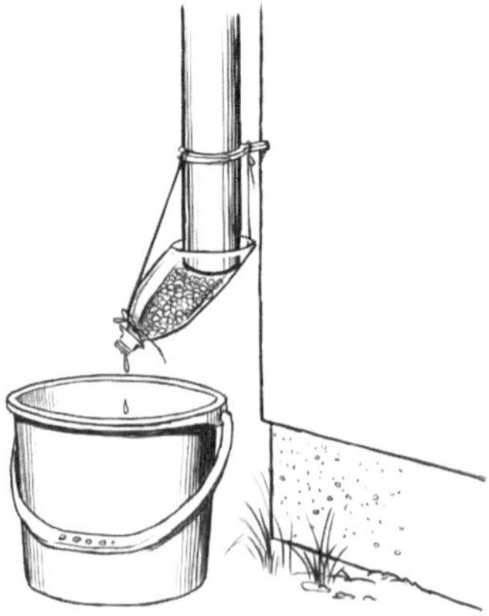

「利用排雨管」

將排雨管從中間切掉，裝上寶特瓶（裡面塞小石子）的瓶口。
然後用裝垃圾用的大型塑膠桶（如果裡面太髒的話就墊一層塑膠袋）收集雨水。

蒐集朝露

如果附近有草原，就能有效率地蒐集露水。首先早上早點起來，然後用乾淨的布綁住膝蓋以下的部分，就準備完成了！
到沾滿露水的草叢中走一走，布料就會吸收草上的水分。一小時約可蒐集一公升的量。這是澳洲原住民發明的方法。

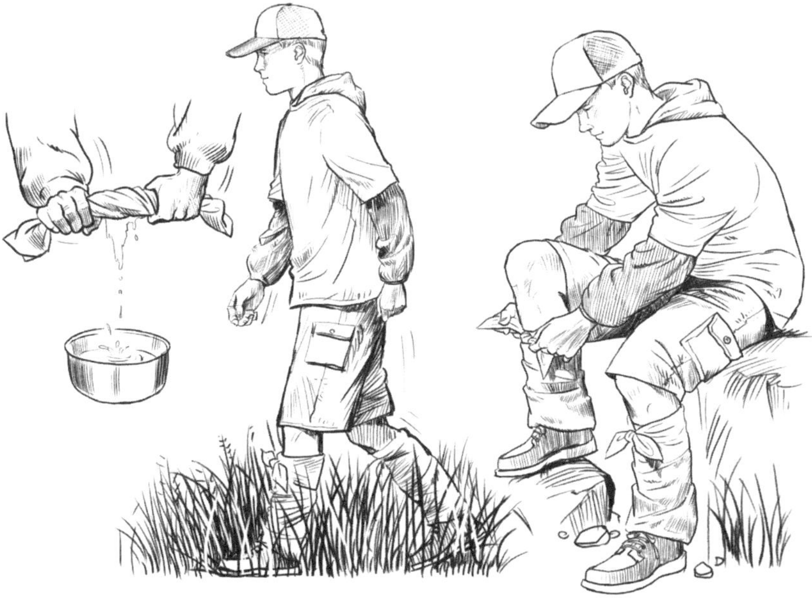

利用雪水

如果有篝火或瓦斯噴槍、瓦斯爐等火源的話，可以把雪挖到鍋子裡融化，然後直接煮沸飲用。

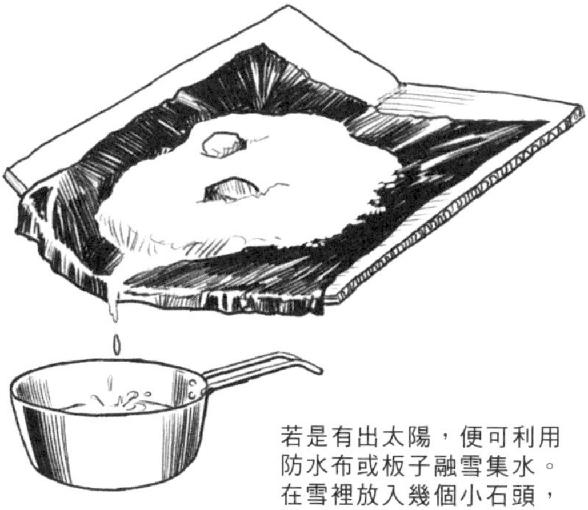

若是有出太陽，便可利用防水布或板子融雪集水。在雪裡放入幾個小石頭，雪會融得更快喔。

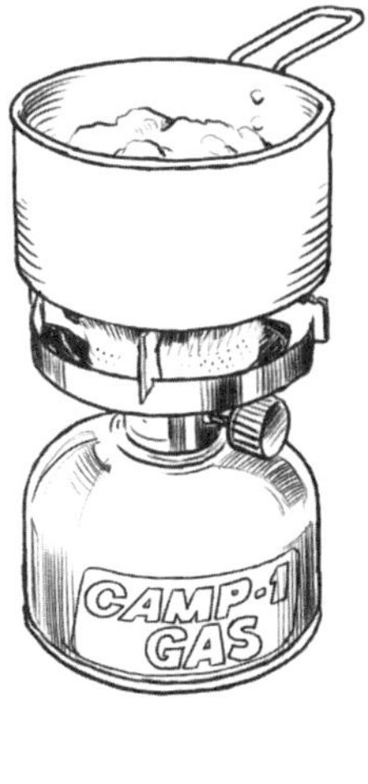

◉從大地取水的方法

「製作太陽能蒸餾器」

全世界的野外求生教科書中必定收錄的方法，是身在沒有海或河川的內陸地區時「取水的最終手段」。以前我自己在晚秋的東京實際測試時，一天約可收集到120cc的水。雖然是很少的量，卻是可以在什麼都沒有的地方取得飲水的絕招，一定要學會！

在地面挖出直徑 1 m、深50cm的地穴。

在地穴底部鋪上青草或葉子等植物，然後在中央放上集水用的杯子。

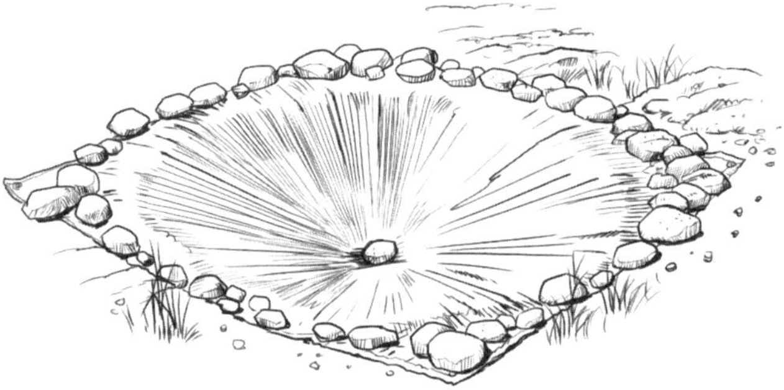

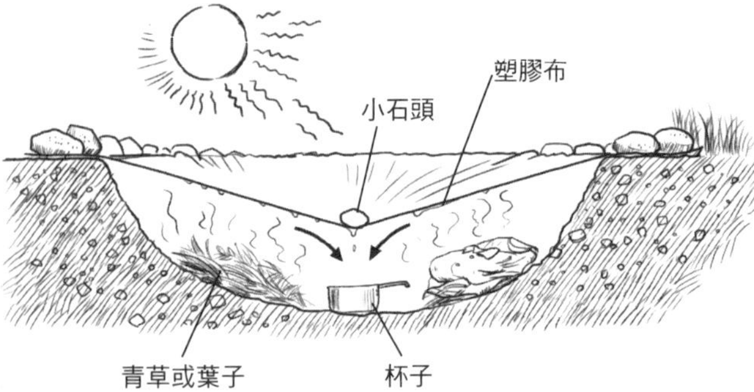

在地穴上罩上塑膠布，周圍用石頭壓好，然後在塑膠布中央放一顆小石頭使其凹陷即完工。

「在塑膠袋內放入青草取水」

割一些青草放入塑膠袋內，把袋口綁緊，然後放在陽光照得到的地方，青草中的水分就會蒸發，沉積在袋底。在袋底放一顆小石頭的話，便能讓水集中。

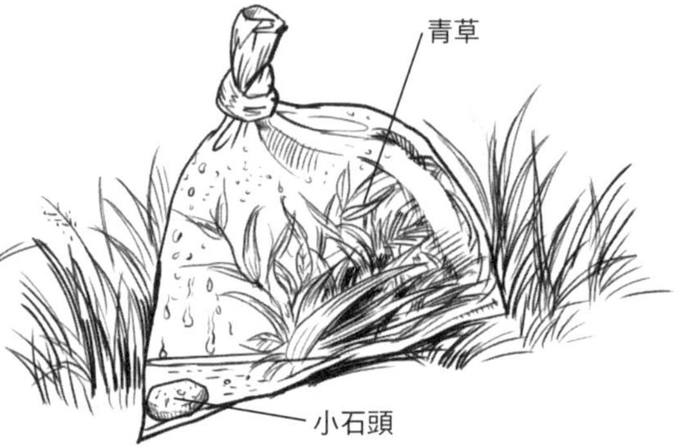

※日正當中時，太陽的熱度會讓水分從袋子裡的植物蒸發出來；入夜後，大氣與地表的溫差就會讓水分凝結成水。晝夜的溫差愈大，就能收集到愈多水。

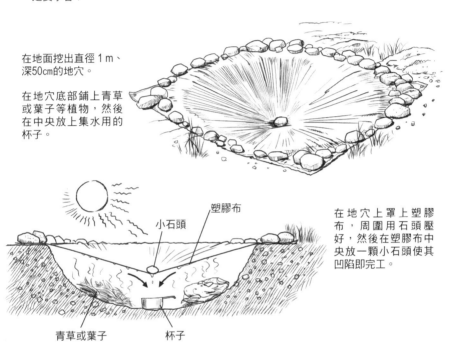

◎用北美原住民的智慧「印地安豎井」取水

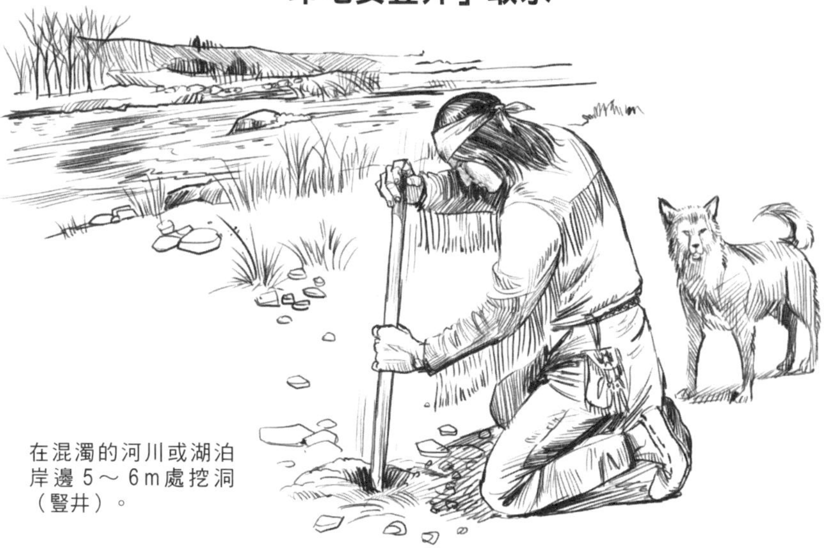

在混濁的河川或湖泊岸邊5～6m處挖洞（豎井）。

豎井內的水位會上升到與河川或湖面同高。

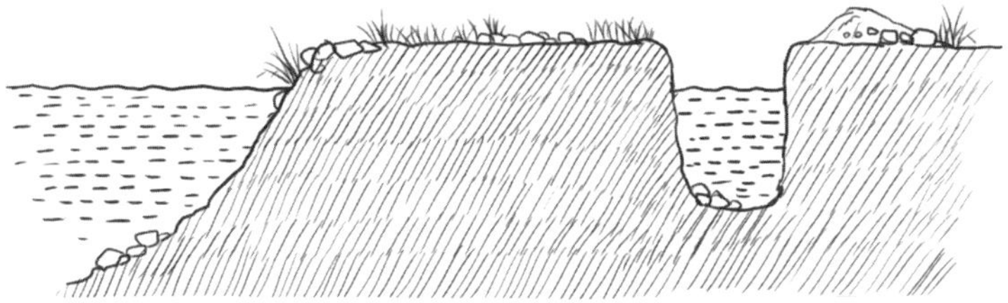

即使是混濁的河川或湖泊，只要運用北美原住民的智慧，挖出俗稱「印地安豎井」的土井，也能取得清澈的水源。挖掘的位置應在距離水岸5～6公尺的地方。雖說是豎井，但不需要挖得太深，只要挖得比附近水源的水面更低一點即可。剛開始跑出的會是濁水，但把那些水撈掉後就會湧出清水。以前雖然可以直接把井水煮沸飲用，但現在因為病原菌汙染等原因，必須先用P39的方法將水蒸餾後再喝。

◎從植物或水果取水的方法

雖然一般人很容易忽略，但我們平時其實也從食物中攝取到很多水分。其中水果類更是可以吸收到最多水分的寶貴食材。此外，竹子或爬藤類、仙人掌、香蕉樹等植物也可以取出水分喔。

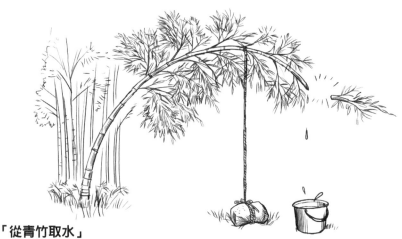

「從青竹取水」

將青竹的前段大幅彎曲，切掉前端，然後在下方放置容器。如此放置一晚，前端切掉的部分就會滴出水來
也可以把繩子一端綁在石頭上，丟向青竹頂，纏住枝幹後把它拉下來。另一端則固定在石頭上。

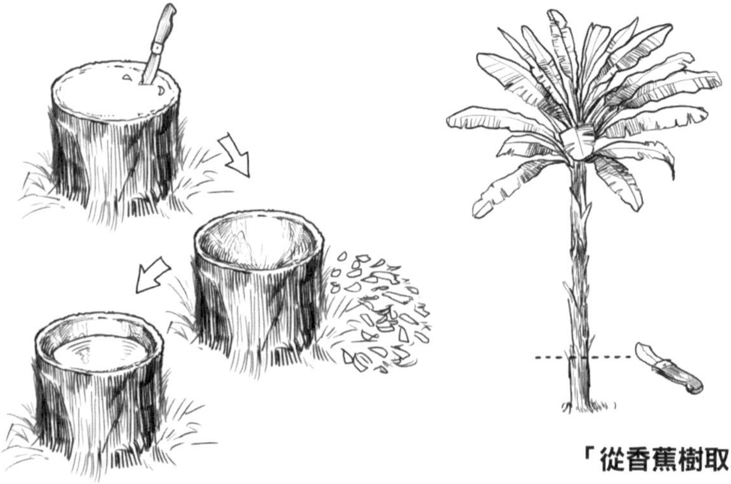

「從香蕉樹取水」

這個方法是我聽別人分享戰爭回憶時聽來的。首先將香蕉樹從30cm高的地方砍斷，然後將莖部中間挖空，做成碗型，最後蓋上蓋子防止蟲子跑進去。等一個晚上後，樹根從土裡吸收的水分就會積蓄在挖空的莖部中。

※樹汁和爬藤類流出的液體如果是白濁狀的，代表可能有毒，絕對不可飲用！

◉將水蒸餾製成「飲用水」的方法

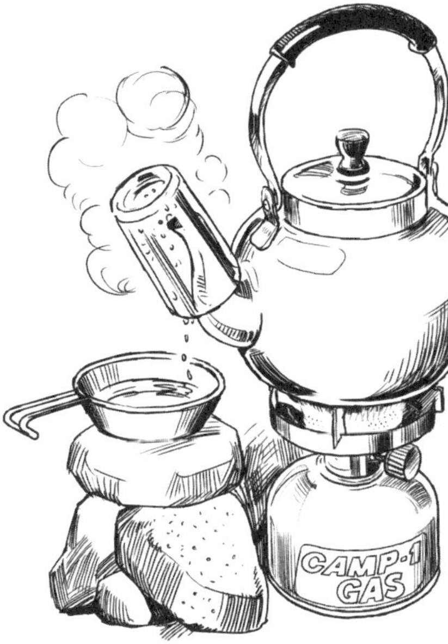

在水壺的壺口罩上杯子，是以前流傳下來的蒸餾法。下方放一個容器就能接住落下的水珠。

使用鋁製的飲料瓶

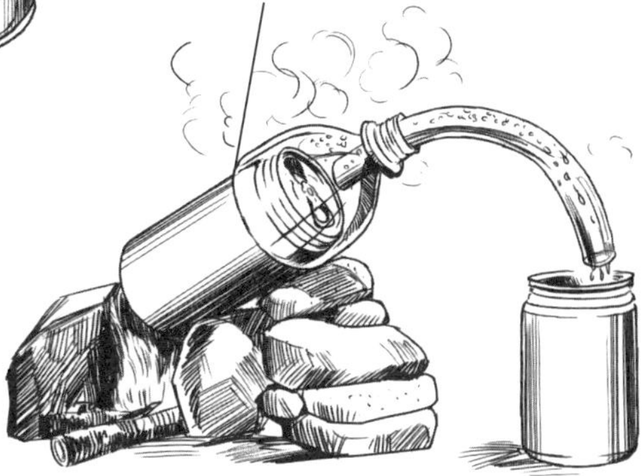

如果手邊沒有水壺，也可以用兩個空罐、鋁製的飲料瓶、和塑膠管代替。因為用來凝結水滴的上罐可以取下，故能一直蒸餾下去！

我還記得，之前某個發生在2001年夏天，某位漁夫出海捕魚時漁船引擎故障，從長崎縣近海到太平洋一路漂流了一個月，最後終於在銚子沖獲救的故事。他能奇蹟似生還的原因，除了恰好在太平洋遇到大型漁船外，另一個就是懂得利用「蒸餾水」。當船上的水糧消耗殆盡，深陷絕望時，他突然想到了水壺的蒸氣。於是他用水壺裝滿海水，放到瓦斯爐上煮沸，一邊哭泣一邊舔著沸騰後凝結在壺蓋上的水珠。他不是單靠運氣，而是被求生的智慧和技能救了一命。

◎從海水大量提取淡水的方法

1 在大鍋子內裝入海水，中央放一個耐熱的杯子用來接水，杯中壓個石頭以防其浮起。接著大鍋的邊緣貼上一圈濕毛巾，防止蒸氣漏出；最後再蓋上裝好海水的中華鍋就完成了（大鍋內的海水放少一點比較好。裝太多的話鹽分就會滲入好不容易蒸餾出來的水滴，使水變鹹）。

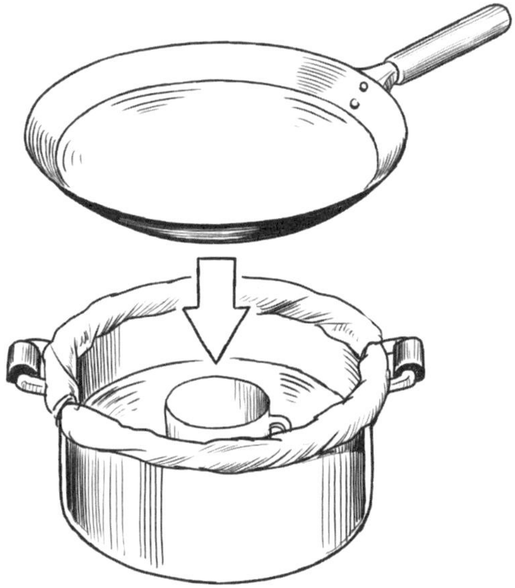

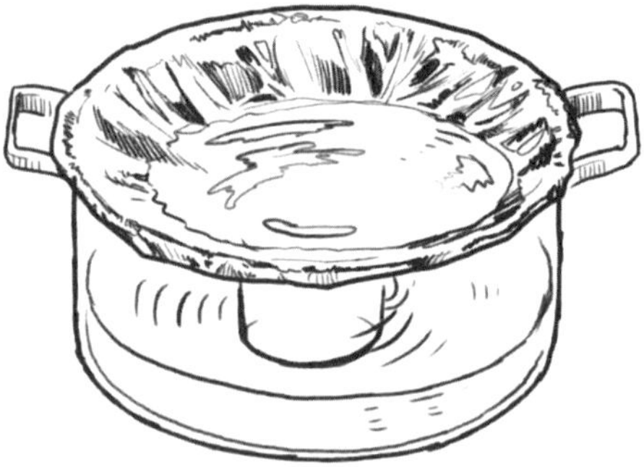

2 接著把鍋子放到篝火上，沸騰海水的蒸氣碰到中華鍋的鍋底會冷卻凝結，沿著鍋底滴到杯子裡。只要了解其中原理，就算沒有中華鍋或大鍋，也能找到其他各種代替品喔！

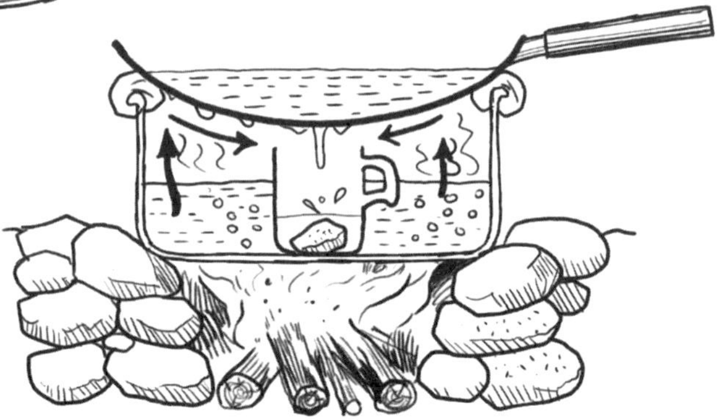

※從海水提取食鹽的簡單方法：上圖蒸餾裝置的大鍋中的海水煮乾後，就會留下食鹽。可用於烹調，或是醃製食物來保存，非常有用。

自己打造溫水淋浴器！

——製作簡易太陽能熱水器——

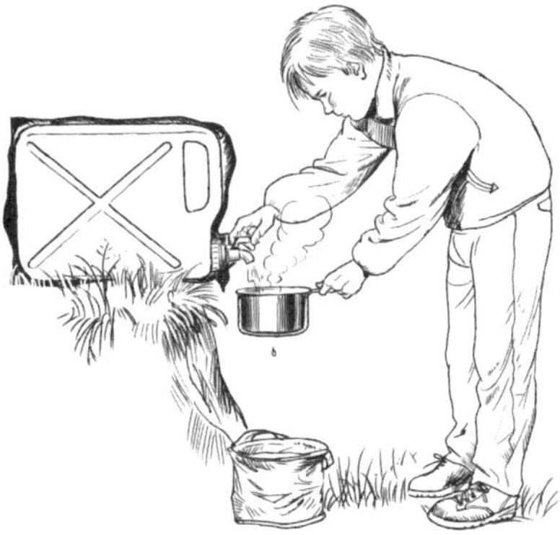

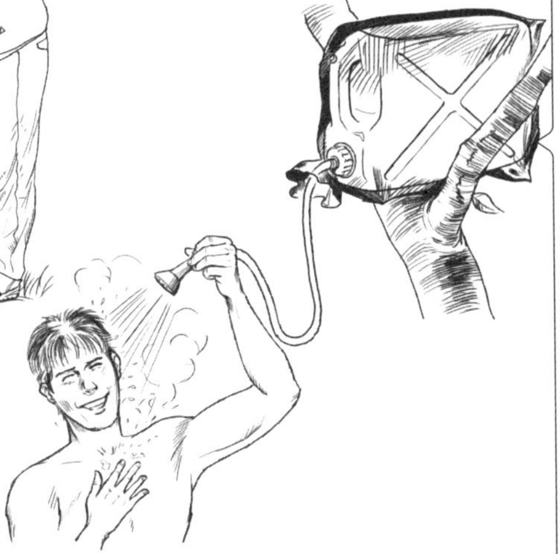

在塑膠水箱罩一層黑色塑膠袋，再裝上水管和蓮蓬頭，就是一個溫水淋浴器了！
夏天時只要曝曬2～3小時就能達到40度C的水溫喔。

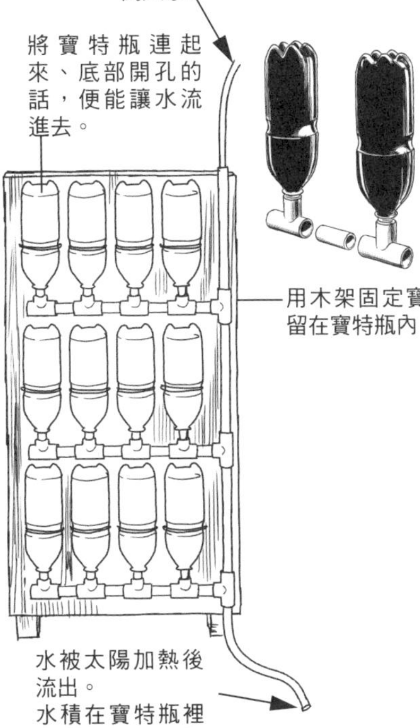
倒入水
將寶特瓶連起來、底部開孔的話，便能讓水流進去。
「屋頂上的熱水器」
將寶特瓶塗黑，然後用水管串聯瓶口，放在屋頂上的話，就是一個洗澡用的熱水器了（寶特瓶身要用木架固定）。
用木架固定寶特瓶，讓水留在寶特瓶內。
水被太陽加熱後流出。
水積在寶特瓶裡的時候，這個部分要塞起來。

1億5000萬公里。這是地球與太陽的距離。而太陽照射到地球表面的熱量，約為每平方公尺一千瓦特。說得更具體點，就相當於在1/4坪的天花板，隨時點著八個一百瓦特燈泡的熱度。是1/4坪喔，怎麼能不好好利用這些熱量呢！

※除了淋浴之外，也能用於料理，節省燃料唷！

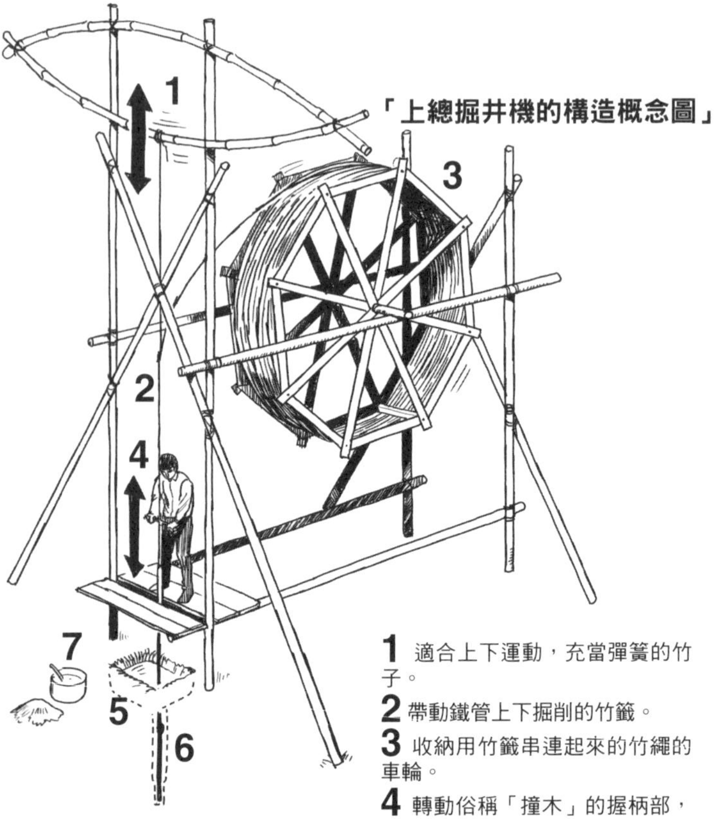
「上總掘井機的構造概念圖」
1
2
3
4
5
6
7

1 適合上下運動，充當彈簧的竹子。

2 帶動鐵管上下掘削的竹籤。

3 收納用竹籤串連起來的竹繩的車輪。

4 轉動俗稱「撞木」的握柄部，向下挖掘。

5 在穴中倒入拌入黏土的水，讓土壤更好挖掘，挖出來的泥土更容易回收的水塘。

6 鐵管。內部裝有閥門，可以把挖出來的泥吸上來。

7 用來製作黏土水的拋光劑。

想要取得穩定不絕的水源，掘井是一個很好的方法。然而，掘井不僅十分困難又危險，還需要相當的人數，所以我一直以為只有一、兩人的時候根本做不到。但後來有個朋友教了我一個方法，那就是「上總掘井法」。這是在明治時代時於千葉的君津發明，一種使用鐵棒進行挖掘，只需要極少人數和簡單的道具就能挖好井的劃時代技術。就算沒法實際演練，我也希望各位能把它當成一種求生技術，好好學下來。

「使用『上總挖掘法』的三個要點」

首先，第一個重點就是「挖掘用的鐵管」。鐵管前端要有挖掘用的鑿子，內部還要裝上將土壤吸入管中，不讓它掉回去的閥門。接下來就是幫助「挖掘用鐵管」上下移動，可以節省挖掘力氣，俗稱「羽根木」的弓形彈簧（多為竹製。若挖掘深度較淺時可用橡皮管代替）。最後則是利用俗稱「黏水」的融入黏土的水，讓土更容易挖掘。黏水會附著在挖好的土壁上形成黏土牆，同時也有助於挖鬆的土壤吸入管內。

換言之，就是在上下彈跳的「羽根木」上裝上「挖掘鐵管」（或是鐵管上部的管子），然後插進灌入「黏水」的挖掘孔中，上下移動來掘井。

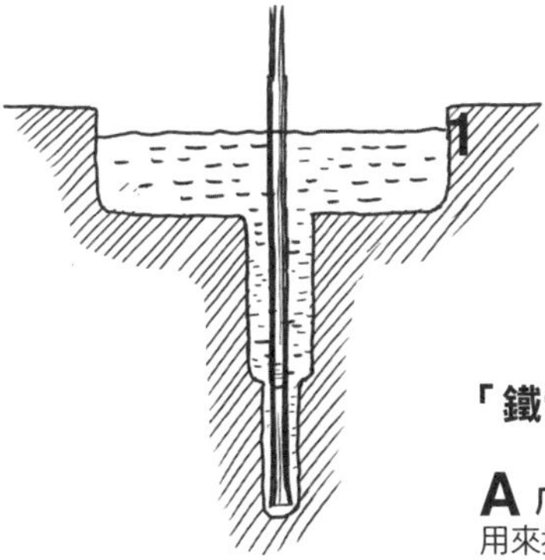

「黏水可使挖掘更容易」

在洞中倒進混入黏土的水，可以補強豎井的壁面，同時在挖掘時讓土壤更容易回收。

「鐵管前端的結構」

A 爪
用來撐開穴徑的爪部。用墊圈固定。

B 土閥
鐵管內部的閥門。鐵管向上拉時會帶動閥門關起，把泥土撈上來。

C 被黏水軟化的土壤
前端是名為首環的圓形鑽口。

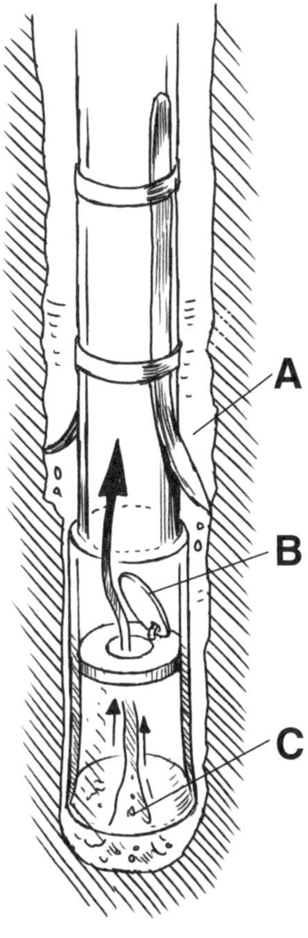

2A 一邊旋轉鐵管一邊向下挖掘，泥土會流進管內，進入閥門。

2B 拉起鐵管時閥門會封閉，讓泥土不會流掉，可以拉到地面上倒掉。如此重複就能一直挖下去。

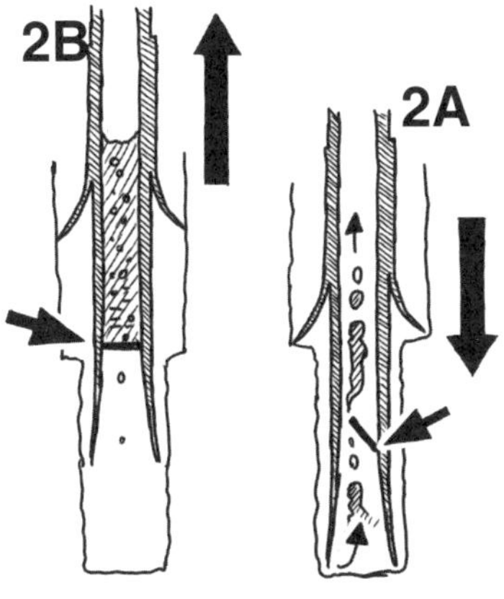

※「上總挖掘法」適用於任何國家，而且簡單的道具就能挖出豎井，所以廣泛地被亞洲和非洲等水源不足的國家使用。

災難時的「水」——「生活用水」比「飲用水」更麻煩！——

當災難發生，且可預見損害將遠遠超出想像的時候，絕不能只是被動地「等待救援」，必須積極地跨越難關，切換到求生模式採取行動。請牢記當最壞的情況發生時，救援者也同樣是遇難者。

至於水源的部分，直到給水車到來前，無論如何必須盡量儲備水源，靠自己的力量活下去。

我不是要危言聳聽，但當東京或大阪這類大都市發生災難時，請做好「最少自給自足一個星期」的心理準備。飲用水也一樣，「維持生命所需的每日最低量兩公升」再外加一公升，一個人一星期約需儲備20公升。

此外，用各種不同方式儲備水是很重要的一點。而日常生活中最大的儲水槽就是「浴缸」。像我們家的浴缸就時常保持儲滿水的狀態。剛放好的水可以拿來飲用，泡完澡後剩下的水則能用來沖馬桶，作為各種生活用水（馬桶儲水槽內的水，緊急時也可做為飲用水）。

另外，雖然用塑膠水箱儲水也是一種方法，但塑膠水箱裝滿水時非常沉重，很難帶在身上移動；所以如果家裡有多餘空間的話，建議改用大容量的寶特瓶來儲水。至於水的來源，用水龍頭的水就可以了。每1～2個月更換一次，舊的水可以拿來洗澡。

當給水車來到後，同樣必須盡量儲水，以便隨時可以使用。而家中最大的儲水槽就是浴缸。如果浴缸已經裝滿，接下來可用大型的塑膠垃圾桶來裝。在垃圾桶內放個大塑膠袋，然後用膠帶把塑膠袋口固定在桶緣，就能放心儲水。如果桶子比較髒的話，可以用兩層塑膠袋。萬一家裡沒有塑膠桶，也可以在紙箱內裝塑膠袋代替。不過，因為水的重量很重，紙箱的周圍必須用膠帶補強，並使用兩層塑膠袋。還有外置用的收納箱（收納盒），也可以用來儲水。移動時把容器放在拖車上，就能輕鬆移動喔！

不要把水輕易倒掉，徹底回收再利用

同時，如果家裡的塑膠桶夠多的話，還可以像這樣，「可飲用水」→「清潔用水」→「廁所用水」依用途準備專用的容器，輪流使用，有效地利用水。洗手的水、洗臉的水、還有洗菜的水，當然都可以回收利用（髒的碗盤可以先用衛生紙擦過後，再用清水或熱水清洗。當然洗過碗盤的水也可以再利用）。

雖然很麻煩，但只要下點苦工的話，就算電力、瓦斯、供水等維生管線遲遲無法復原，必須長期面臨克難的生活時，也能順利活下去！

家中要常備攜帶型淨水器

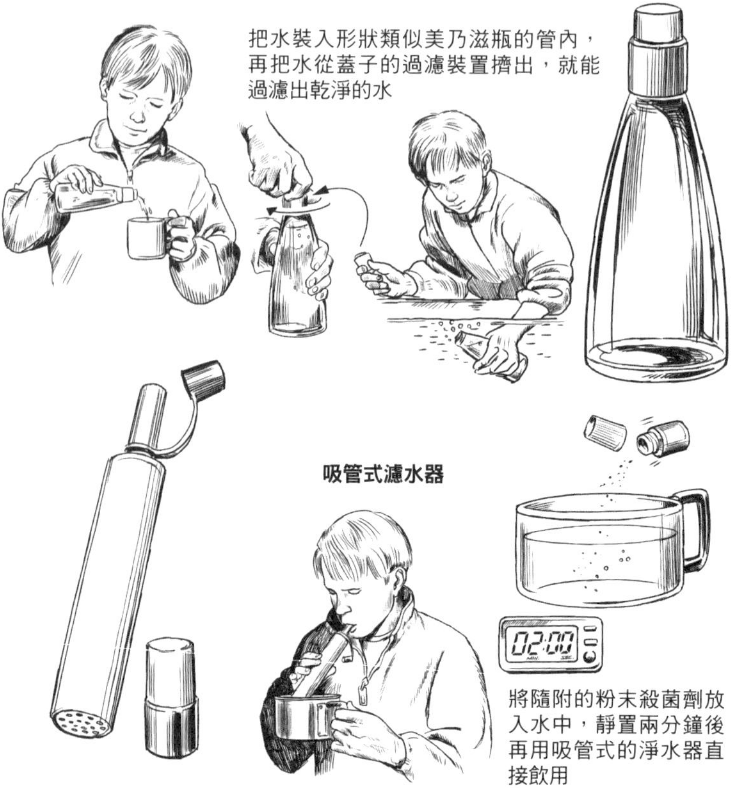
把水裝入形狀類似美乃滋瓶的管內，再把水從蓋子的過濾裝置擠出，就能過濾出乾淨的水
吸管式濾水器
02:00
將隨附的粉末殺菌劑放入水中，靜置兩分鐘後再用吸管式的淨水器直接飲用

如果有淨水器的話，就能將泡澡剩下的水等原本無法飲用、存在於身邊的水，淨化為飲用水。換言之，便能大量確保飲用水。

一般常見的過濾式攜帶型淨水器，大多是用0.4μ（0.0004㎜）的濾芯。雖然這樣已經足以濾除大腸桿菌和霍亂弧菌等病原菌，以及包生條蟲和賈第蟲等對人體有害的原生動物；但最近Katadyn公司又推出一種0.2μ（0.0002㎜）的陶瓷製細孔濾芯的攜帶型淨水器。此外還有不需更換濾芯，可以連續過濾400公升的種類，適合長時間、多人使用。

※假設過濾約100公升的泡澡剩水，約可供應四人家庭一星期份的飲用水（以每人每天三公升計算）。

Chapter.3

切割

求生的基本工具·刀械的使用方法

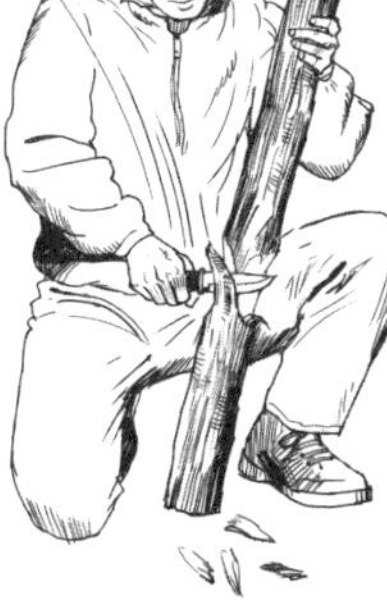

有時即使只是切不斷一根繩子，也會讓人喪命

你曾用過刀械嗎？

有人曾說過，「刀子是映射使用者內心的工具」。因為根據使用的方式，「既可成為殺人的凶器，也能成為救命的道具」。但很遺憾地，最近這種工具大多被當成凶器在使用。

然而，刀子同時也是在野外求生時，維持性命不可或缺的工具。好比面臨「只要把繩子切斷就能救命」這種生死一線間的時刻，雖然人手切不斷繩子，但若有一柄小刀在身，就能解決眼前的困境。而災難發生的時候，也可能遇到同樣的狀況。

只要用刀切割、削切、加工木頭，就能把火生起來；此外小刀還能用來製作狩獵的工具，更是烹調食物時不可或缺的道具。

以前，有一次我與冒險家植村直己先生聊天的時候，曾經聊到刀械的話題。當我聽他描述自己用軍用刀、剪刀、開罐器、鑿子、還有各種大小刀刃等簡易的刀械進行各式各樣的探險時，著實大吃了一驚。原來刀子的分類無關大小，而是依使用方式分類的。

我再重複一次，刀子既是可以直接殺傷人的道具，同時也是求生的重要工具。希望各位能夠充分理解這句話的意思，靈活地運用刀械！

※植村直己：1941年於兵庫縣出生，是第一個站上世界最高峰聖母峰的日本人，也是世界第一個成功攀登五大陸最高峰者。1978年以犬拉雪橇成功完成北極點單獨行以及格陵蘭大縱走。1984年2月，在攀登北美迪那利山登頂後失聯。後獲頒國民榮譽賞。

「刀械」的基本——工具刀的種類和選購方法——

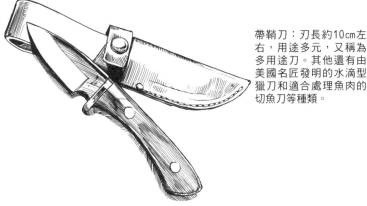

帶鞘刀：刀長約10cm左右，用途多元，又稱為多用途刀。其他還有由美國名匠發明的水滴型獵刀和適合處理魚肉的切魚刀等種類。

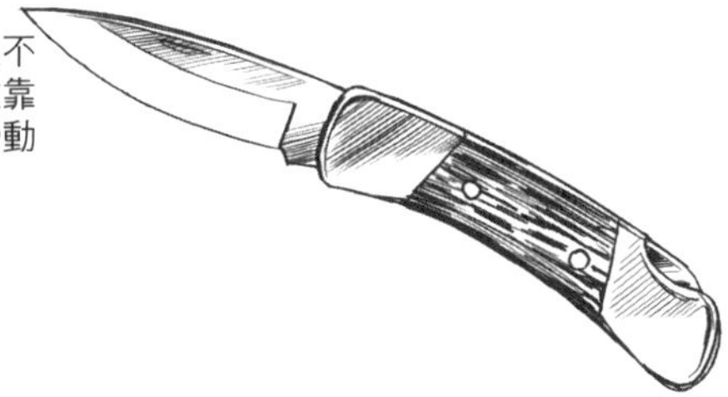

折疊刀：可分為刀刃固定不動的固定接頭式，以及依靠彈簧的彈力撐住刀刃的滑動接頭式

現在市售的刀子，可大致分為以下兩種。

帶鞘刀（sheath knife）

刀刃不能摺疊，一如其名必須收入鞘內攜帶的刀械。由於沒有可動的關節，所以十分堅固耐用。購買時應選擇刀尖和握柄呈一直線的種類。

折疊刀（folding knife）

可以將刀刃折起來（fold）攜帶的便利刀械。選購時的重點，在於刀刃打開的時候卡榫可以確實固定，不會搖搖晃晃。

刀械不能從價格的高低判斷好壞。唯有使用在日常生活中才會顯現真正的價值。使用、研磨，然後再使用、研磨。如此一來不論什麼種類的刀械，都能自然地成為自己的東西。

刀子是野外生活的必需品，先從這種刀子開始練習吧！

日本的刀械不僅銳利，而且還十分美觀，品質可說是世界第一。以岐阜的關、新瀉的三條為首，日本各地都有優良的刀匠和製刀者；而其技術的本源，則來自於日本刀的傳統，與古代打造農具和生活器具的鍛冶師技術。然而，日本雖然擁有許多優良的刀子，我們平常使用的那些「實用又便宜」的刀具，卻都是沒有品質保證的貨色。

現在市面上買得到的刀子中，我所推薦相對比較便宜的品牌是「肥後守」。以前文具店和粗點心店就有在賣，不過近幾年必須到五金行才找得到。這是一種刀刃可以折疊，收入金屬刀鞘的折疊式口袋刀。由於可以自己研磨，所以是可以用一輩子的刀子。銳度十分出色喔！

除了肥後守之外，另一家非常適合在野外使用的，是法國製的「OPINEL」的刀具。各種不同尺寸的類型都有，可以選擇適合自己手掌大小的種類。雖然設計十分簡單，但是附有刀鎖，相對較安全。如果選購碳鋼製的刀款，還可以練習磨刀；木製的刀柄還能削成適合握持的形狀。

刀子的生命一是銳利度，二是易用性，三是美觀、強韌，最後才是價格。請以此為標準，選擇一把合手的刀械吧！

三款用了毫不心疼的最佳小刀品牌！

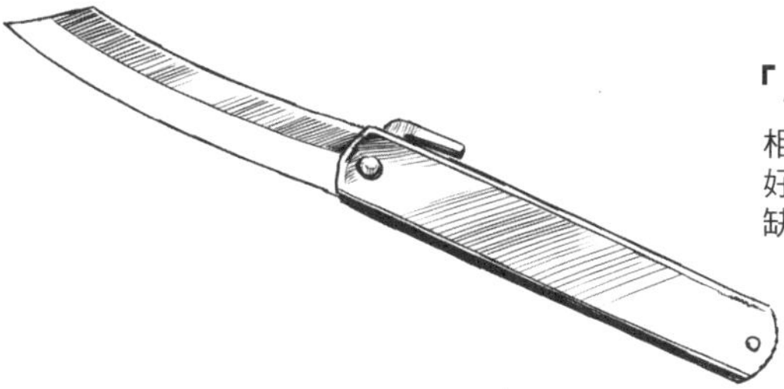

「肥後守」

相對便宜易用的日本名刀。研磨好的話可以非常銳利，但唯一的缺點是缺乏穩定的鎖定機構

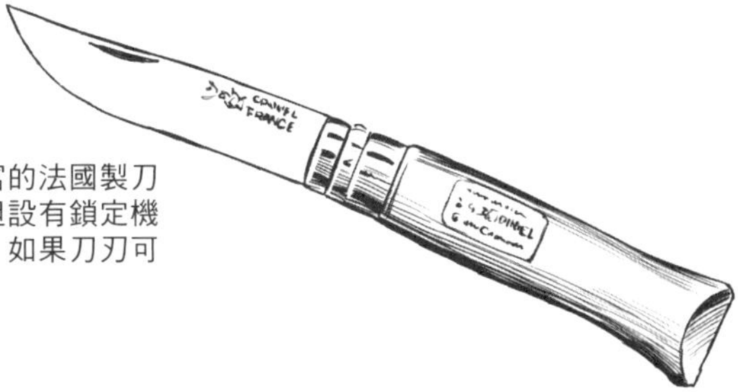

「OPINEL」

大小和款式都十分豐富的法國製刀款。雖然設計簡單，但設有鎖定機構，刀刃也可以研磨。如果刀刃可以再厚一點就完美了。

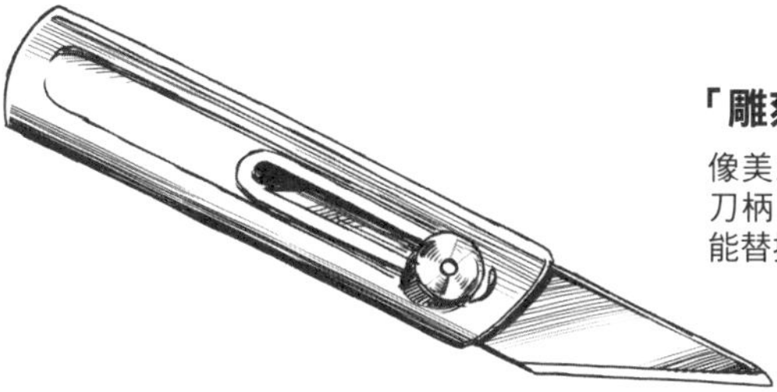

「雕刻刀」

像美工刀一樣，刀刃可以自由收入刀柄，斜刃式的小刀。而且刀刃還能替換，是非常適合工作的刀種。

小刀＋小型的「柴刀」或「斧頭」，野外生活萬無一失！

在野外生活時，肯定會遇上諸如砍柴或尋找搭建掩體的木材等，光靠小刀應付不來的情況。那種時候，如果手邊有柴刀或斧頭的話，就萬無一失了。小刀加上小型的「柴刀」或「斧頭」，就是野外求生的基本裝備。

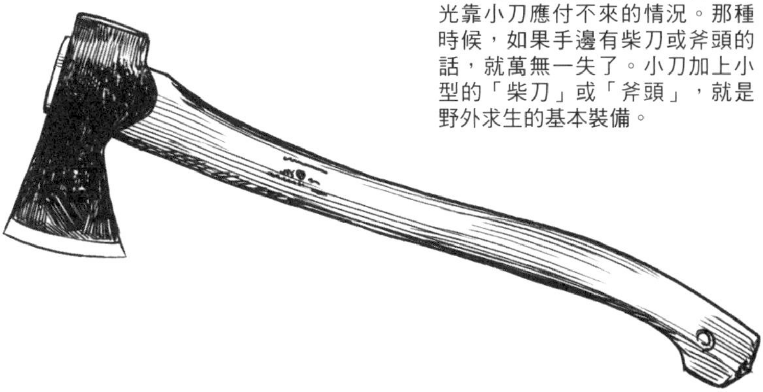

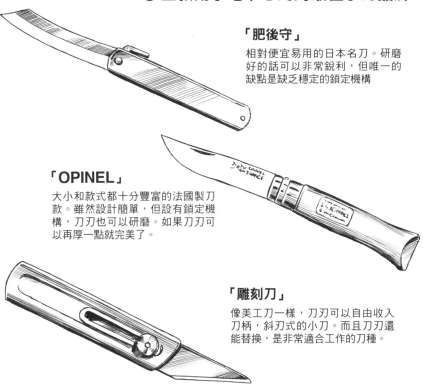

精通小刀的基本操作方法！

接下來將說明小刀的基本操作方法。不過，操作小刀的時候，切記要先確定周圍沒有人之後，才能開始作業！

「基本的持刀方法」

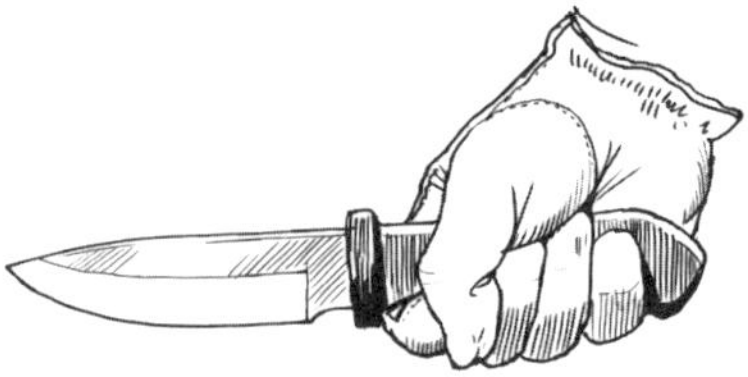

切木材時的握法。

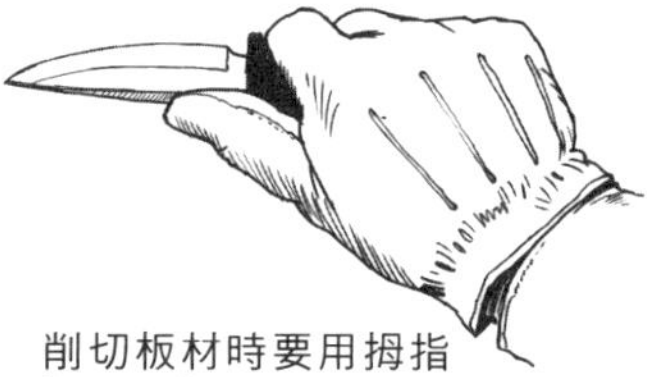

削切板材時要用拇指抵住刀背。

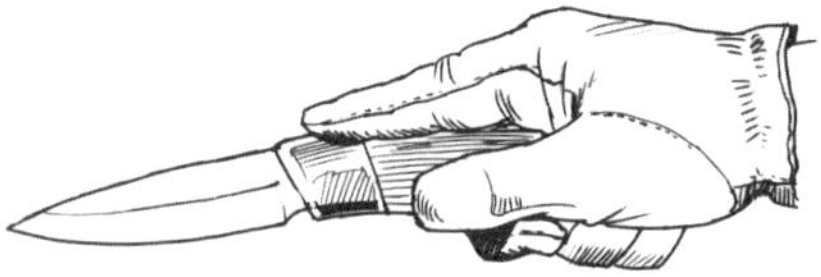

烹調魚、肉食的基本握法。

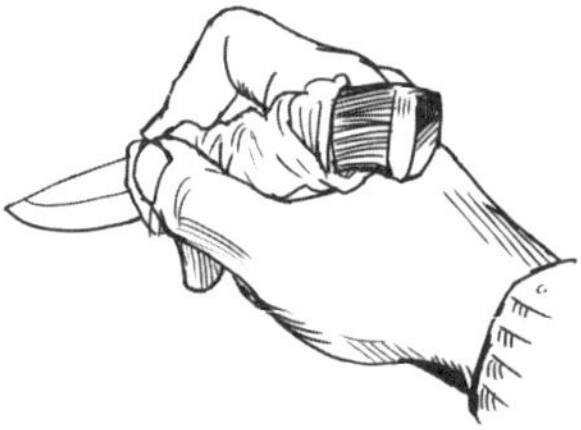

使用刀尖進行作業時，應用布包住刃部後用握鉛筆的方式握住刀刃。

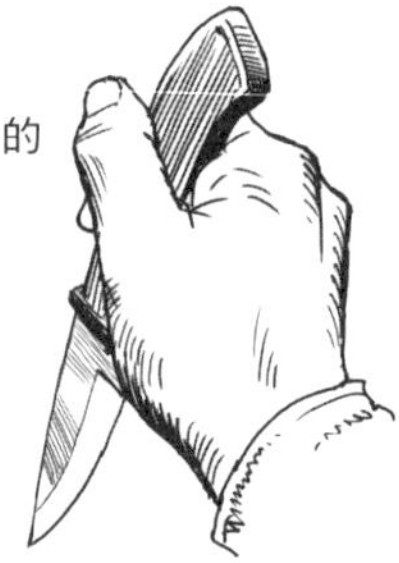

剝動物皮時的握法。

「遞刀」

雖然有點麻煩，但轉交小刀或利器時應該先收入鞘中，遵循「刀柄朝向對方遞出」的鐵則。沒有刀鞘的時候也一樣。

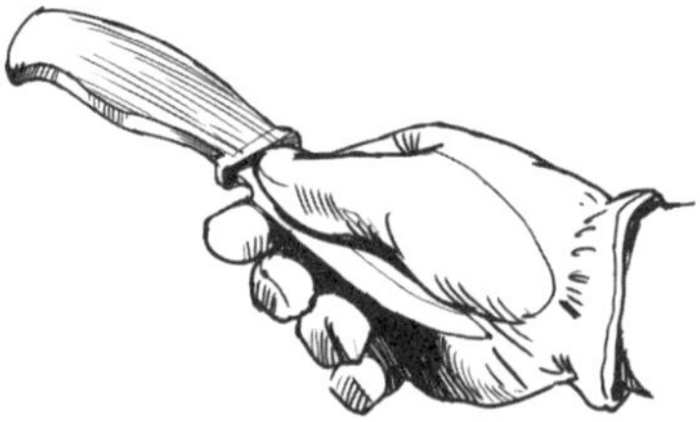

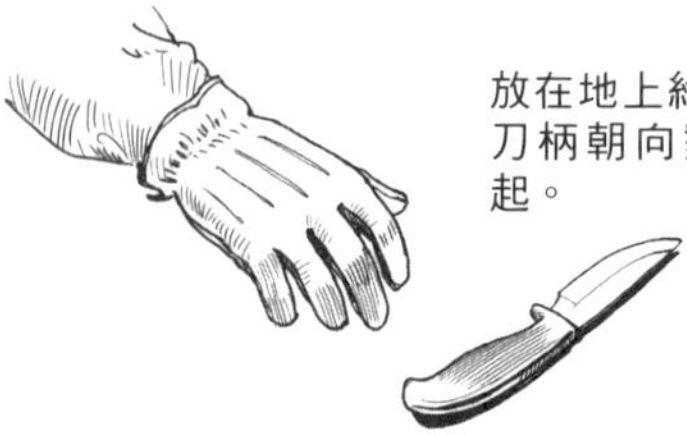

放在地上給別人的時候，應將刀柄朝向對方，方便對方拿起。

※ 日本和歐美國家的習慣不同，刀械的使用方法也有很大的差異。日本人使用時習慣刀刃向外，向外削切；而歐美人則大多刀刃朝內，朝身體的方向移動刀刃。

「切」

切細木或竹子的時候，應用手肘和身體夾緊木材或竹子固定，會比較好切（削切粗木的時候也用這個方法）。

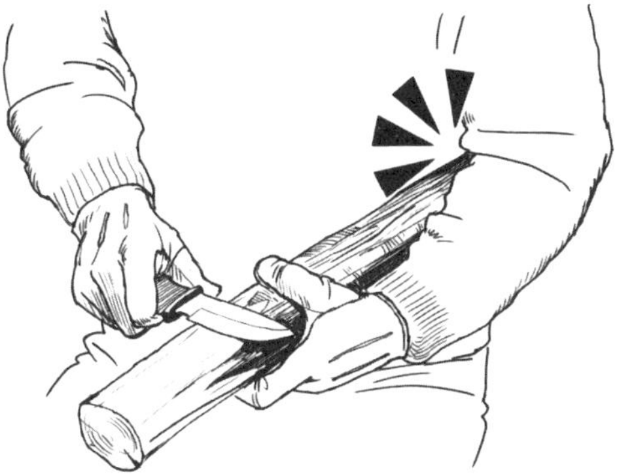

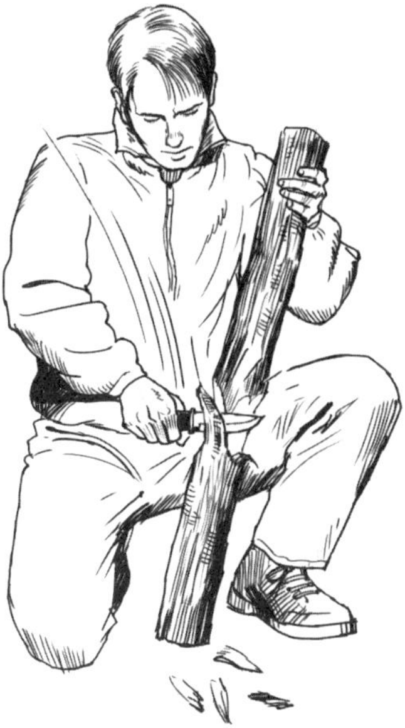

雖然一般並不推薦，但當需要砍倒某棵樹或切下某段粗木來救命的時候，也可以使用這種像柴刀一樣的「剁切法」。

「劈」

用槌子或石頭敲打小刀的刀背，使刀刃從中劈斷竹子或木材的大膽用法。

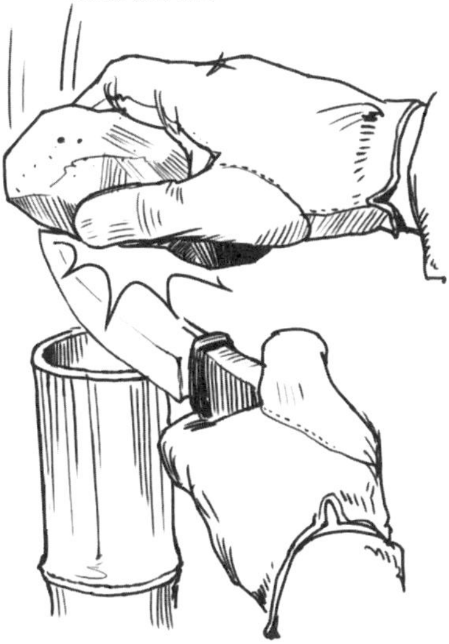

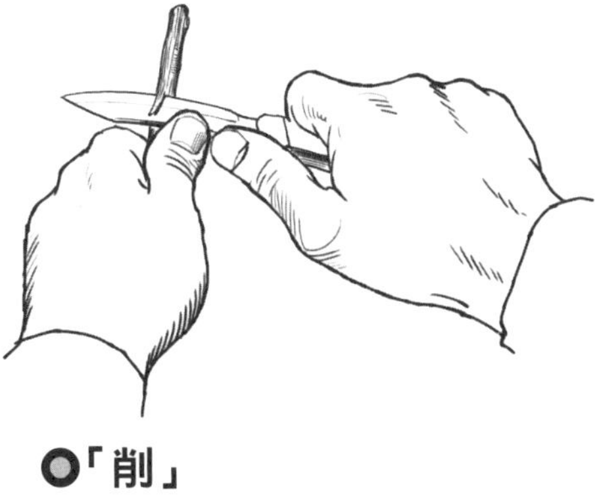

「削」

削切鉛筆等細物時，應用「持刀手的拇指」和「握筆手的拇指」同時按著刀背，用「刀刃不動鉛筆動」的方式削。

◎「用小刀挖卡榫」

要組合木材的時候，挖卡榫的訣竅就是不要一口氣挖一大塊，而是一點一點慢慢削。如右圖般先一點一點挖深，然後另一側再挖一個。最後把底部削平後，就完成一個卡榫了。

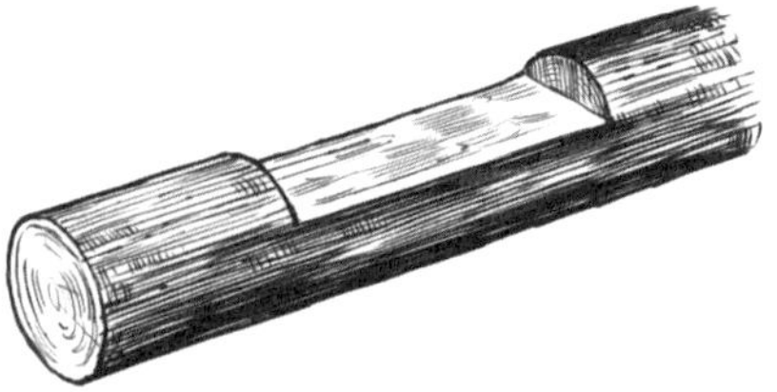

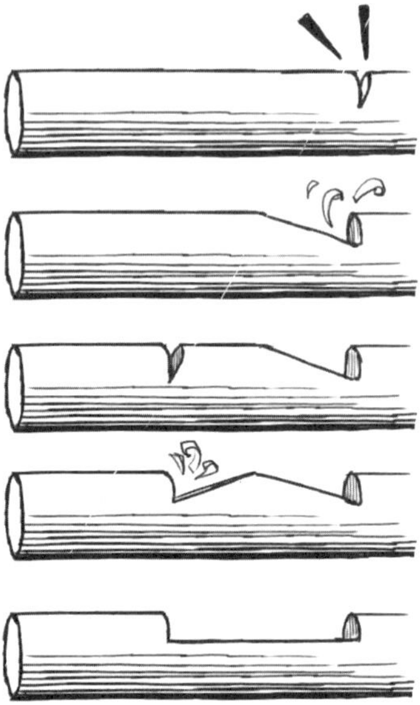

◎「用小刀挖孔」

如果是木板的話，一開始先用刀尖插出個淺淺的凹槽，接著再以凹槽為中心旋轉刀尖，就能挖出一個孔了！

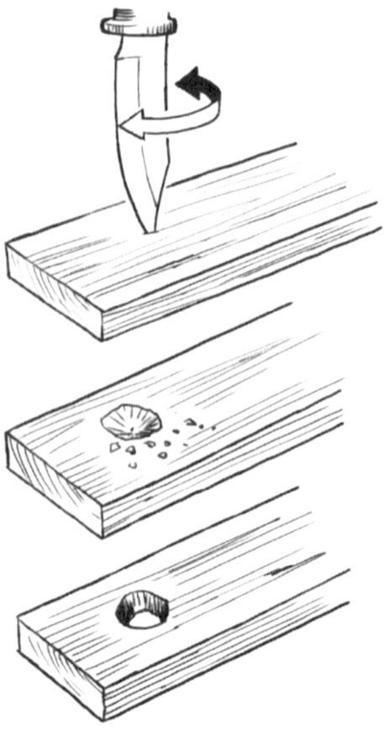

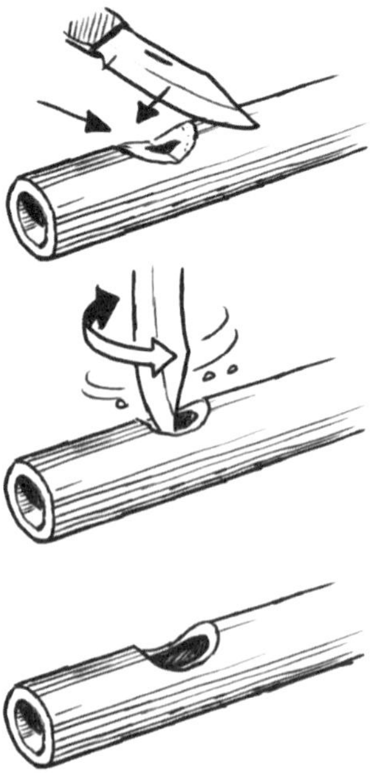

如果是木條或竹子，就先在要開孔的地方切個V字形，然後插進刀尖旋轉開孔。

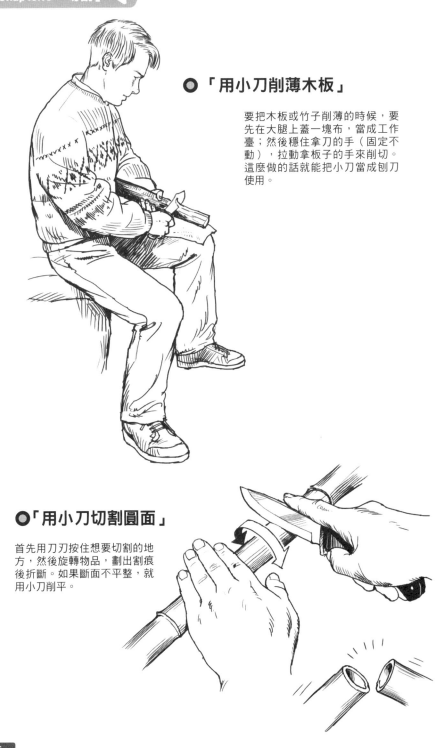

◎「用小刀削薄木板」

要把木板或竹子削薄的時候，要先在大腿上蓋一塊布，當成工作臺；然後穩住拿刀的手（固定不動），拉動拿板子的手來削切。這麼做的話就能把小刀當成刨刀使用。

◎「用小刀切割圓面」

首先用刀刃按住想要切割的地方，然後旋轉物品，劃出割痕後折斷。如果斷面不平整，就用小刀削平。

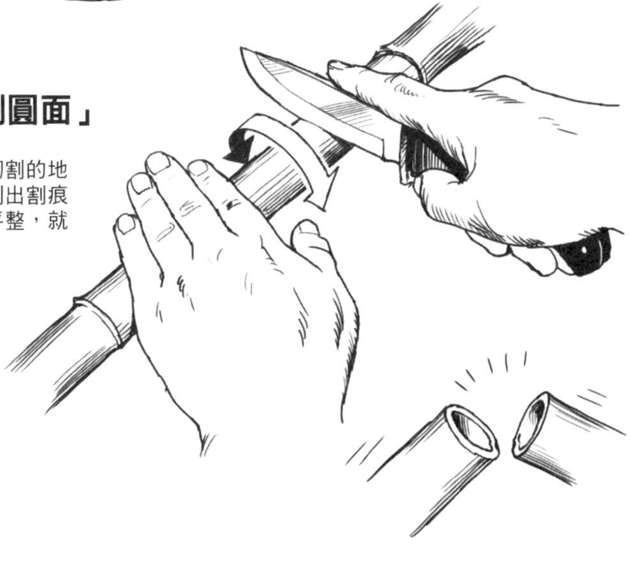

就算抓到獵物，如果不處理成容易食用或容易烹調的狀態，就沒有意義。以下將介紹「魚、鳥、小動物（如兔子）」的處理方法，請各位記下來吧！

去除魚鱗和內臟

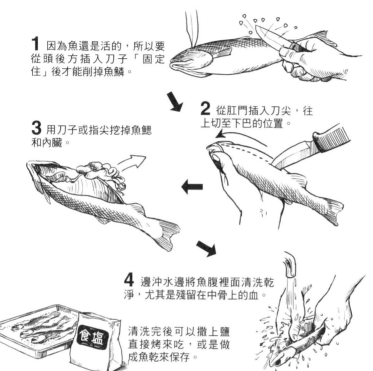

1 因為魚還是活的，所以要從頭後方插入刀子「固定住」後才能削掉魚鱗。

2 從肛門插入刀尖，往上切至下巴的位置。

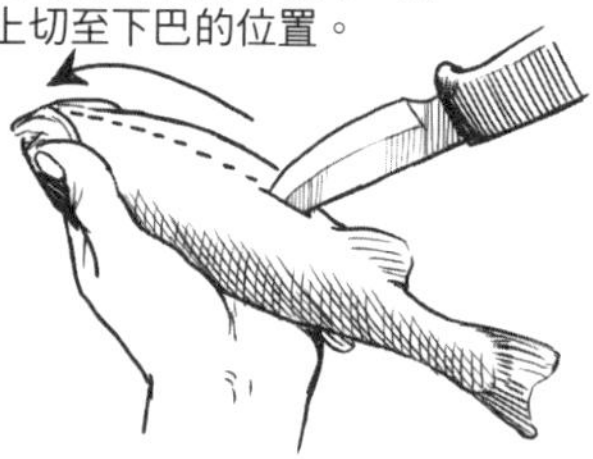

3 用刀子或指尖挖掉魚鰓和內臟。

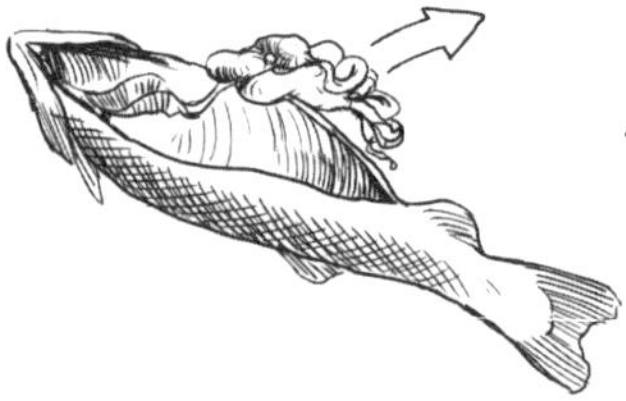

4 邊沖水邊將魚腹裡面清洗乾淨，尤其是殘留在中骨上的血。

清洗完後可以撒上鹽直接烤來吃，或是做成魚乾來保存。

將魚剖成三片

較大條的魚為了烹調和燻製方便，可以先切成三段。首先去完魚鱗後切掉魚頭、取出內臟，然後從頭部沿著中骨下刀，將身體切開。接著再將連著中骨的那半邊從頭沿著中骨一口氣切到尾巴。如此一來，就能將魚分成兩片上肉、一片帶骨的魚肉。

※魚（特別是淡水魚）的身體內有時會有寄生蟲，所以一定要烤熟後再食用。

用小刀「處理鳥肉」

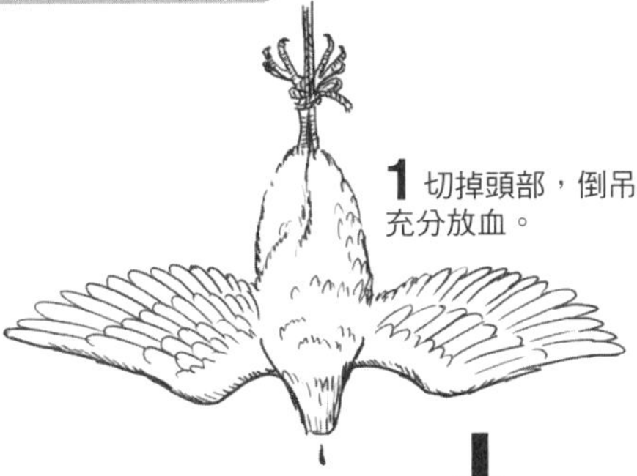

1 切掉頭部，倒吊起來，充分放血。

2 拔除羽毛。將整隻鳥放入熱水煮過會更好拔毛。較細的羽毛（針羽）可以用火烤的方式去除。

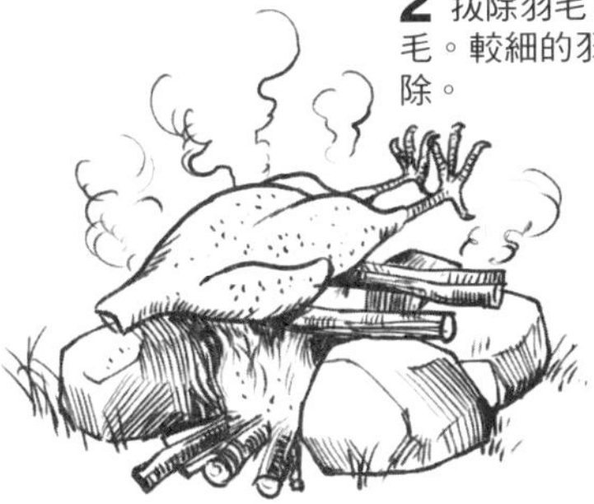

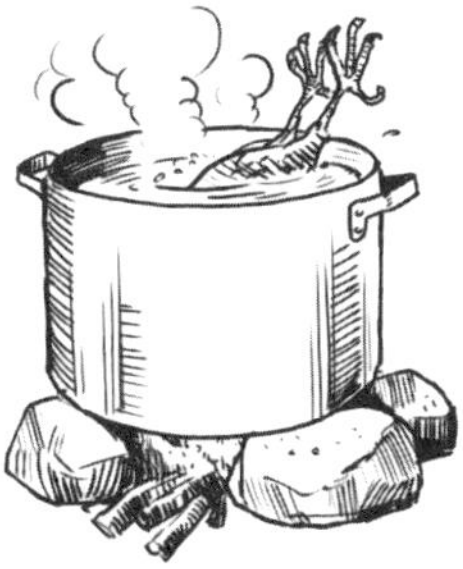

3 從脊骨中央至肛門切出半圓狀的切口，用手掏出內臟。如此便能簡單去除內臟喔！

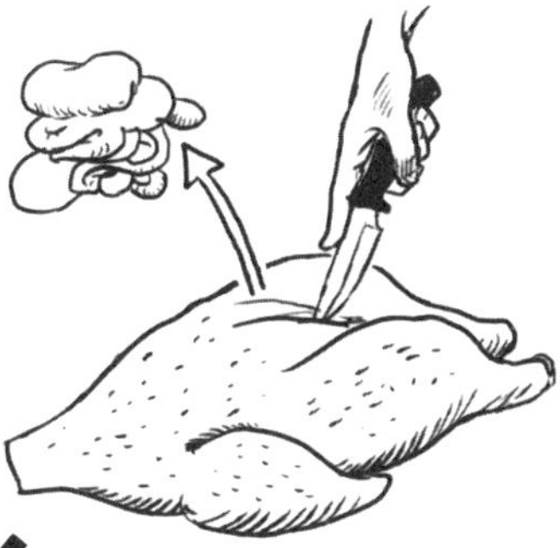

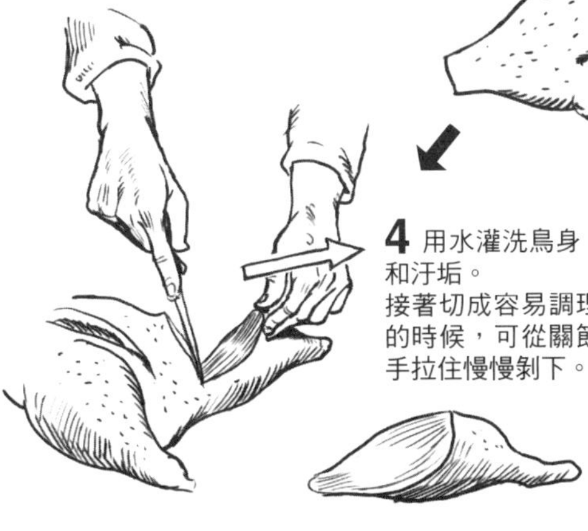

4 用水灌洗鳥身，徹底清除剩下的內臟和汙垢。

接著切成容易調理的大小。切翅膀和腳的時候，可從關節處下刀，然後另一隻手拉住慢慢剝下。

「放血」

綁住兩腳，倒吊起來。然後割破喉頭的血管，充分放血。血沒放乾淨的話肉比較容易腐壞，味道也不好。

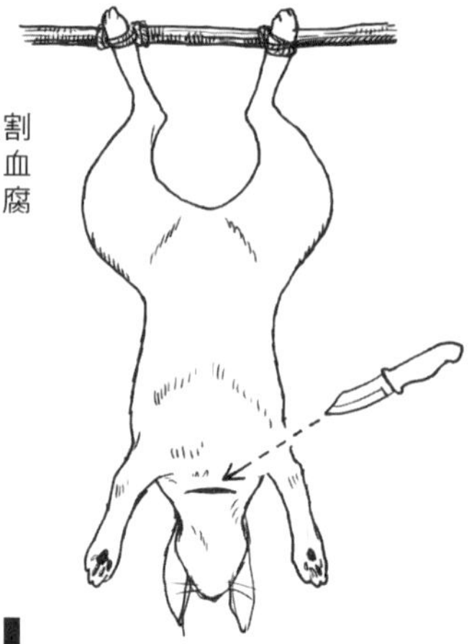

剝皮

首先，繞著腳踝淺淺割一圈。

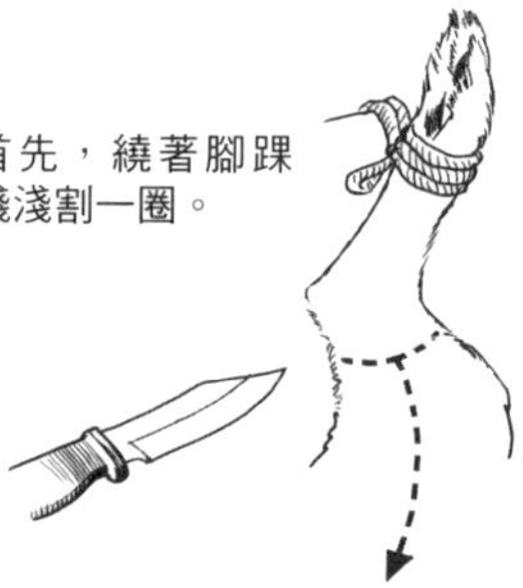

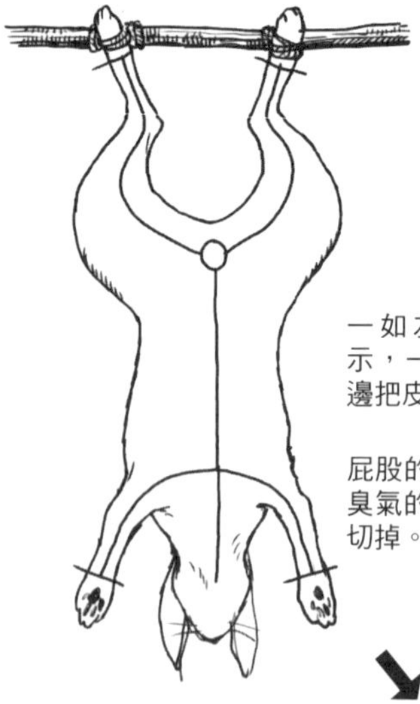

一如左圖的點線圖所示，一邊割下皮層，一邊把皮毛往下剝掉。

屁股的部分有個會放出臭氣的腺體，最好也先切掉。

刀刃在前，兩根手指在後，一邊割一邊把皮拉起來，會比較好剝。

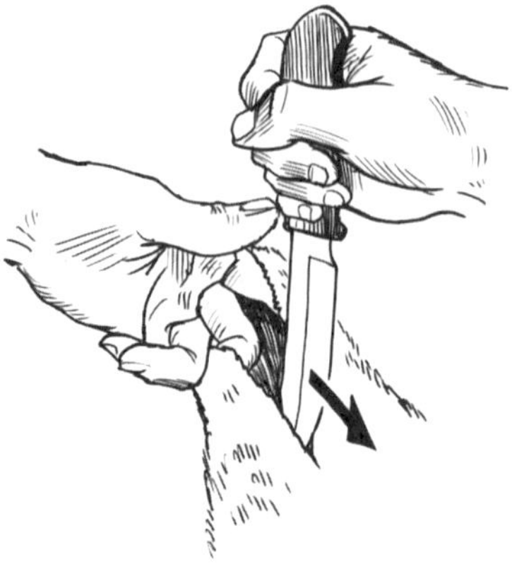

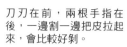

此時如果還有體溫殘留，便可以像脫衣服一樣把皮毛整個脫下來。把皮剝到頸部後，再把頭切掉。

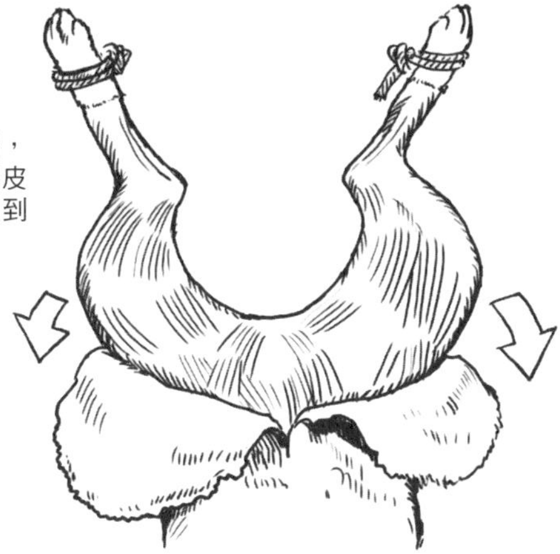

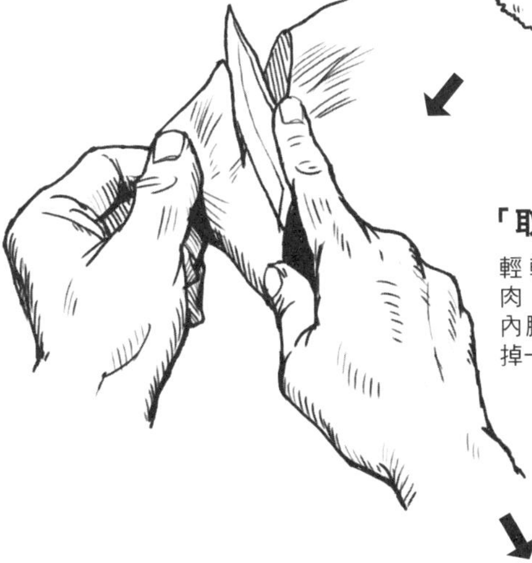

「取出內臟」

輕輕捏起肚子的肌肉，用小刀在不傷及內臟的情況下稍微切掉一小塊。

從切掉的部分下刀，在不傷及內臟的情況下一直切到肛門的位置；然後再一路切到胸骨，接著挖個大洞，取出內臟。最後才肢解兔肉。

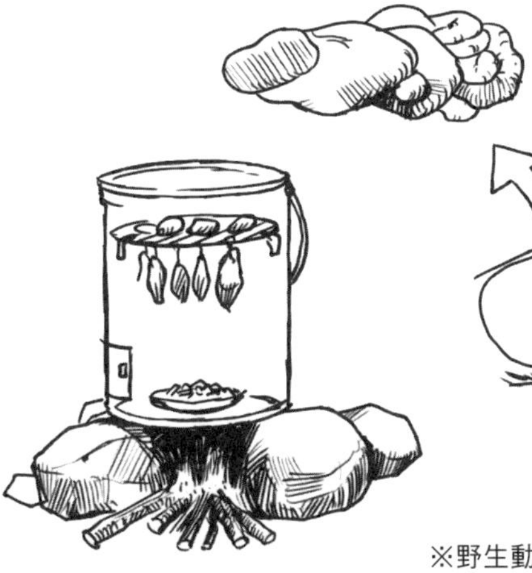

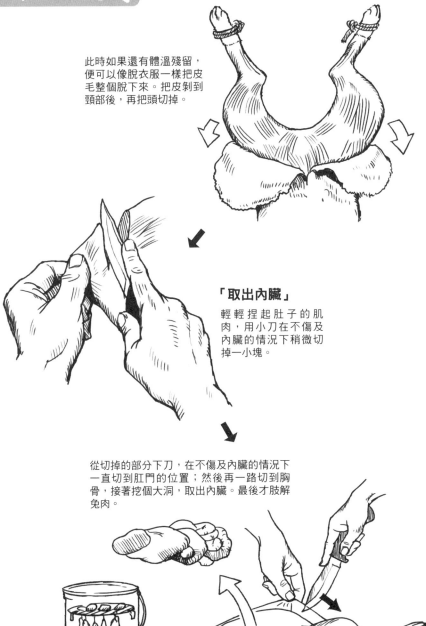

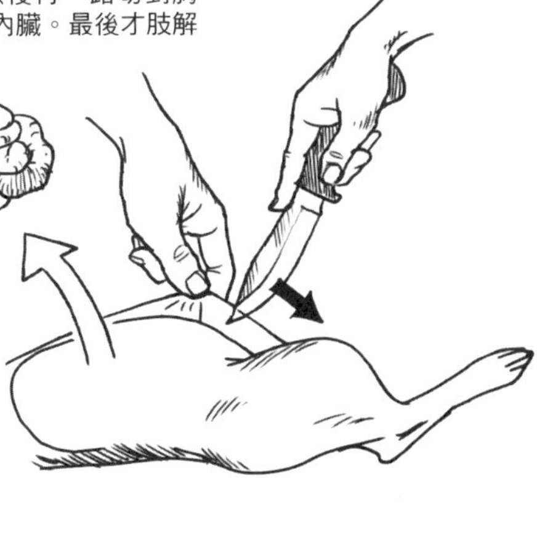

※野生動物常常都有寄生蟲，所以一定要煮熟後才食用。這可是攸關性命的喔！

小刀等刃物使用過後，要用磨刀石研磨，乃是刀具保養的基本常識。只要確實做好保養的工作，刀械就能長久使用。此外，使用刀械時最危險的，就是用到不銳利的刀子。但只要學會磨刀的方法，就不用擔心這個問題了！

「磨刀的基本方式」

日本磨刀石（砥石）可分為荒砥石、中砥石、仕上砥石等種類，但我們只需要用中砥石就夠了。

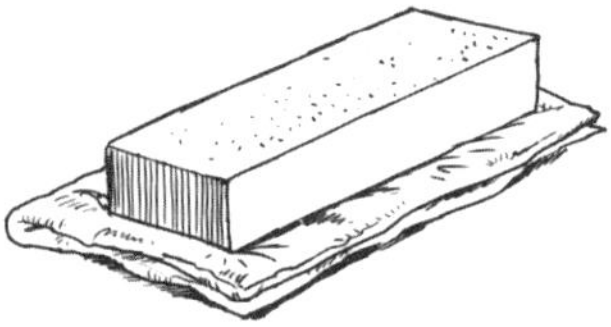

1 將磨刀石整塊泡進水裡，靜置數分鐘。

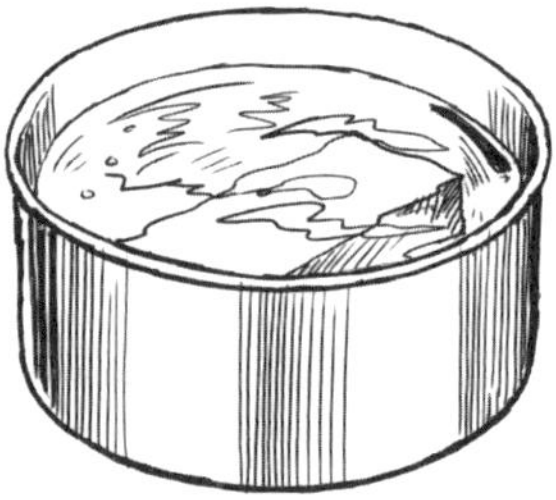

2 在磨刀石下面鋪一塊擰乾的毛巾，確保磨刀石不會滑動後，就可開始磨刀。

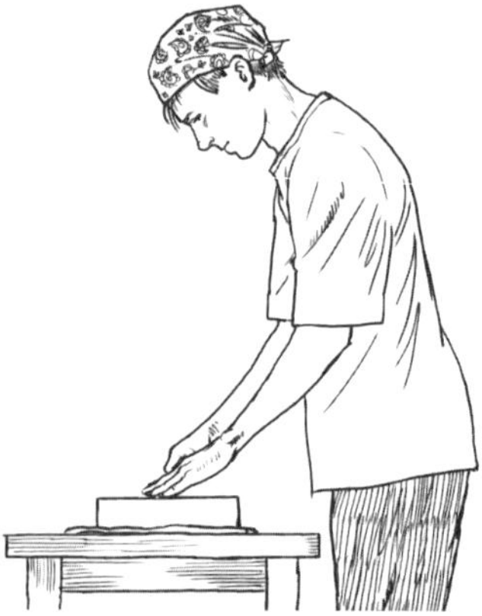

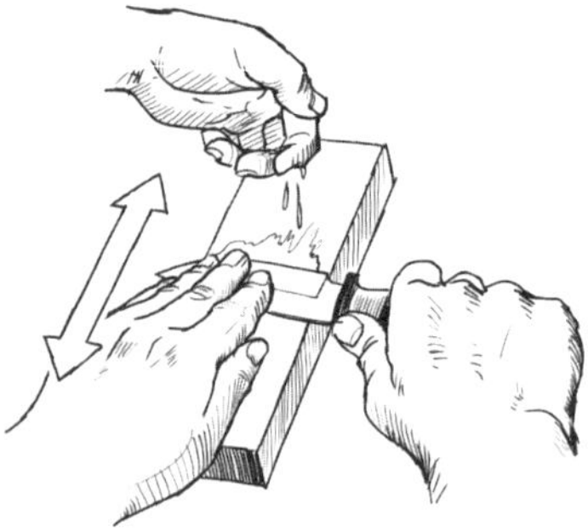

3 首先，在磨刀石上灑點水。然後左手按住刀刃，右手穩定刀刃的角度向前摩擦（往前推的時候磨，拉回來的時候不要磨到）。

4 磨完再換另一面。把刀刃放在指甲上，如果指甲有被刀刃勾住的感覺，就代表磨得差不多了。

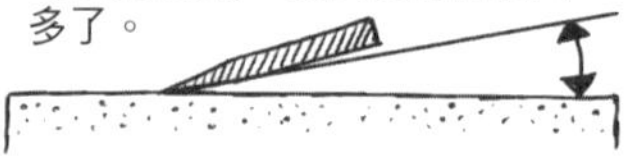

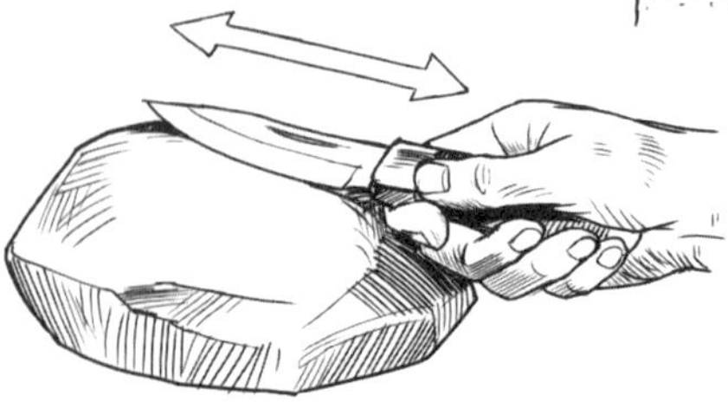

沒有磨刀石的時候，也可以用石頭磨唷！

※研磨專業的折疊刀或帶鞘刀時，通常會用專用的磨刀石和珩磨油，並「讓刀刃保持固定的角度一口氣磨好」。購買小刀的時候，一定要先學好磨刀的方法。

斧頭的操作方法

「露營斧（手斧）的各部位名稱」

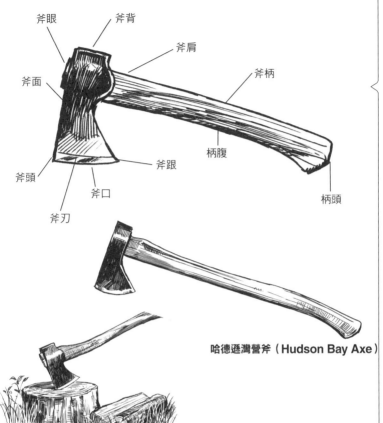

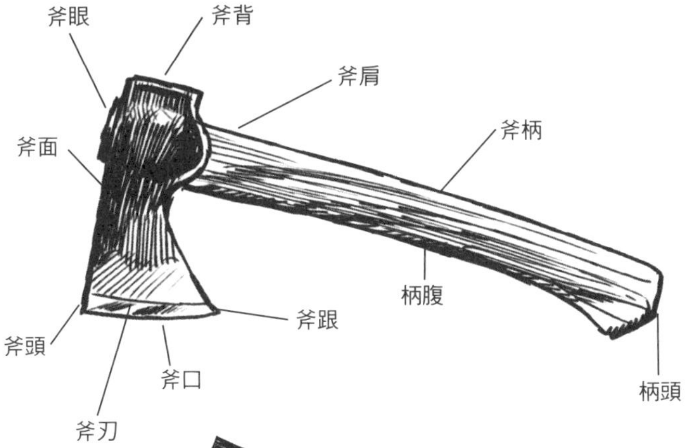

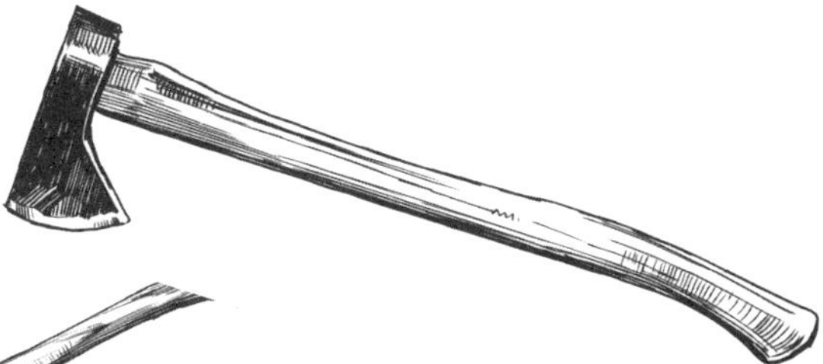

哈德遜灣營斧（Hudson Bay Axe）

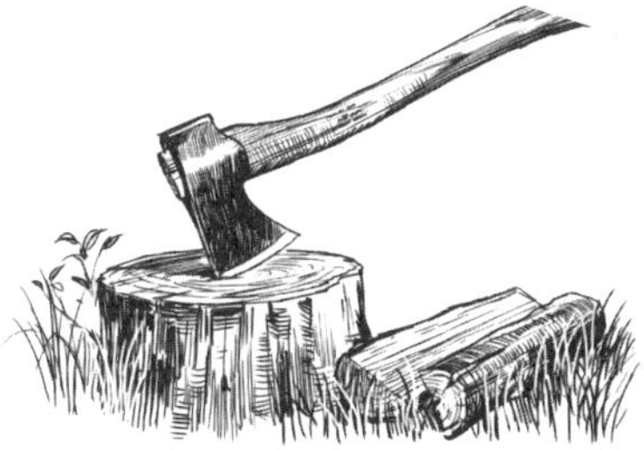

製作搭建臨時小屋用的圓木，以及將粗木頭劈成柴薪時，斧頭是不可或缺的工具。斧頭可分為長柄的普通斧（axe），以及短柄的手斧（hatchet）。其中短柄的手斧和小刀，更是野外求生必備的用具。

操作斧頭時必須注意的是，由於斧的頭部比想像中還要重得多，所以揮動時不可太過用力。劈柴的時候，一定要小心不要用力過猛，結果砍到自己的腳！

※「哈德遜灣營斧」是一種斧柄比普通斧頭更長的斧頭。

砍伐立木

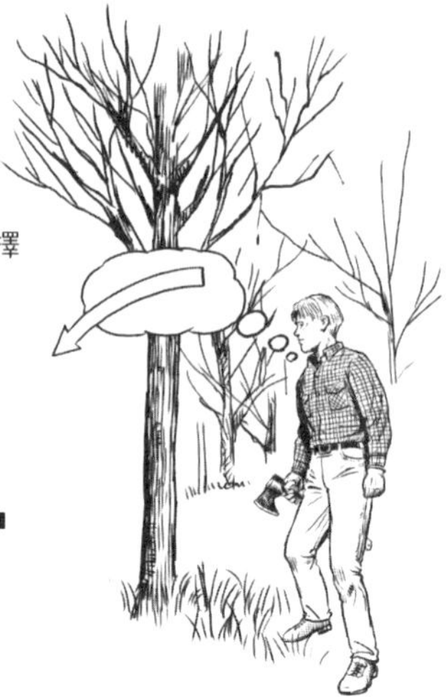

1 首先決定樹木傾倒的方向。應選擇沒有人的安全方向。

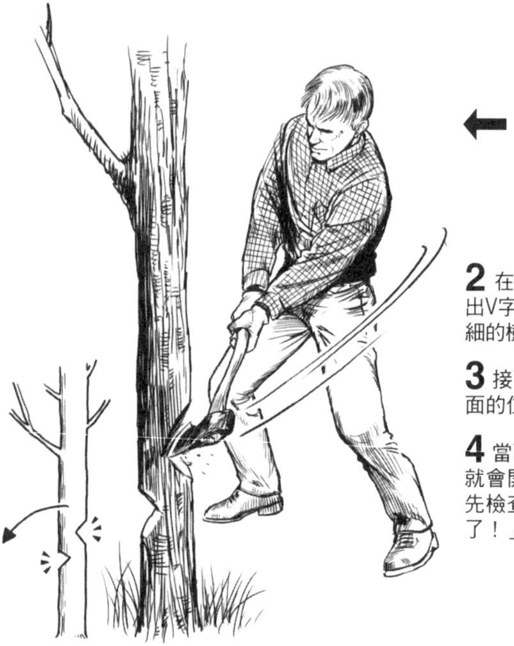

2 在傾倒側的樹幹上用斧頭砍出V字形的凹槽（如果是樹幹較細的樹木，這樣就會倒了）。

3 接下來在樹幹另一側稍微上面的位置同樣砍出V字槽。

4 當兩側的凹槽重疊後，樹木就會開始倒下。讓樹倒下前應先檢查四周，並大喊「樹要倒了！」。

去除雜枝

樹木倒下後，因為還有很多多餘的雜枝，沒辦法直接當成木材使用。所以必須把雜枝砍掉，製成圓木。基本的作法是從樹枝和主幹形成的V字形外側砍斷。

從V字的外側砍掉雜枝

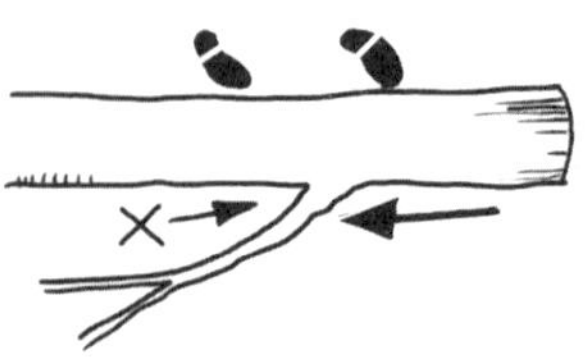

揮砍時應站在樹幹的另一側，以免砍到自己的腳。

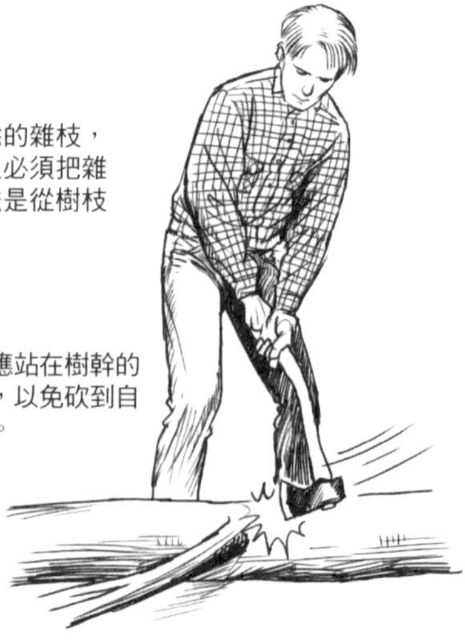

劈柴

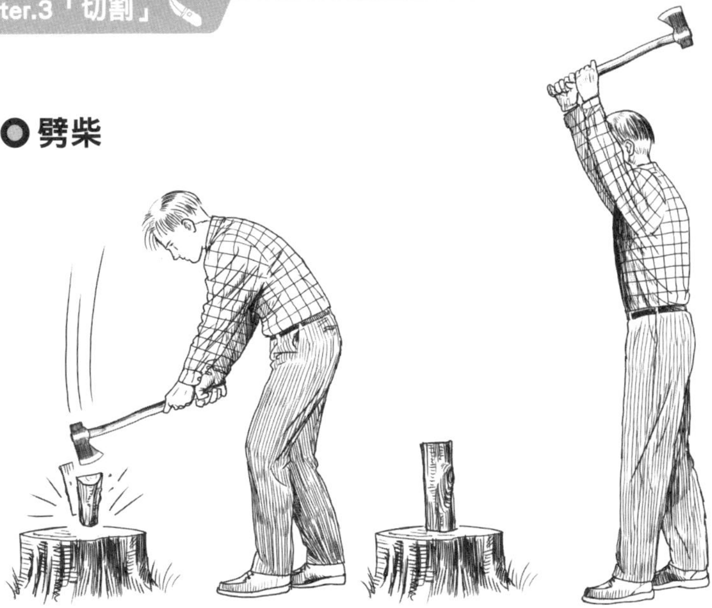

如果手邊有鋸子或電鋸，可以切出平整的圓木樁的話，就用一般常見的直立式砍法即可；但若無法整理出平整的檯面，就要用到下面介紹的方式。

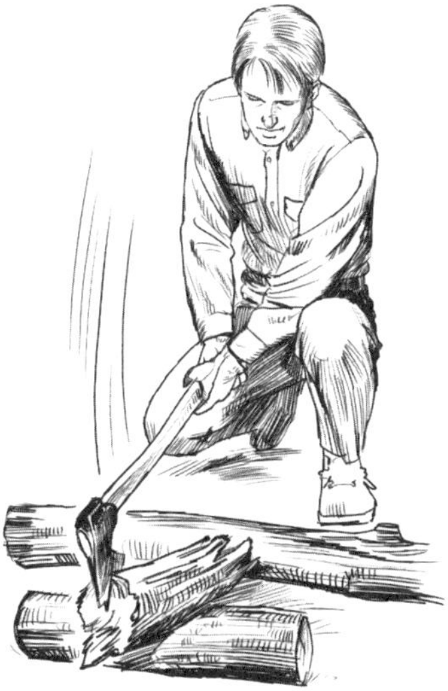

為了不讓木頭在劈砍時飛向自己，必須把要劈的圓木確實放在當成工作臺的圓木上劈。

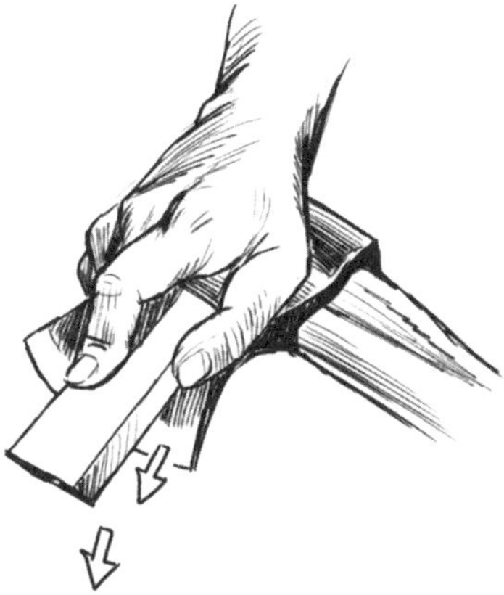

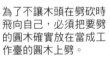

斧頭的保養

「研磨、保存」

將斧刃用水淋濕，然後斧刃朝外放在磨刀石（或是平整的石面）上推磨。表裡兩面都磨好後再將水分完全擦乾，收進皮套或用報紙包好，方便下次使用。

在「萬一」發生時用身邊的物品製作求生道具

聽到「活下來．活下去」這種說法，往往會讓人覺得好像非得採取什麼特別的行動；但我認為這兩句話的意思，其實就是將平日習以為常的生活維繫下去。無論遇到何種危難，或是遭逢怎樣的大災害，你始終是你，不會改變。唯一不同的地方，在於遭逢危難時，我們需要讓我們能夠活下來、活下去的道具。

當手上沒有任何道具，不得不在最糟糕的情況下求生的時候，我們要做的第一件事，便是「製造切割工具」。無論是製作獵捕食物的道具、炊煮食材的柴火、抑或打造安全的掩體，想要活下去，絕對不能沒有切割工具。

金屬是最適合製作切割工具的材料。如果弄得到較厚的金屬片，便可用表面平整的石頭或細砂代替磨刀石，再來只要有點耐心，就能磨出刀刃。即使找不到金屬，石頭、玻璃、或竹子等也可以用來切割。各位以前上歷史課時，應該都有學過「石器時代」吧？在還沒有鐵器的遠古時代，我們的祖先就是用「石頭」來切割東西。以製作切割工具的材料而言，石頭還算是一種差強人意的素材。

只要得到切割工具，接著就能製作「食、衣、住」等所有生活必需的物品和道具。如此一來，你就能「活下來、活下去」了。

◎利用身邊的材料製作「切割工具」！

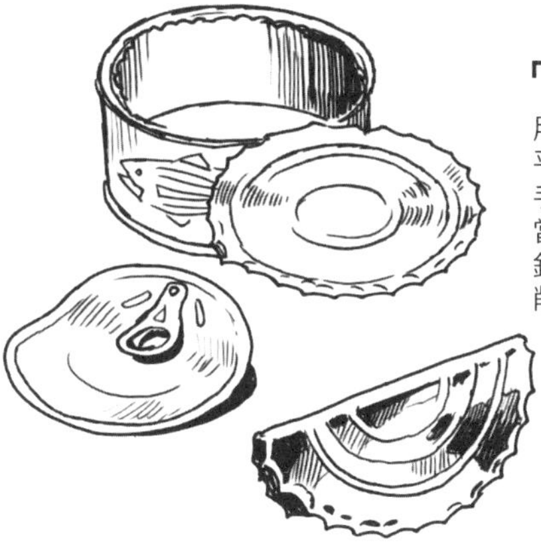

「空罐」

用開罐器開過的鐵罐蓋子，邊緣的凹凸不平處可當成鋸子利用。至於不用開罐器的手拉罐，用石頭把蓋子的邊緣磨利後就能當成刀子使用。還有像啤酒瓶的瓶蓋，用釘子釘在木棒上後，就可作為去除魚鱗或削皮的工具。

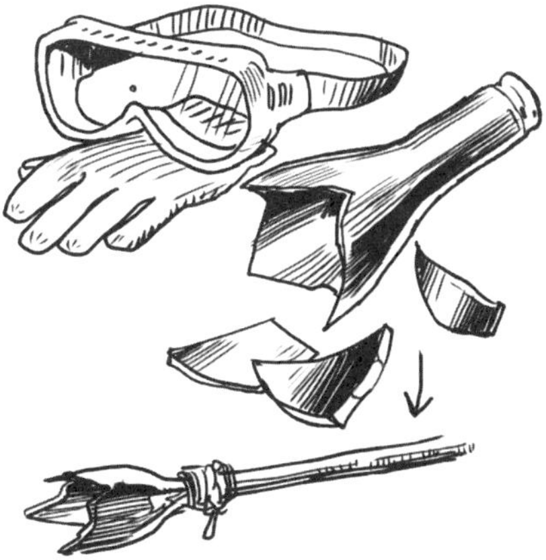

「河岸的石頭」

如果在河岸看到石頭，那麼一定可以找到能直接當成刀子、鑿子、槌子或手斧使用的石塊。用附近較粗的石頭研磨一下刃部，還會變得更好用喔！

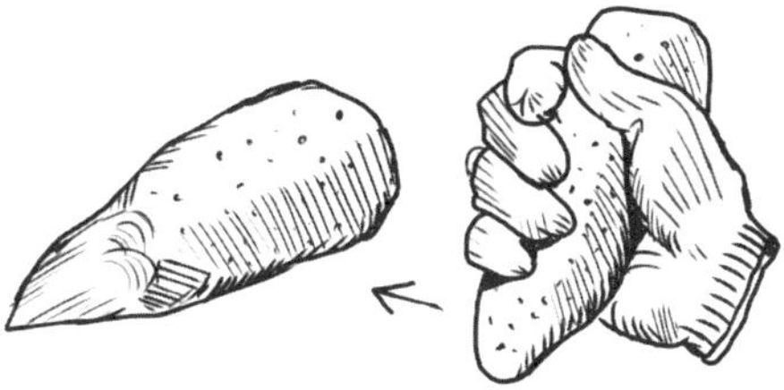

「玻璃或空瓶」

把玻璃或空瓶放在厚塑膠袋裡敲碎，便能得到各種不同形狀的玻璃片。其中通常都會有可以當成刀子或「箭頭」的碎片。

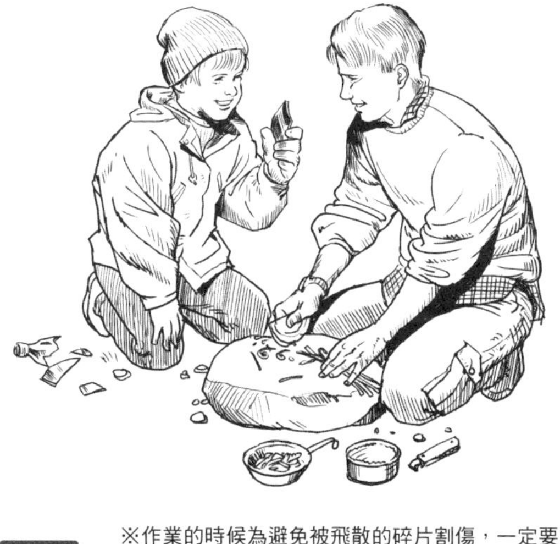

罐蓋或瓶子的碎片也能化身切割工具！

※作業的時候為避免被飛散的碎片割傷，一定要穿著長袖上衣，戴上皮革或工作用手套，並配戴護目鏡！

製作石器！

「製作可料理食材的『石刃』」

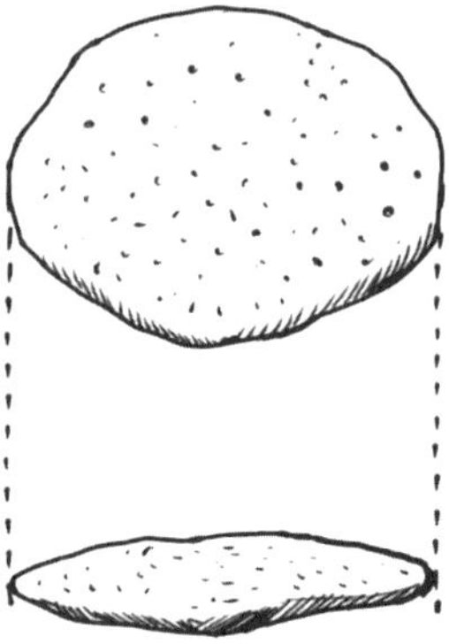

1 選擇石頭
適合製作石刃的石頭有黑曜石和玻輝安山岩，但這兩種石頭並不容易找到。所以只要在河岸等較多石頭的地方，找幾塊石頭互相敲擊，敲出幾塊貝殼狀的碎石就可以了。

2 製作刀刃
將要製成石刃的石頭單手拿穩，然後另一隻手拿著敲擊用的石頭（好握又堅硬的種類），以45度角斜敲下去，將石頭的下半部敲成貝殼狀（被敲落的碎片有時也能當成刀子）。

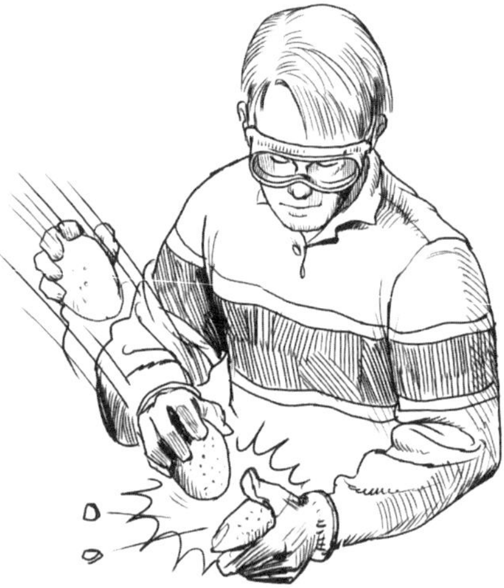

石器可分為用石頭彼此敲打、敲出刃形的「打製石器」，以及用其他石頭當成磨刀石磨出刀刃的「磨製石器」。

打製石器可以在石頭上做出銳利的刃邊，但缺點是比較脆弱。

而磨製石器雖然無法磨出銳利的刀刃，卻有著不易損壞的特徵。請各位依照每種石器的特徵，製作符合需求的石器吧。

※作業時請穿著長袖上衣，戴好皮革或工作用手套，並配戴護目鏡。

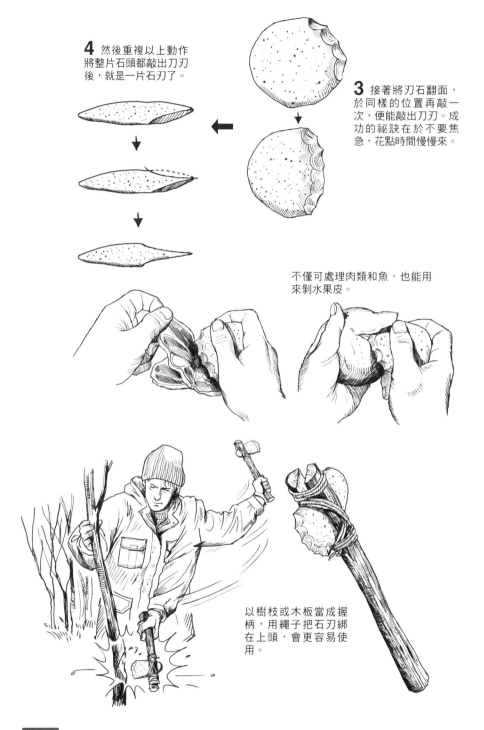

4 然後重複以上動作將整片石頭都敲出刀刃後，就是一片石刃了。

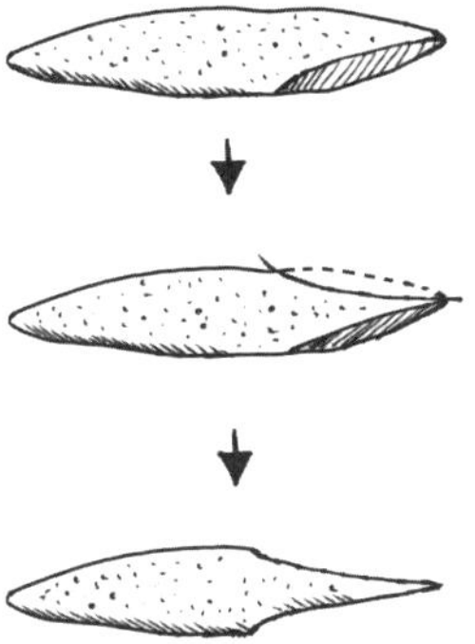

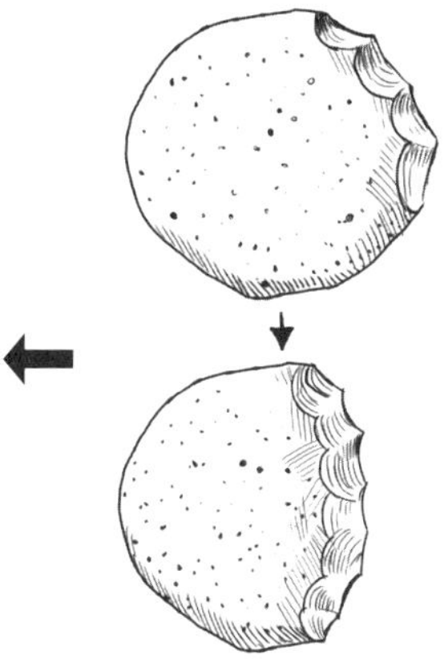

3 接著將刃石翻面，於同樣的位置再敲一次，便能敲出刀刃。成功的祕訣在於不要焦急，花點時間慢慢來。

不僅可處理肉類和魚，也能用來剝水果皮。

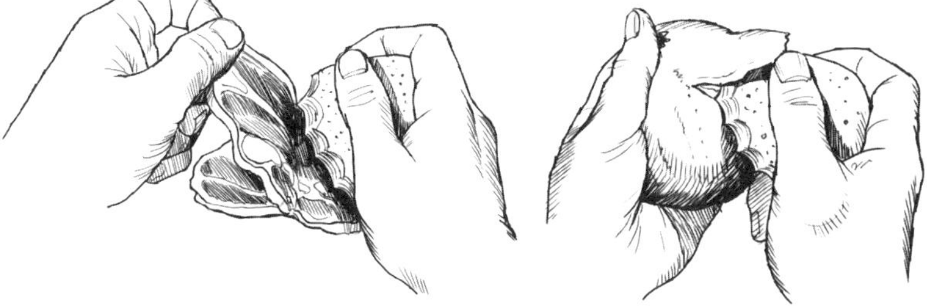

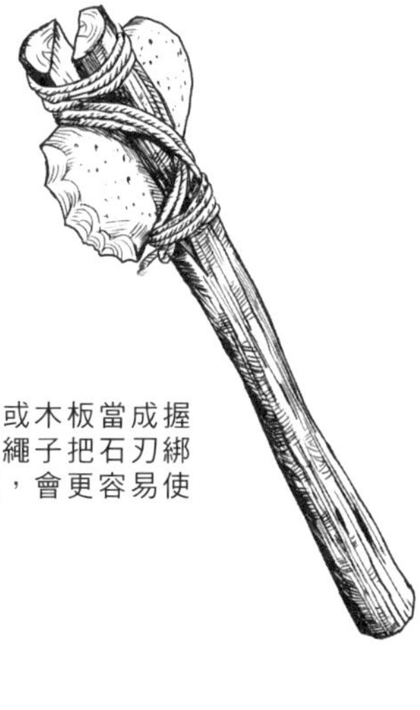

以樹枝或木板當成握柄，用繩子把石刃綁在上頭，會更容易使用。

◎製作石斧！

一起用河邊的石頭動手製作「石斧」吧。雖然不像金屬製的斧頭那麼有效率，但石斧也能用來砍倒大樹。還可以製作木筏和橋、獨木舟，甚至木屋唷！

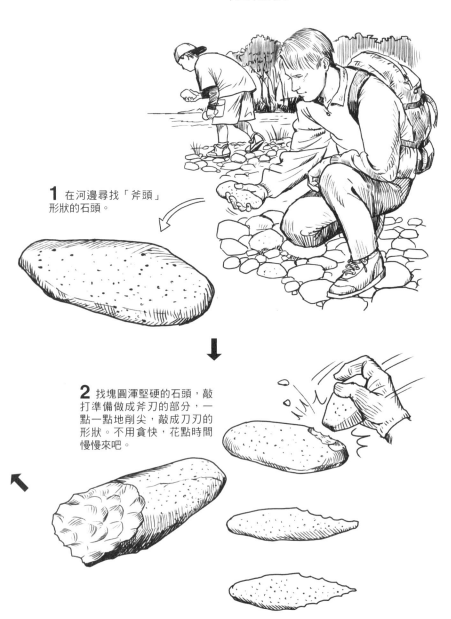

1 在河邊尋找「斧頭」形狀的石頭。

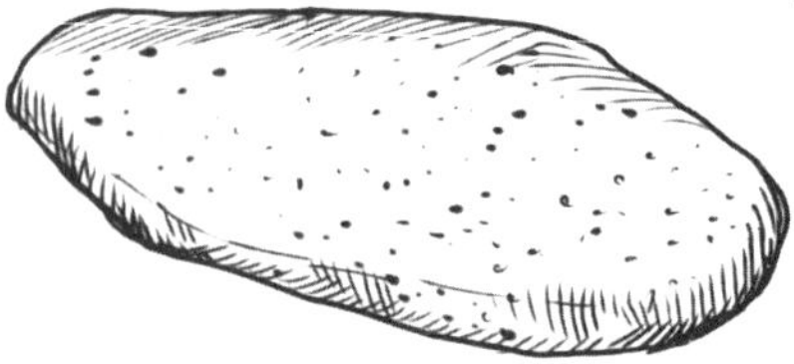

2 找塊圓渾堅硬的石頭，敲打準備做成斧刃的部分，一點一點地削尖，敲成刀刃的形狀。不用貪快，花點時間慢慢來吧。

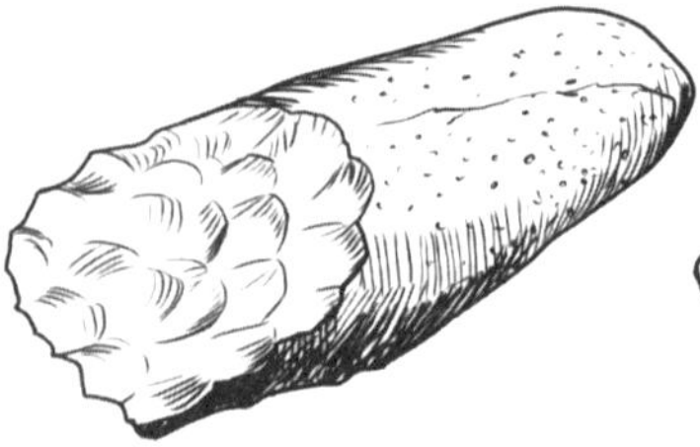

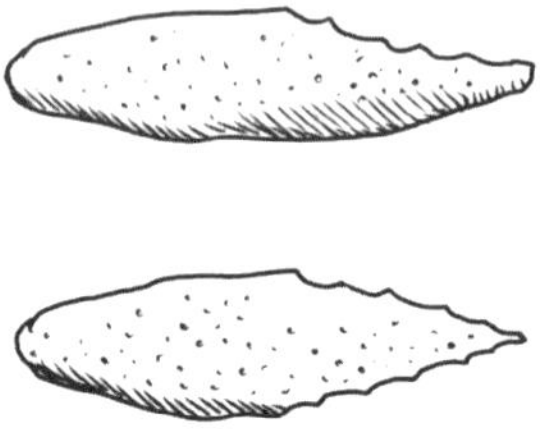

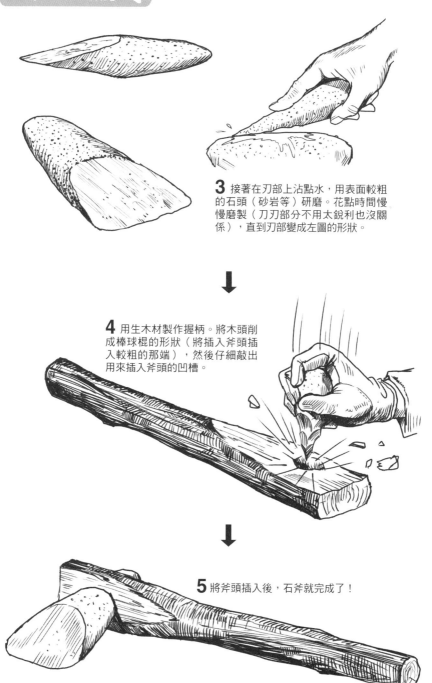

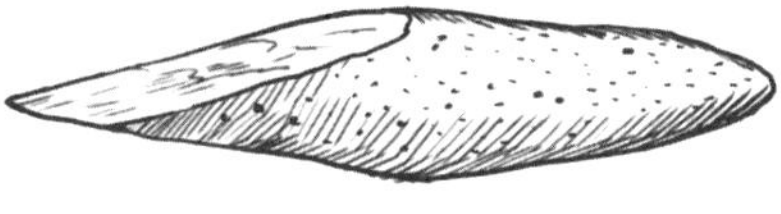

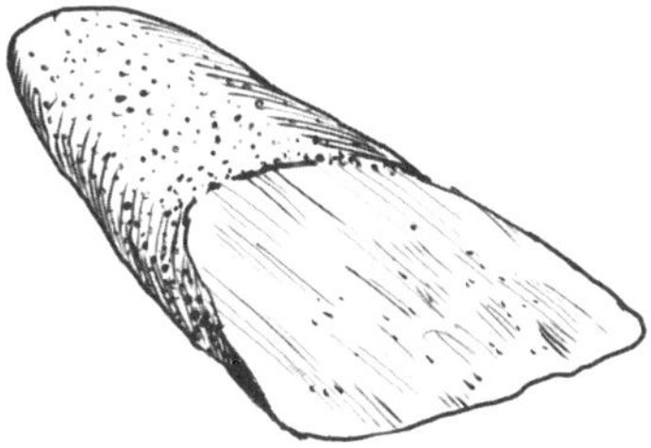

3 接著在刃部上沾點水，用表面較粗的石頭（砂岩等）研磨。花點時間慢慢磨製（刀刃部分不用太銳利也沒關係），直到刃部變成左圖的形狀。

4 用生木材製作握柄。將木頭削成棒球棍的形狀（將插入斧頭插入較粗的那端），然後仔細敲出用來插入斧頭的凹槽。

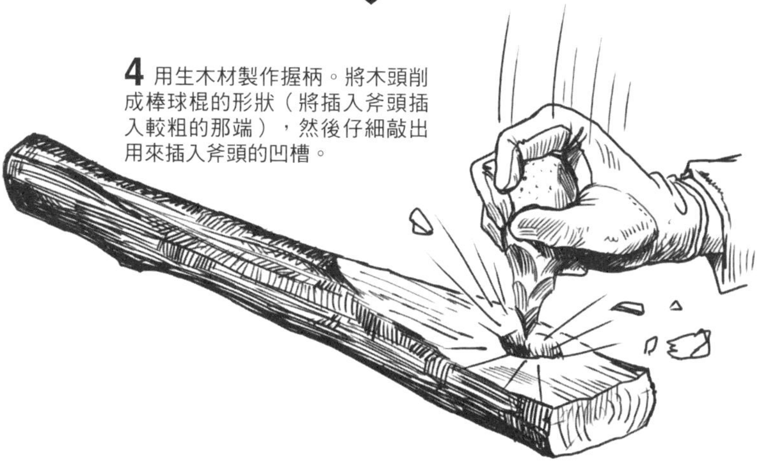

5 將斧頭插入後，石斧就完成了！

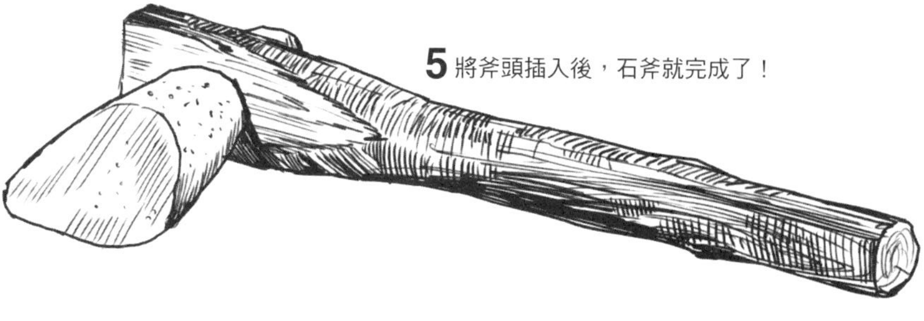

◯用空瓶製作道地的「箭頭」！

古代的繩紋人都用黑曜石製作「箭頭」，但其實空的啤酒瓶和威士忌瓶也可以做喔！

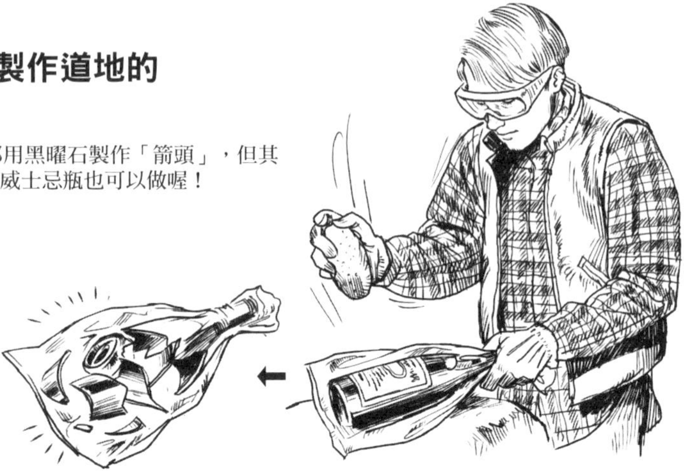

1 將空瓶放入厚塑膠袋，用石頭敲碎。

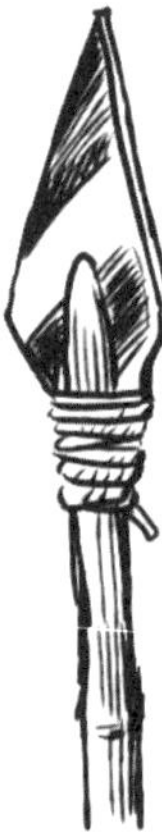

2 從碎片中挑出容易加工成箭矢的碎片。

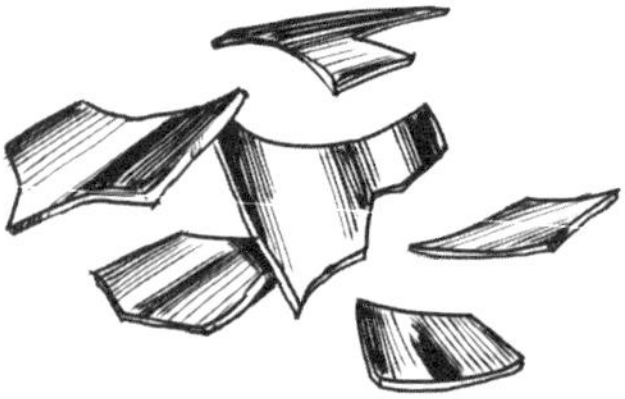

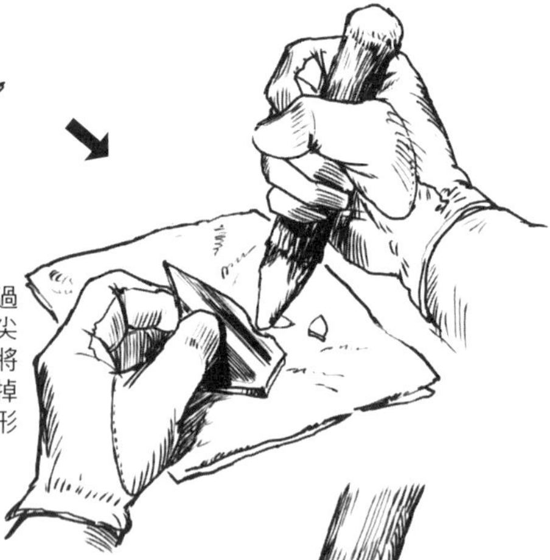

3 在平坦的石頭上鋪一層軟布（鞣製過的皮革更好）當成工作臺。然後用削尖的硬木棒（有鹿角的話最好）棒頭，將玻璃碎片的邊緣壓碎，就像把碎片剝掉一樣仔細控制力道，大略壓出箭頭的形狀。

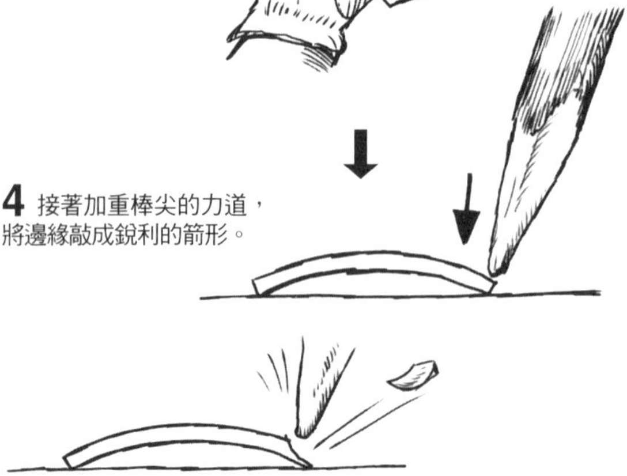

4 接著加重棒尖的力道，將邊緣敲成銳利的箭形。

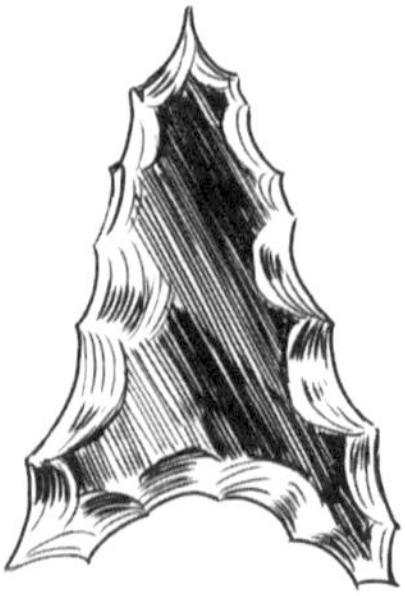

做出這種形狀的「箭頭」就算成功了！

※為了安全起見，作業時請戴上皮革或工作用手套，並配戴護目鏡。

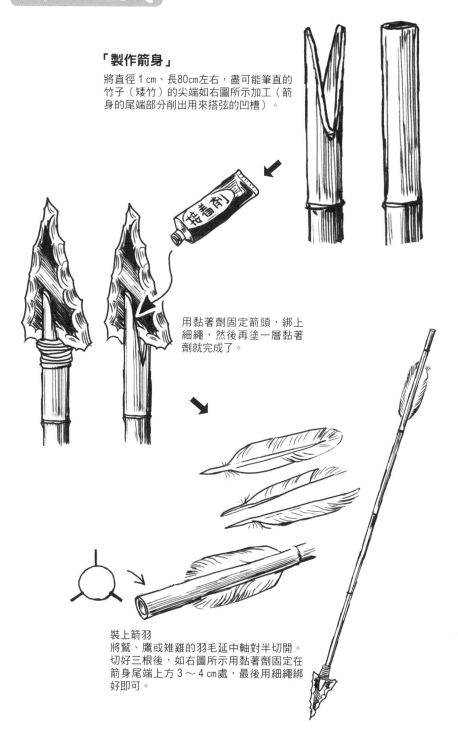

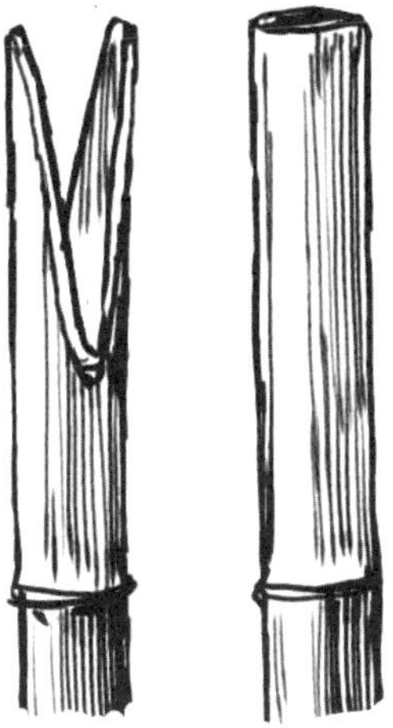

「製作箭身」

將直徑 1 cm、長80cm左右，盡可能筆直的竹子（矮竹）的尖端如右圖所示加工（箭身的尾端部分削出用來搭弦的凹槽）。

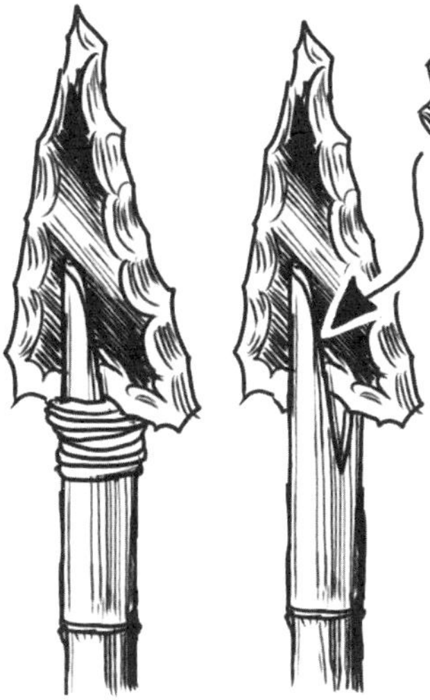

用黏著劑固定箭頭，綁上細繩，然後再塗一層黏著劑就完成了。

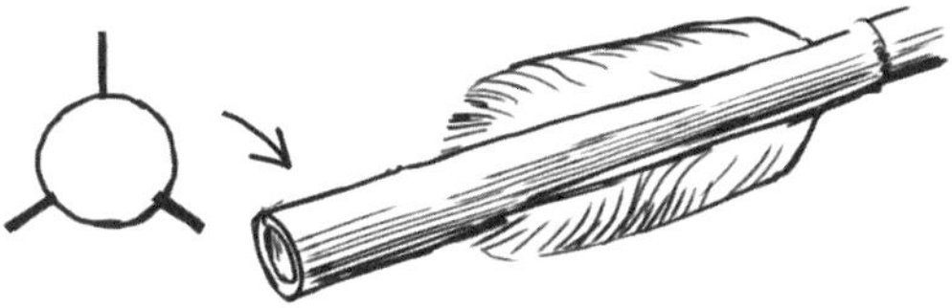

裝上箭羽
將鷲、鷹或雉雞的羽毛延中軸對半切開。切好三根後，如右圖所示用黏著劑固定在箭身尾端上方 3～4 cm處，最後用細繩綁好即可。

※在古代沒有黏著劑時，人們都是用松脂和天然柏油來固定。

◎用竹子製作生活用品！

藉由「切」、「劈」、「削」，然後再活用竹子火烤後會彎曲的特性，就能用一根竹子製作便利的生活用品。

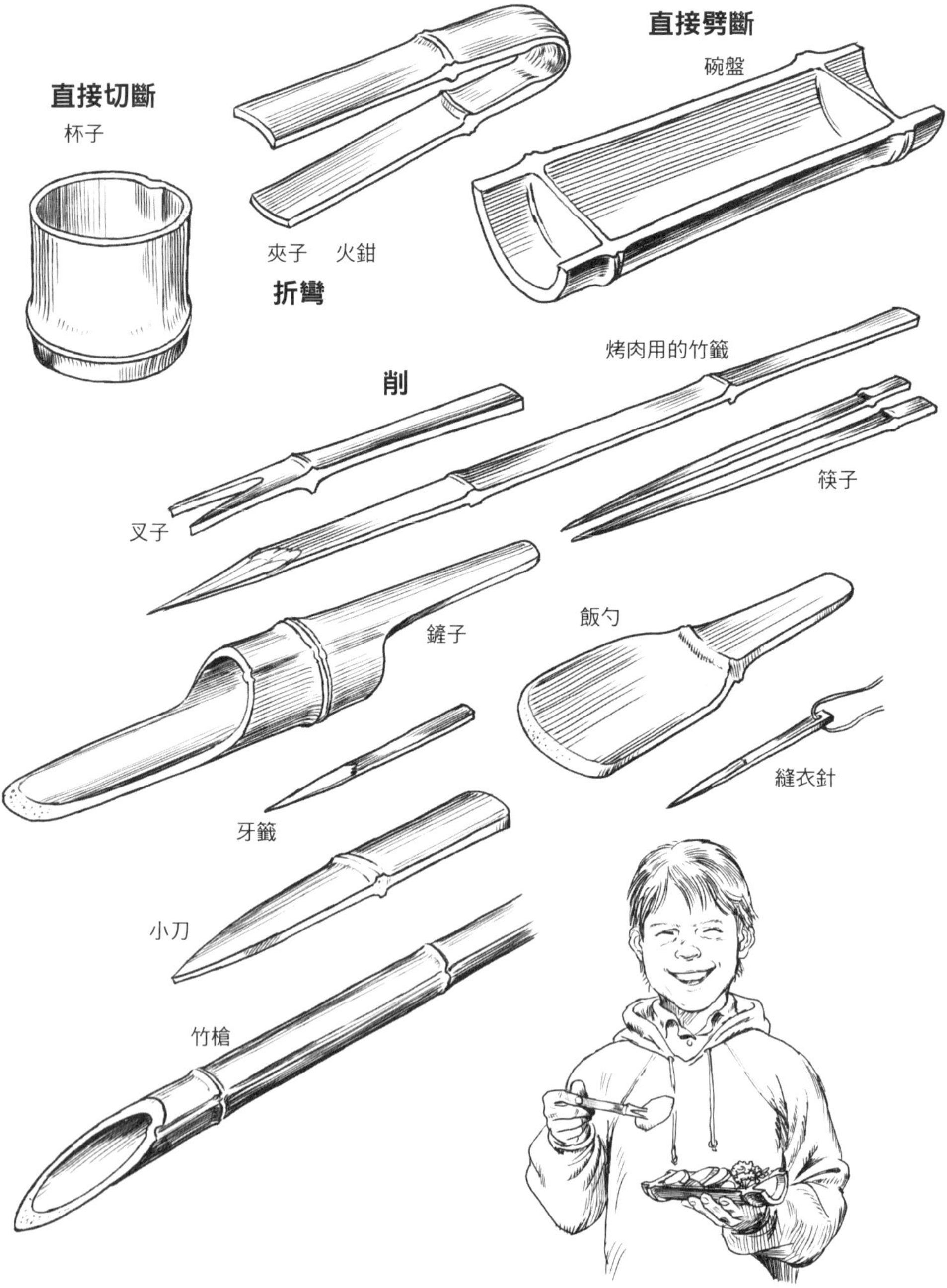
直接切斷
杯子
夾子　火鉗
折彎
直接劈斷
碗盤
烤肉用的竹籤
削
叉子
筷子
鏟子
飯勺
牙籤
縫衣針
小刀
竹槍

災難時「使用道具的方法」

——懂得一種道具的使用方法就能救命——

在1995年1月17日發生的阪神・淡路大地震中，全毀或半毀的住宅共約27萬5000棟，約有15萬人被活埋在倒塌的房屋下。其中靠自己的力量逃脫的約有11萬5000人，無法自主逃生、需要救助的則高達3萬5000人左右。而自衛隊、警察、消防隊等防災相關單位救出的人數約占兩成。剩下多數人則是被鄰居所救出。由此可知，當同時發生多種災難時，救災單位的救災能力有其極限。而救援被活埋的人時，最關鍵的因素則是時間，在災難發生後的48小時內（最多至72小時），遇難者仍有生存的可能性。此外就算成功被救出，遇難者的身體仍可能發生壓傷症候群（肌肉組織因長時間受到壓迫而壞死），嚴重的情況甚至有死亡的可能，所以一定要送去醫院接受治療。同時，救援被住家活埋的人時，來自鄰居的情報十分重要。尤其是當屋子全毀，必須破壞屋頂進行救援時，遇難者「平日最常待在屋中何處」、「在哪個房間睡覺」，都是成功救援的關鍵情報。而救援時除了人手之外，還需要千斤頂、鐵撬、鋸子和斧頭等破壞工具，尤其鐵撬最能派上用場，一定要準備。

另外，為了預防自己遭到活埋，最好平時就隨身攜帶一個鳴笛（哨子）。因為哨子的聲音比人聲傳得更遠，而且喉嚨發不出聲音的時候也能代替叫喊！

「鐵撬的基本用法」

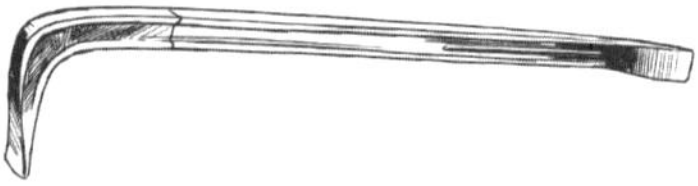

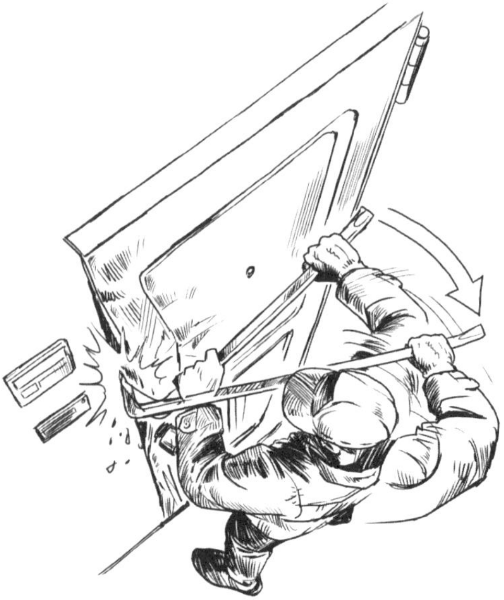

運用整支鐵撬，
可撬開傾壞物的縫隙，
或清除倒塌物

以木頭（堅固的角材等）為支點，
當成千斤頂使用，撬開縫隙

將尖端插入物體底下，向前
翻挖來移動物體。

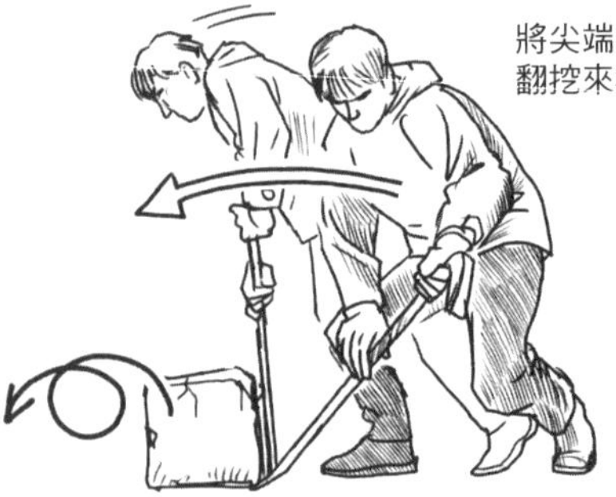

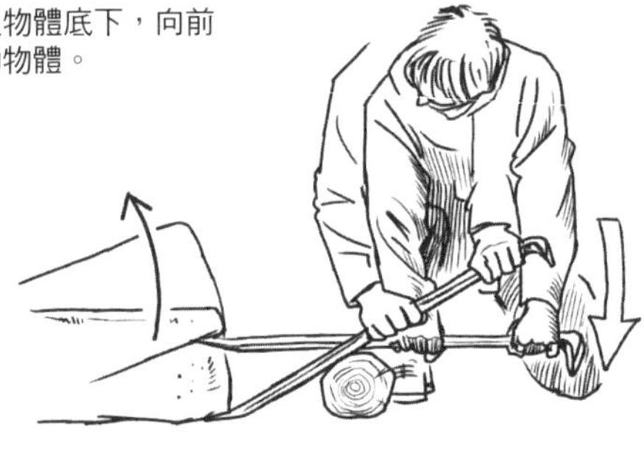

鐵撬本來是一種拆解房屋或其他物體的工具，可用前端的鑿狀部位插入扁狀物體的縫隙，用來「敲開」東西。

此外，還能把周圍的突起物或角材墊在底下作為支點，利用槓桿原理當成千斤頂使用。

同時，因為尖端是鑿狀的，所以鐵撬也能用來破壞門板或牆壁、石磚等。總而言之，是只要一支在手，就能應付各種情況的工具。

Chapter.4

結繩

用一條繩子活下去

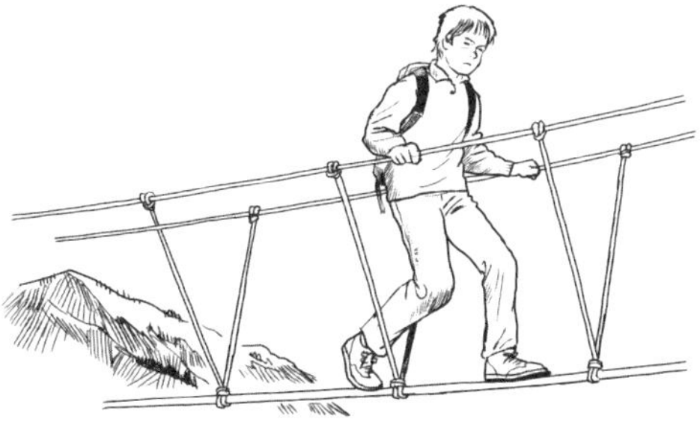

有時只要一條繩子就能拯救性命！

用繩子或繩索「打結」，對現代人的生活而言，已經不再是什麼重要的技術。大概就只有綁鞋帶、打領帶，還有資源回收整疊雜誌或報紙的時候，才會用到繩結……。

然而，我們的祖先卻懂得用繩子蓋房子、搭橋，可以靠繩結進行各式各樣的生產活動。在野外求生時，運用繩子就跟「控制火」一樣，對人類而言是一種非常重要的技術。甚至有人說過，「自由控制火」和「自在地操作繩結」，就是人之所以為人的證明。

儘管現代的野外活動，例如露營，已經發展出各種便利的道具，但還是有許多用到「繩結」的機會。尤其是在只能以生存所需最低限度的工具求生的情況下，操作繩結的能力，更是決定生死的關鍵。

同時，若是懂得在繩索前端打出「稱人結」，不僅可在關鍵時刻用來救人，還可用繩套套住身體、拯救自己。

繩結的基本技巧共有「連接、固定、繩圈、綑綁」四種。而其他的都是這四種技巧的組合和應用。請準備一條2～3m長的繩子，每天練習，用身體記住繩結的操作方法吧。相信總有一天一定會派上用場的！

①「固定」繩頭

正式開始打繩結之前，為了避免繩子的繩芯散開，或是切口處的纖維毛躁不易使用，所以一定要先進行固定。
本處介紹的，是適用於直徑10mm左右的扭繩或編繩的固定方法。

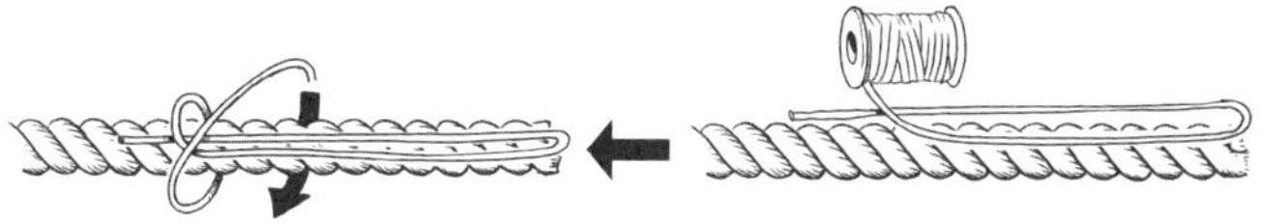

1 將棉線如上圖所示放在繩索上（線的折口處長約 2 cm）。

2 一邊壓好棉線，一邊從下面確實纏繞綁緊。

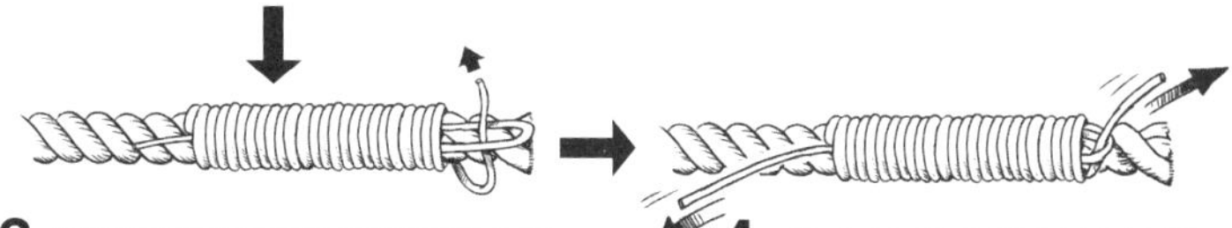

3 纏好後將線頭穿入繩索尾端的圈圈中。

4 抓住棉線穿過圈圈的那端，把另一端的線用力拉緊，讓圈圈塞入纏線中。

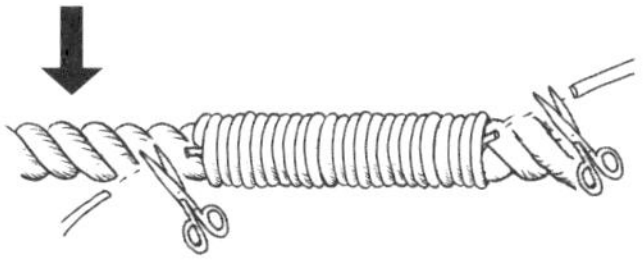

5 然後再用力拉緊線段兩邊，完全固定好後，把多餘的線段剪掉就大功告成了。

②在繩索尾端製作繩瘤的方法

可讓繩索更好抓握，或固定繩芯的繩結。

「單結」Overhand knot

最簡單的一種繩結。在較粗的繩索上連續打幾個單結，就是一條附有繩瘤的避難用繩索。

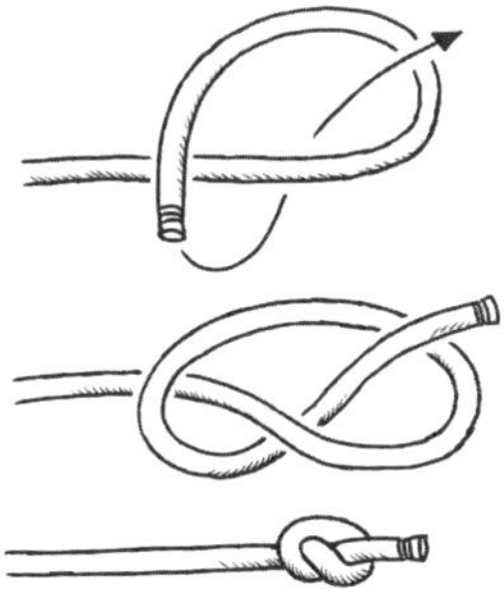

「8字結」Figure-eight knot

可用於製作大型繩瘤，形狀類似阿拉伯數字 8 的繩結。跟單結一樣，連續綁在繩子上就能做出一條避難用的繩索，同時也很容易解開。

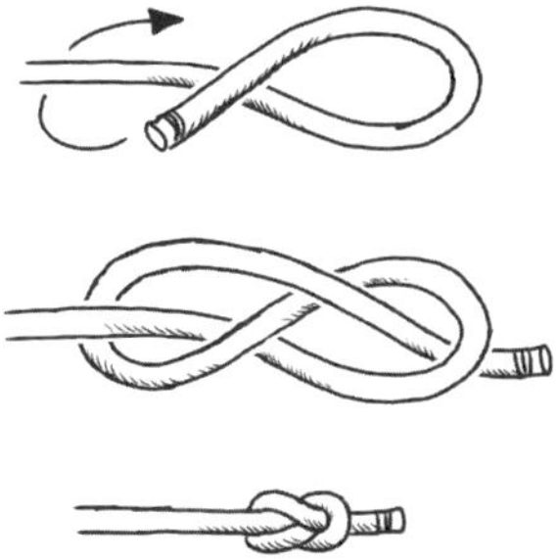

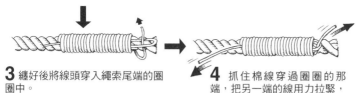

③將不同繩子打成一條的繩結

—「連接」—

「平結」
Reef knot／Square knot

繩結基本中的基本。想要將兩條相同粗細、材質的繩子綁在一起時最適合的繩結。缺點是當繩子的粗細和材質不同時，比較不容易解開。又稱方結或平接結。

※不論綁得再緊，只要將一邊的繩子折到另一邊，然後一手抓住繩結，一手用力拉，就能輕鬆把結解開。

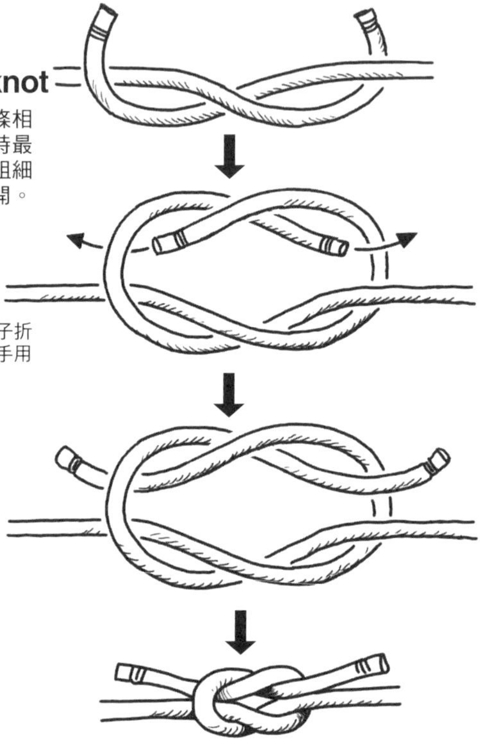

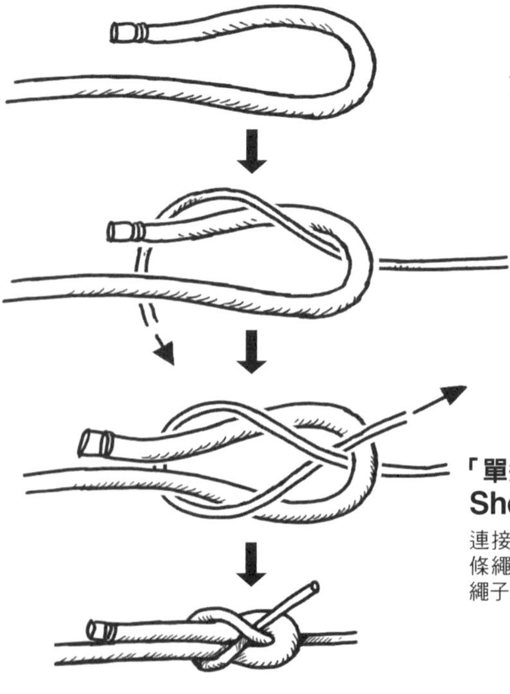

「單邊結」
Sheet bend

連接粗細和材質相異的兩條繩子，或是表面光滑的繩子時最適合的繩結。

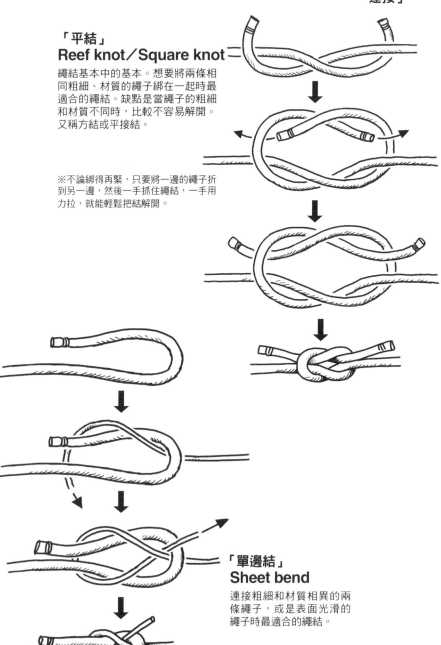

④將繩子綁在其他物體上的繩結

—固定—

「雙半結」
Two half-hitches

打結和解開都十分容易，而且只要持續拉住繩子，就絕對不會鬆掉的方便繩結。

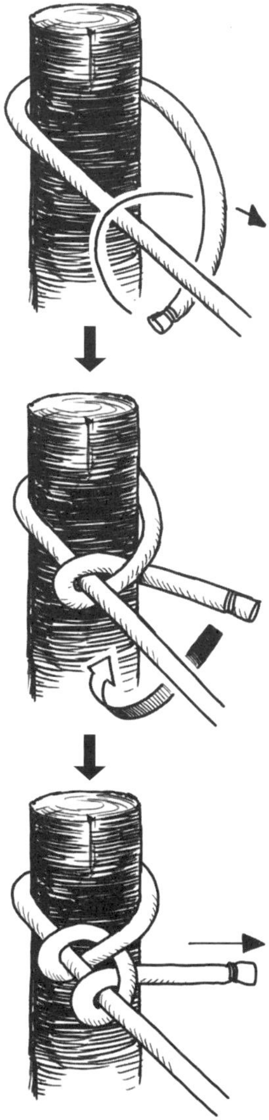

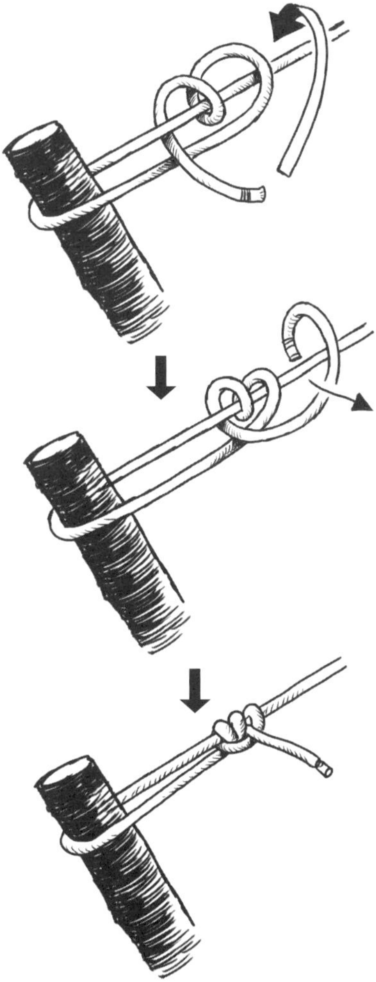

「營繩結」
Taut-line hitch

在搭帳篷或把繩子綁在樹上時，可以調節繩子的鬆緊度，也就是自由控制繩索「長度」的繩結。露營的時候非常有用。

⑤用繩子做出繩圈的繩結

—「繩圈」—

『上面做個小池塘，
一條泥鰍鑽出來，
繞著池塘游一圈，
撲通一聲跳回去』
以前當童軍的時候，大家都是用這種方式記憶的。

「稱人結（Bowline knot）的基本打法」

稱人結是一種拉緊後，繩圈大小就不會再改變的繩結。因為繩圈的大小不會滑動，所以可以用於吊掛人員，進行救援行動，是一種被稱為「結中之王（The king of knots）」的繩結。

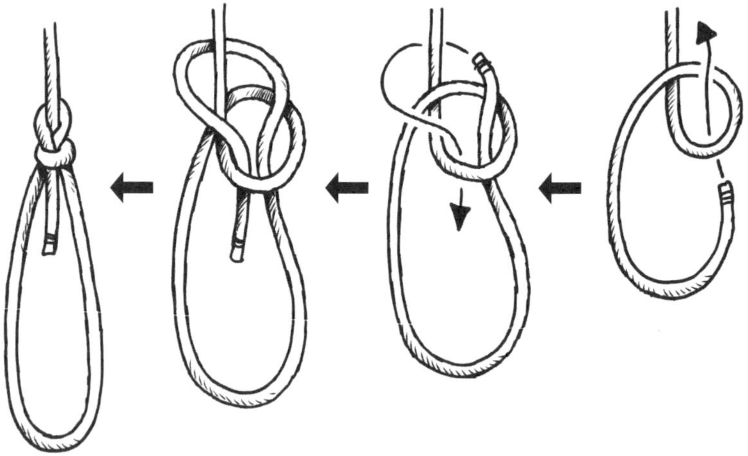

「用繩子把船繫在[船樁]上」

「繫船（註）」的意思就是把船綁在岸邊的木樁上。Bowline的bow也是船頭的意思，是帆船時代流傳下來的繩結。

註：稱人結日文寫作「もやい結び」。而「もやい」即是「繫船」的意思。

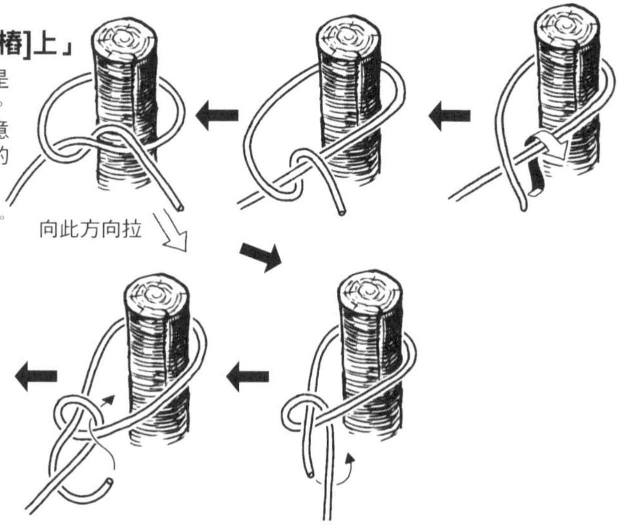

※稱人結如果從繩結側以外的方向用力拉扯，可能會有鬆脫的危險，請務必牢記！

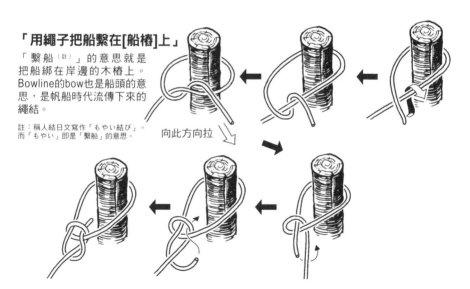

用「稱人結」綁住自己的方法！

—當救難人員扔繩子給你時，確實自救的方法—

閉上你的眼睛，練習用在十秒鐘內綁好結吧。如此一來就能保護自己的生命安全！

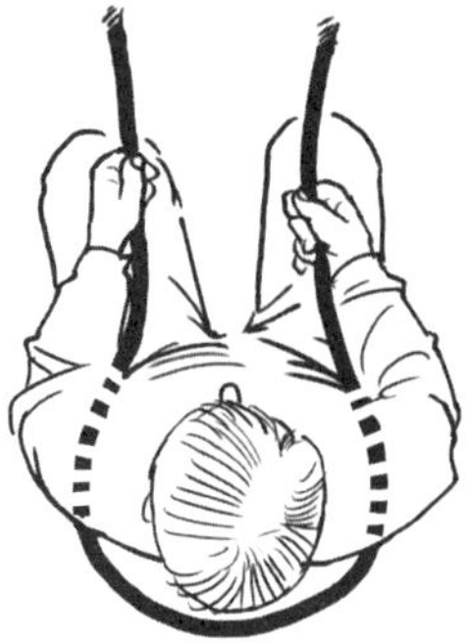

1 將繩子如上圖所示繞過腰部。（俯視圖）。

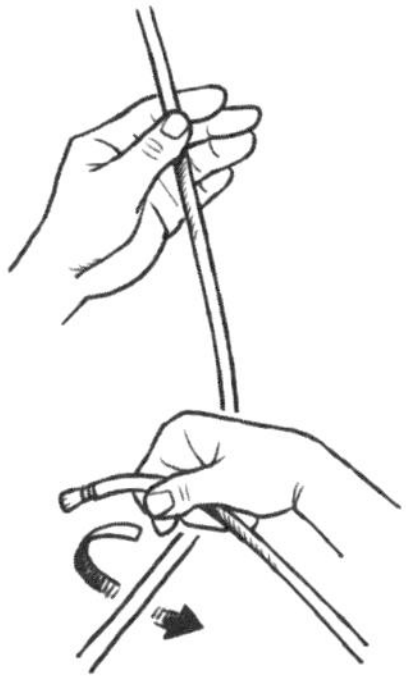

2 右手抓著繩索末端，從上方與左手的繩子交叉。

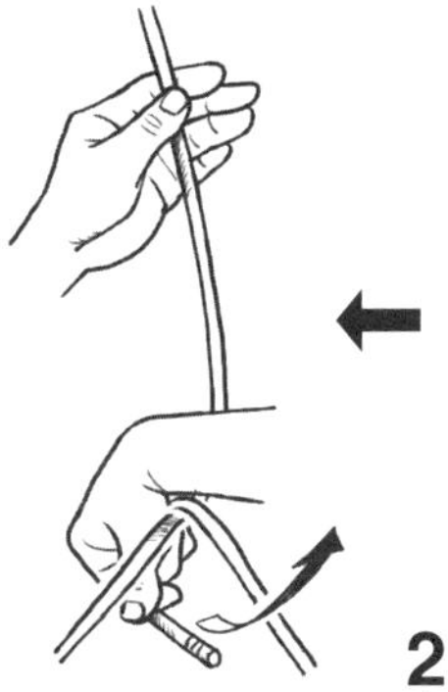

3 右手如圖由上往下繞過繩子，從內側翻出。

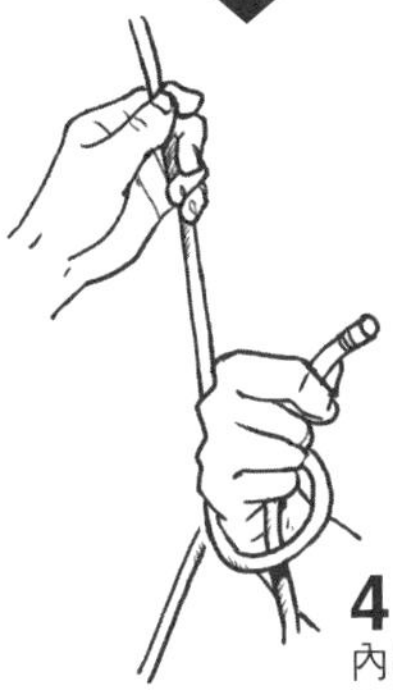

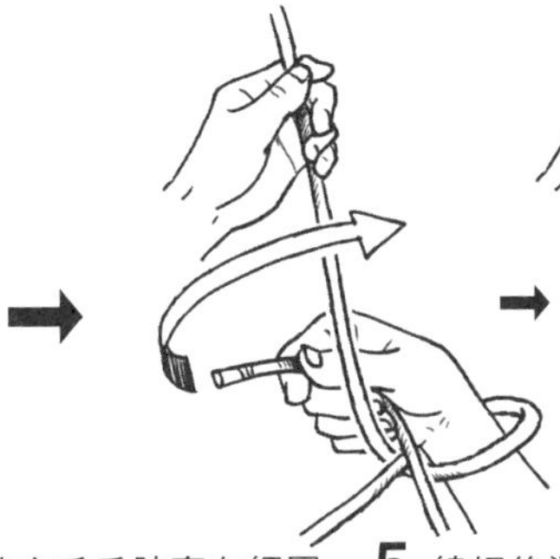

4 維持右手手腕套在繩圈內的狀態，繼續握著繩索末端如上圖的箭頭所示，繞著左手的繩子轉一圈。

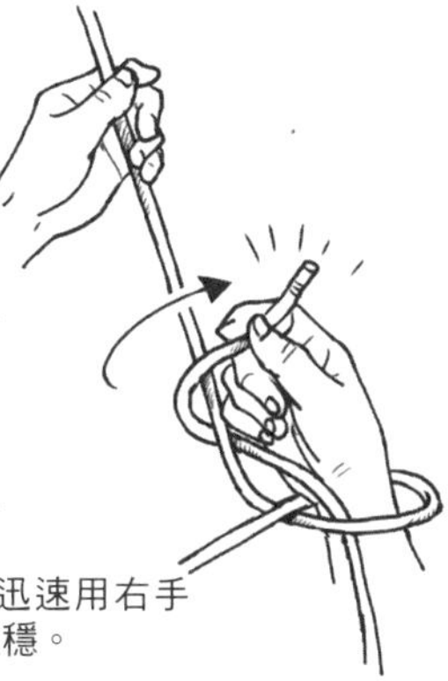

5 繞好後迅速用右手從另一邊抓穩。

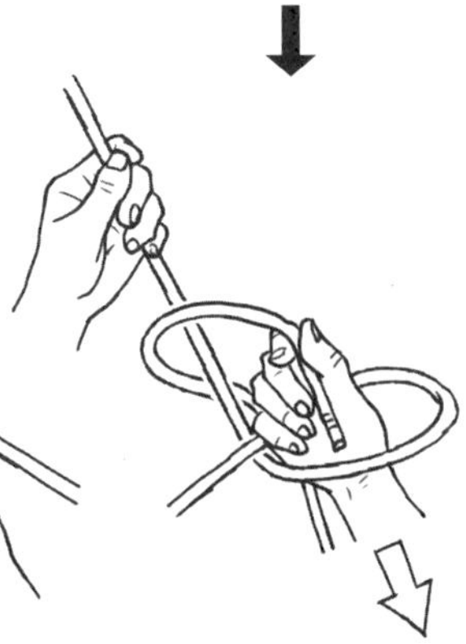

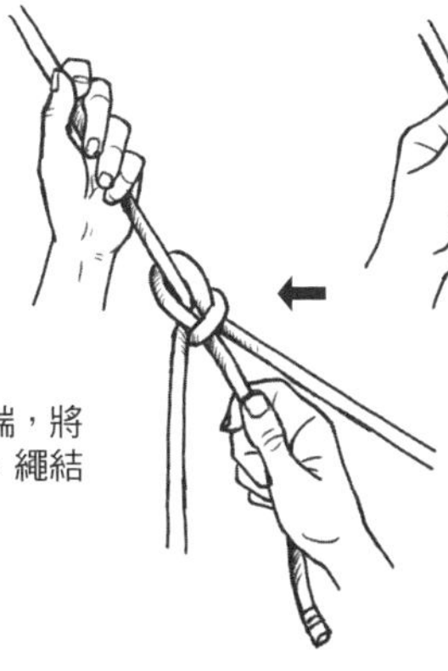

6 繼續抓著繩索末端，將右手從繩套內抽出，繩結就打好了！

⑥用繩索將兩根木頭綁在一起的繩結
—綑綁—

接下來要介紹的，是用木頭打造物品時十分有用的繩結。

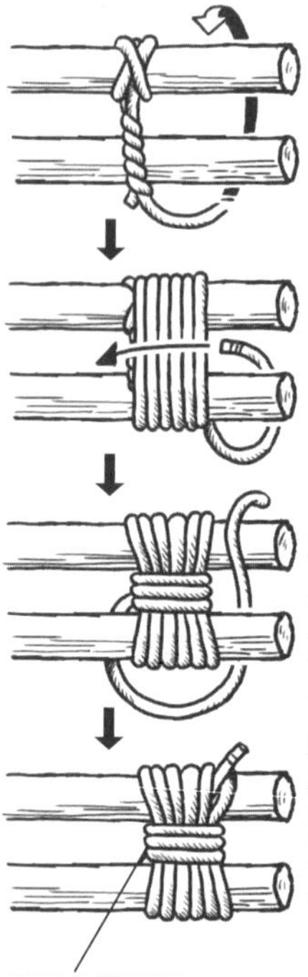

「雙套結」Clove hitch

使用繩子和圓木打造物品時，可在開始綑綁和結束時固定繩子的繩結。

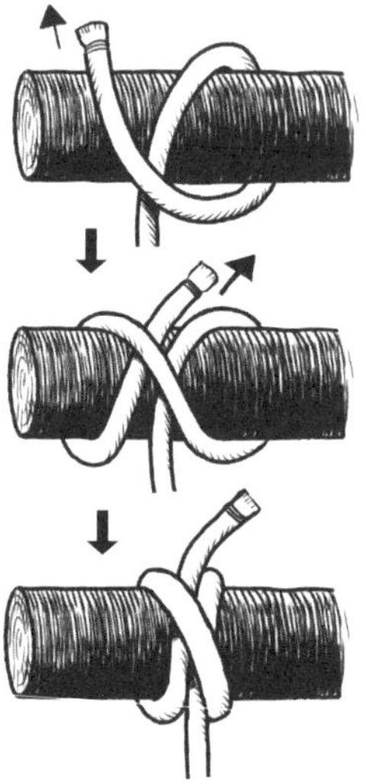

「剪立結」Sheer lashing：讓兩根木頭可向剪刀般開合

首先打一個雙套結，將多餘的繩尾纏在較長一端的繩子上。接著繞幾圈綁住兩根圓木，然後垂直從正中間綁住纏好的繩圈，最後再打一個雙套結收尾。

從正中間綁緊

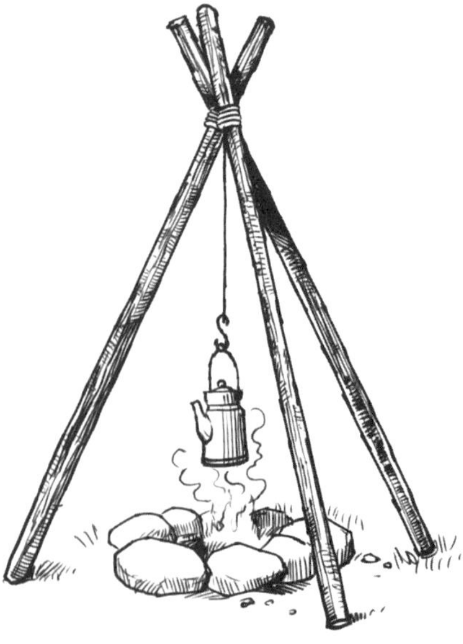

「剪立結」Sheer lashing：用三根木頭綁出三腳架

首先在中間的木頭上綁個雙套結，接著交錯在三根木頭上纏繞數圈後，分別把兩棍中間的繩圈綁緊就完成了。

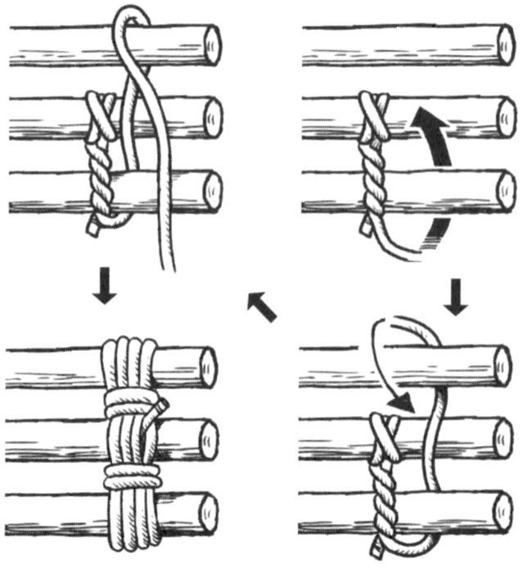

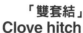

「方回結（十字架綁法）」Square lashing

用於固定十字交叉的圓木的繩結。用圓木搭建建築物時十分常用的「綑綁法」。請一定要練熟！

1 首先在作為柱子的圓木上打個「雙套結」（多餘的繩段纏在長端的繩子上）。

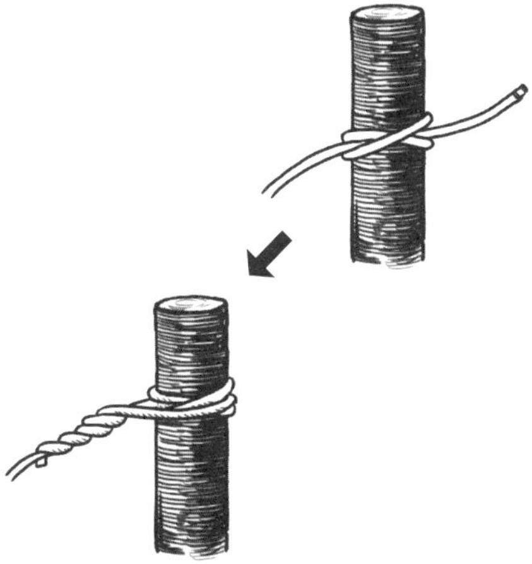

2 把要固定的圓木放在綁好的雙套結上，如圖所示用繩子纏緊。纏繞時每個地方都要用力固定，一邊拉緊一邊纏。

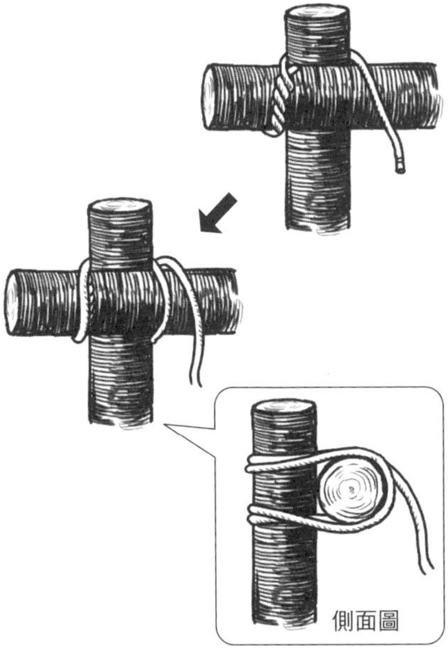

3 纏繞數圈後，接著再將圓木間的繩圈垂直綁緊。

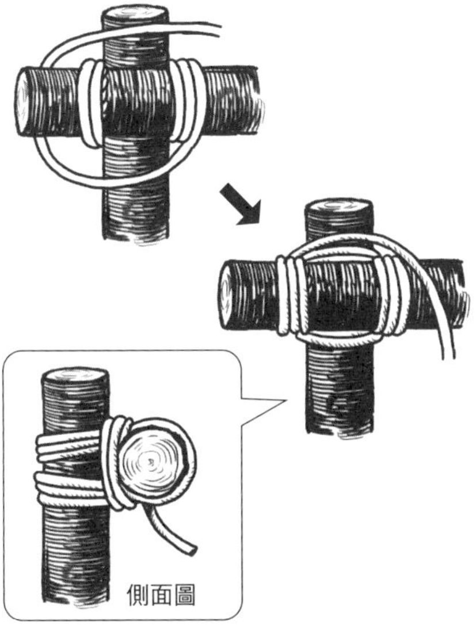

4 最後再綁個「雙套結」就大功告成了。

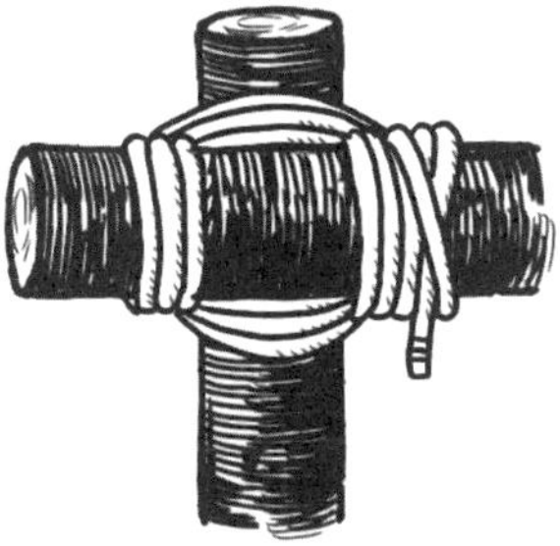

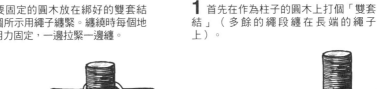

●「A形架」是一切的基礎

用「剪立結」和「方回結（十字架綁法）」做出的「A形架」，是小屋（掩體）、桌子、爐灶、床鋪等，各種野外生活必備用具或建築的基本結構。依照使用者的巧思，還可以有更多不同的應用方式唷！

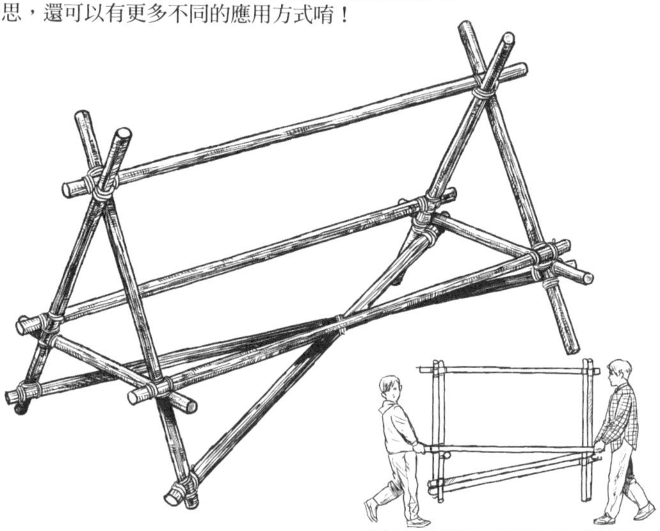

「直立式爐灶」只要兩個人就能搬動

●熟練用圓木搭建平面或平台時不可少的「籬笆結」！

製作桌子等必須將多條木棒平行固定在一根圓木上的時候，就要用到「籬笆結」。雖然只是用繩子交互纏繞圓木的簡單綁法，但要是沒有用力將圓木一根根綁緊的話，一不小心就會鬆開，務須注意。

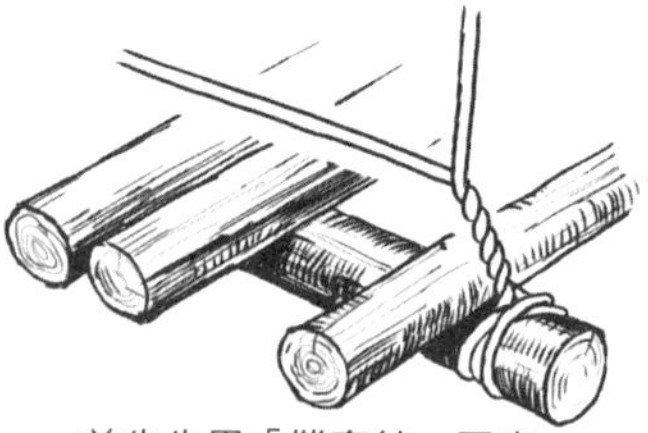

首先先用「雙套結」固定

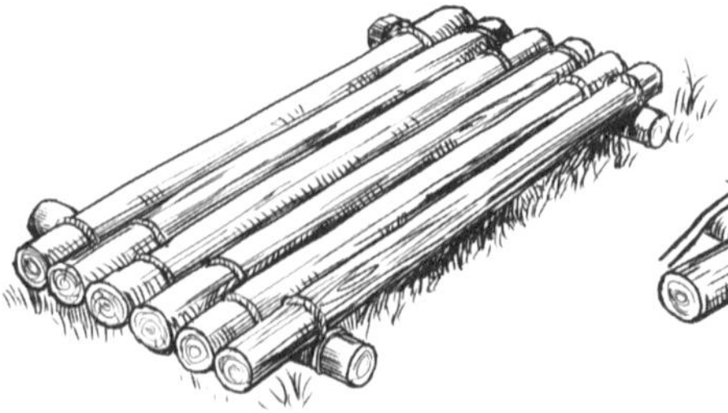

最後再用雙套結固定

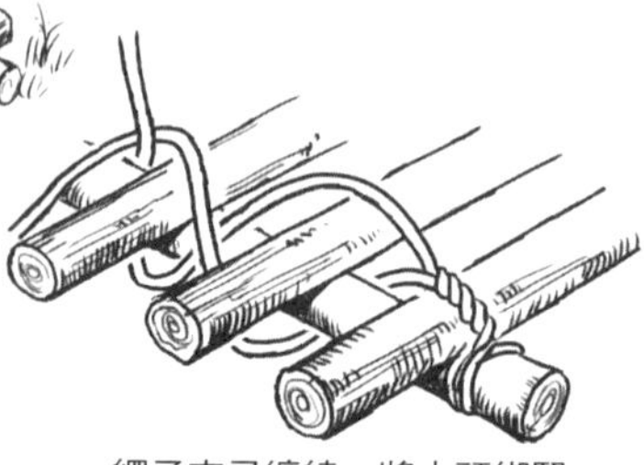

繩子交叉纏繞，將木頭綁緊

◎製作「直立式爐灶」

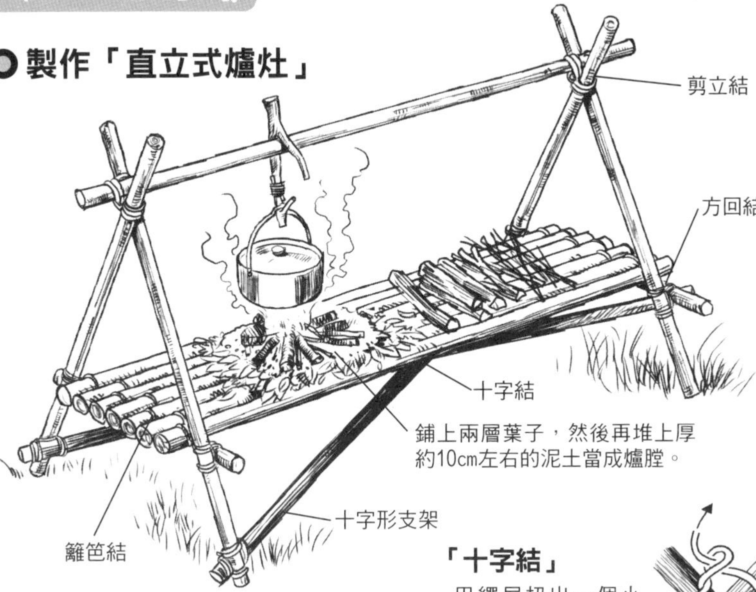
剪立結
方回結
十字結
鋪上兩層葉子，然後再堆上厚
約10cm左右的泥土當成爐膛。
十字形支架
籬笆結

「加上[十字]穩固結構！」

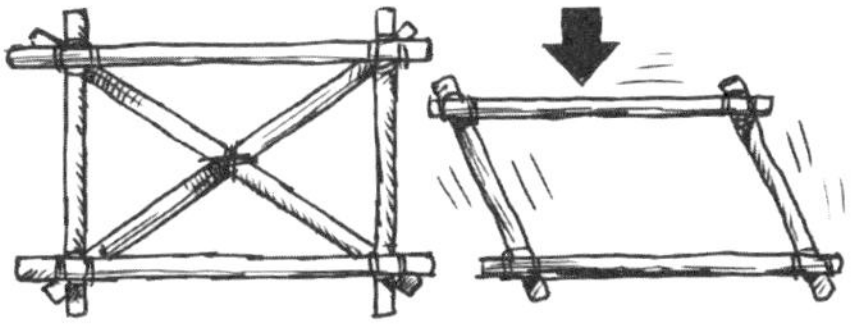

為結構物加上「十字」！
以圓木等材料組成的方型結構物很容易被壓垮，但只要在對角線上加上十字形的結構固定，就能讓整體結構變得堅固。

「十字結」

用繩尾扭出一個小圈，然後將另一端的繩尾穿過繩圈，開始纏繞。

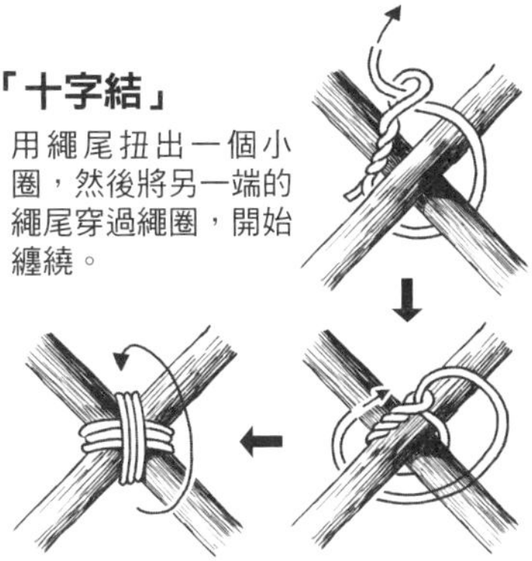

以十字形纏繞繩子，最後以雙套結固定。

請試著用兩組A形架打造一個「直立式爐灶」吧。

這種爐灶的優點，在於爐膛離地面有段高度，可以用跟家中廚房一樣的方式調理食物。還有，這種爐灶很容易移動，就算天氣突然發生變化也能繼續煮東西。此外，因為不是直接使用地面當成爐膛，所以對環境造成的不良影響也比較小。

製作直立式爐灶的重點，在於確實綁好繩結，以防料理時爐架突然垮掉；以及在爐膛下加入兩條「十字形支架」強化結構。

用A形架打造自帶座椅的桌子

將「直立式爐灶」左右的A形架改成稍微扁平的形狀，就可以做出一張附帶座椅的桌子。桌子（直立式爐灶的爐膛部分）的邊緣和充當椅子的圓木保留20～30cm的間隔，會更容易入座

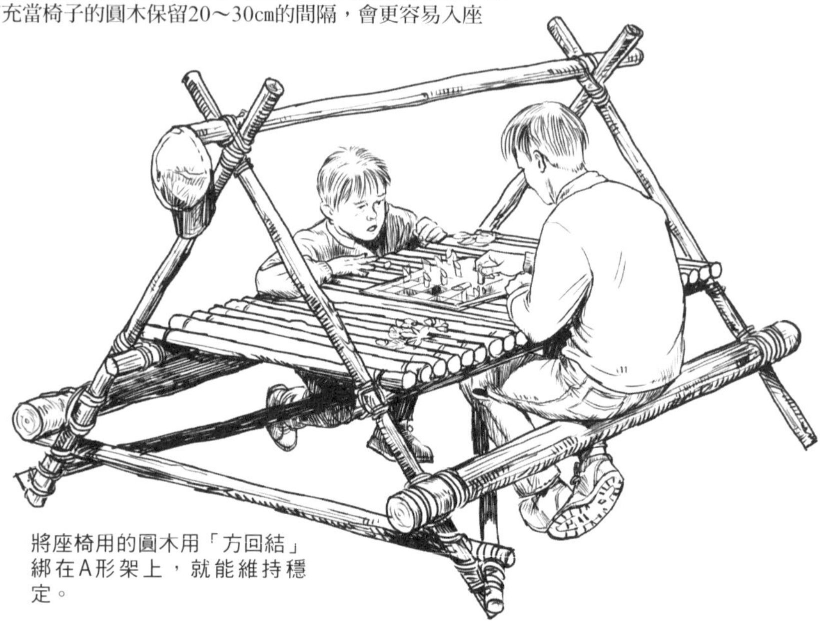

將座椅用的圓木用「方回結」綁在A形架上，就能維持穩定。

用A形架打造小屋（掩體）

將「直立式爐灶」用來製作爐膛的橫棒拿掉一邊，就是小屋（掩體）的基本結構。十字形支架也不需要，只要把支腳埋入地面下就足夠穩定了。屋頂和側面的牆壁則用樹枝和葉子、防水布來做。繩文時代的豎穴式住居基本上也是同樣的結構。

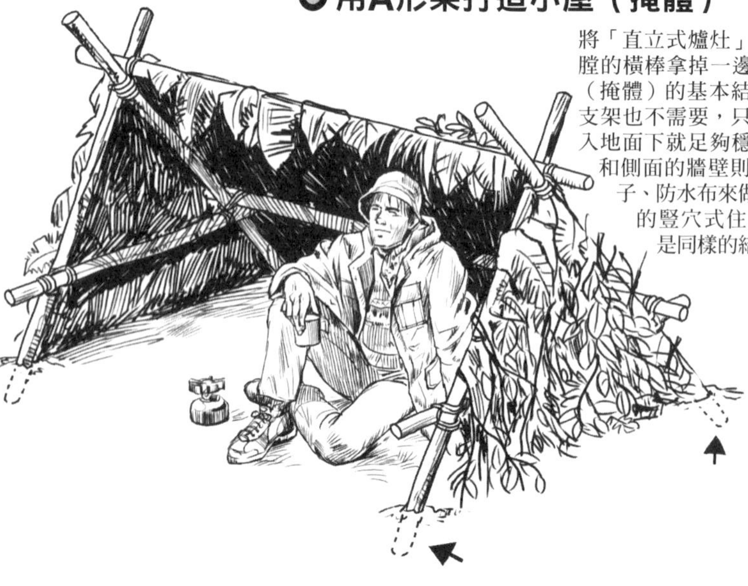

用A形架製作「特製床」

試著用A形架自己做一張床吧。因為是高架式的床，所以不用擔心蟲子或動物；而且還附有篷頂，即使下雨也能高枕無憂。完成後的形狀一如圖中所見，也能當成「直立式爐灶」使用喔！

「製作基本結構」

1 製作兩組A形架（不用橫棒）

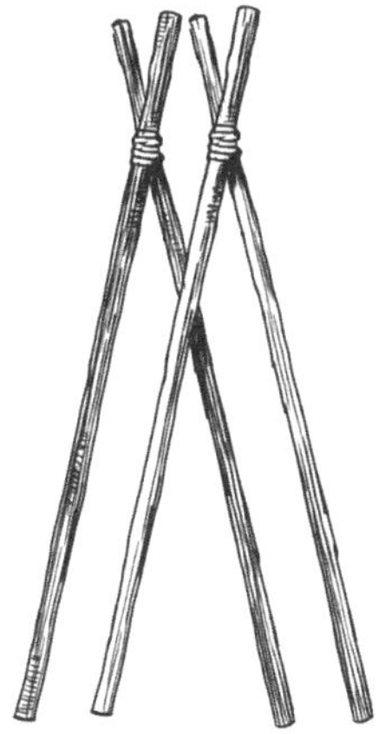

2 兩組A形架彼此相隔本身長度＋50cm，支腳埋入土中。在上方的V字形部分放上長竿，用繩子固定。

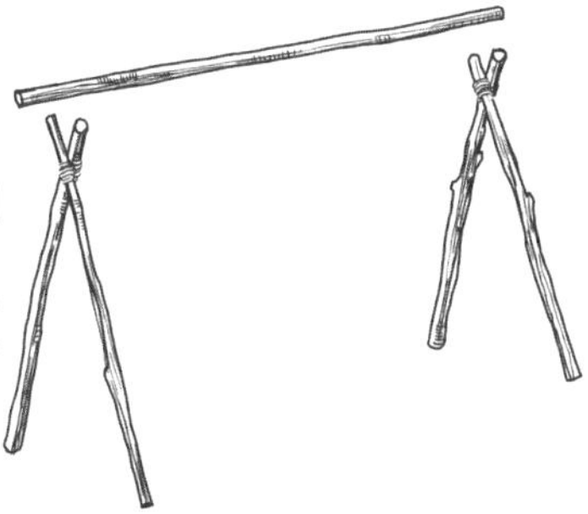

「製作床板」

3 用繩子和兩支長竿或圓木製作床板的部分。為了保持兩支竿子的間隔，可以先用細樹枝固定後再開始纏繩（也可以用防水布代替繩子）。

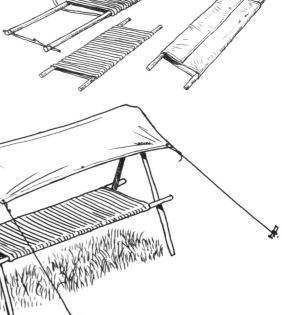

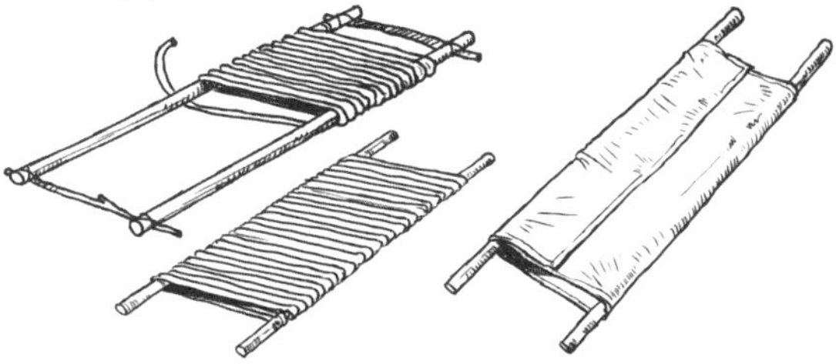

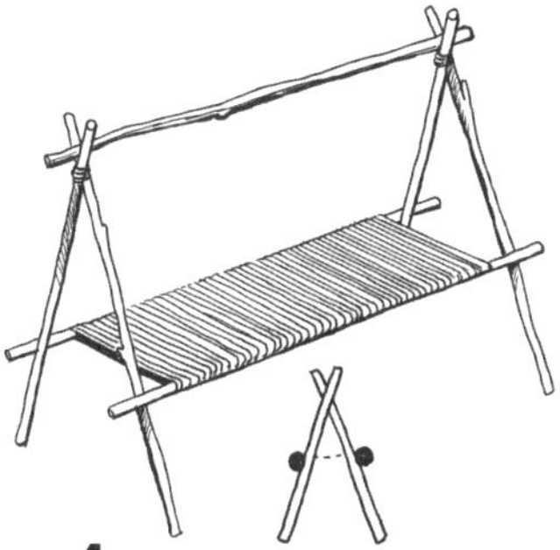

4 將3的床板放上2的兩組支架中間就大功告成了。由於床板兩端的竿子夾著A形架的外側，所以不用擔心床板滑下去。

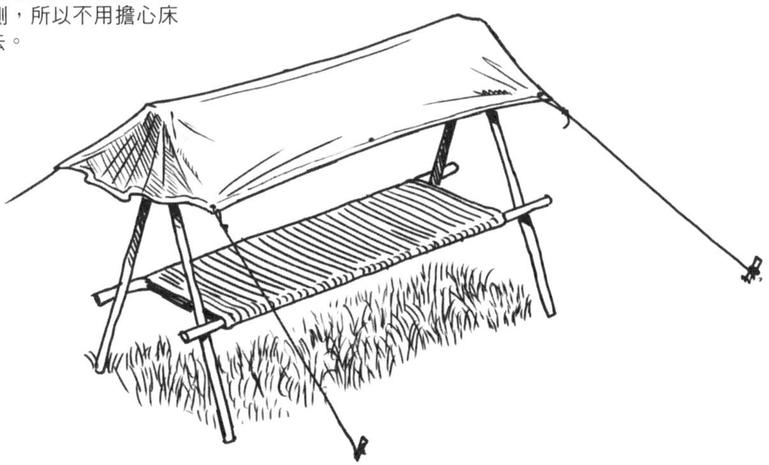

※再加上屋頂的話就完美了！

運用繩套

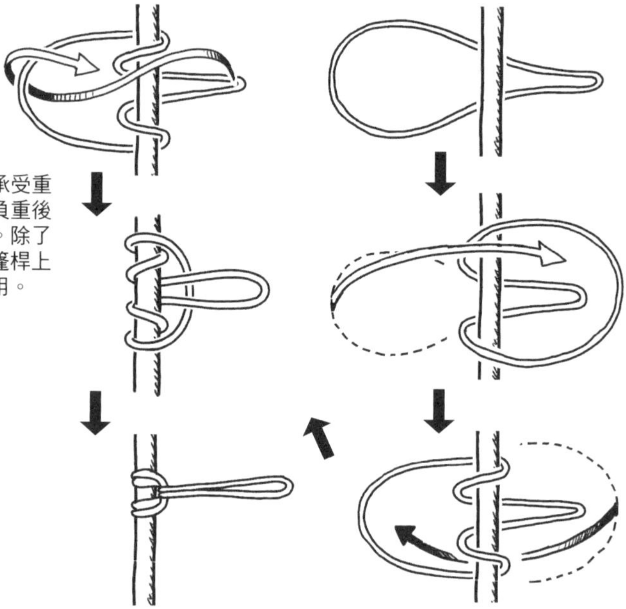

「普魯士抓結」

「普魯士抓結」是種承受重量時固定不動，鬆開負重後便可自由滑動的繩結。除了能用來將提燈吊在帳篷桿上外，也能如下圖般使用。

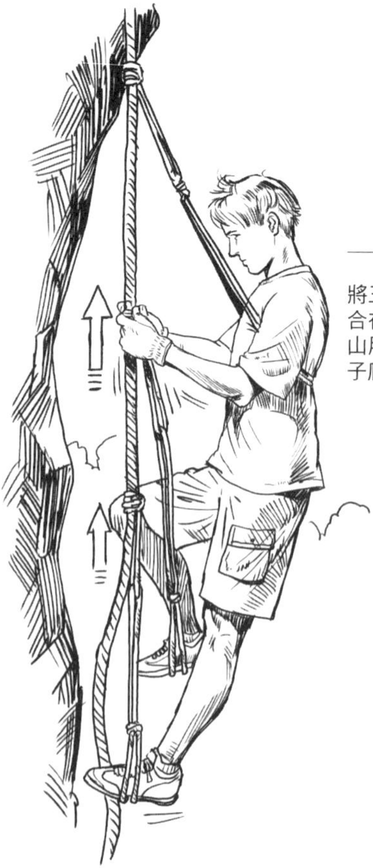

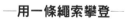

—用一條繩索攀登—

將三條繩套和一條垂直垂落的繩子結合在一起，就能做出一條可攀登的登山用繩索。無論再高的樹木都能一下子爬上去喔！

在垂落的繩子上綁上三條繩套，「最上面的繩套套在腋下」，「剩下兩條分別踩在左右腳下」，完成準備。攀爬的方法，是先將重心放在左右腳其中一腳（用重心腳和綁在腋下的繩套維持平衡），然後將非重心腳的繩結往上移。接著再換將重心移到另一隻腳，然後將腋下和原重心腳的繩結往上移。重複這個動作，就能一步一步爬上去。降落的時候，只要把三個繩結集中在一起，然後兩手抓住繩結、撐起身體，那麼就會自動往下降了（要戴好皮手套！）。

製作「繩梯」

準備兩條繩子（或是一條長繩），分放左右，然後在兩條繩子上各自打出數個槓桿結，再把木棒插入繩圈，就完成一個簡單的繩梯了。同樣的方法也可以用來製作鞦韆喔。

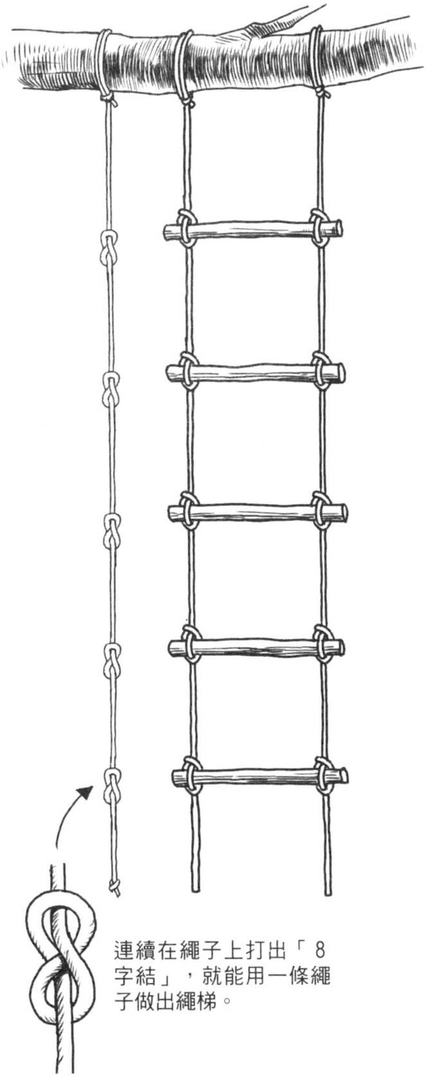

連續在繩子上打出「8字結」，就能用一條繩子做出繩梯。

「槓桿結」

一如其名，這是一種只要拉動繩子其中一端就能解開的繩結[註]。可以用來輕鬆地固定木棒類的物體；而抽掉棒子後馬上就能解開，是種很有趣的繩結。

註：槓桿結的日文寫作「ひきとけ結び」，即為「一拉就解」的意思。

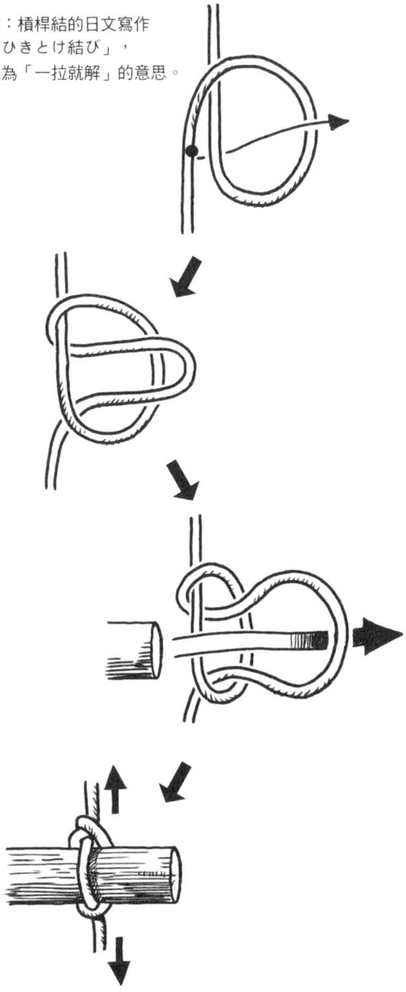

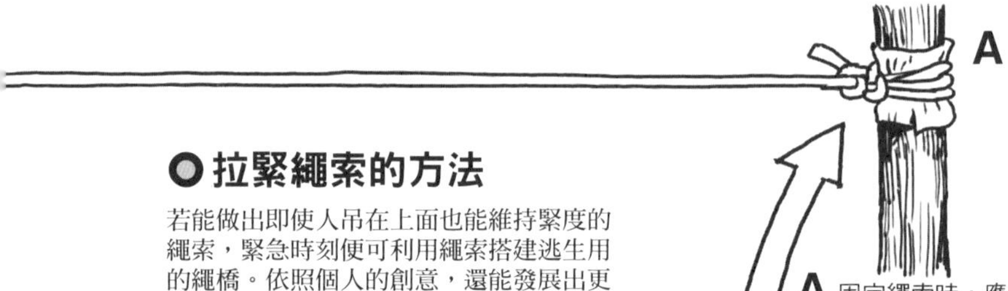

◎拉緊繩索的方法

若能做出即使人吊在上面也能維持緊度的繩索，緊急時刻便可利用繩索搭建逃生用的繩橋。依照個人的創意，還能發展出更多用途喔！

A 固定繩索時，應先打一個「雙套結」，然後再用「雙半結」固定

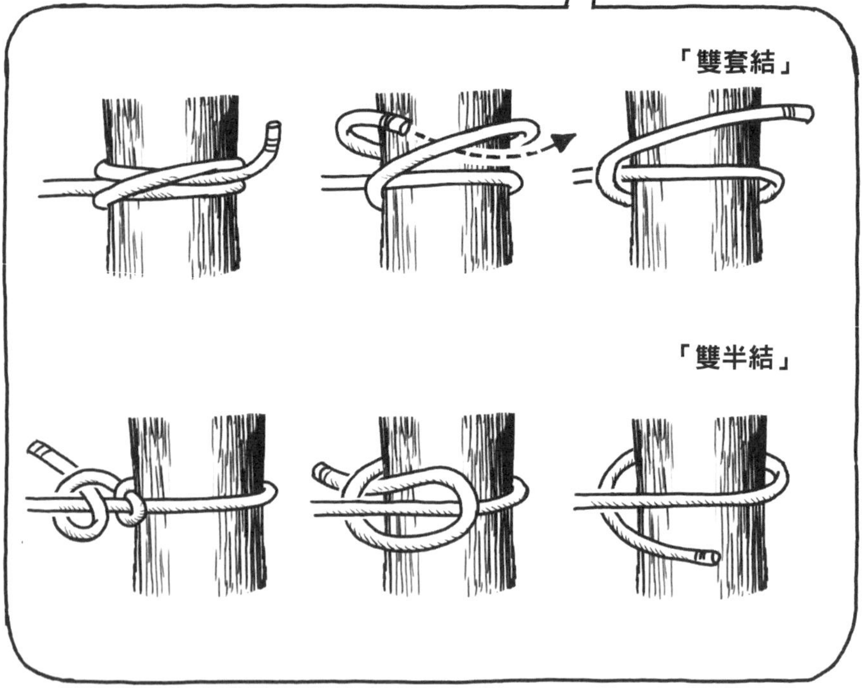

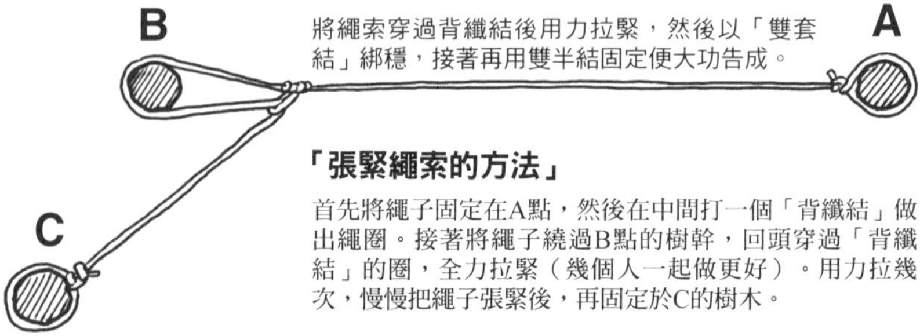

將繩索穿過背纖結後用力拉緊，然後以「雙套結」綁穩，接著再用雙半結固定便大功告成。

「張緊繩索的方法」

首先將繩子固定在A點，然後在中間打一個「背纖結」做出繩圈。接著將繩子繞過B點的樹幹，回頭穿過「背纖結」的圈，全力拉緊（幾個人一起做更好）。用力拉幾次，慢慢把繩子張緊後，再固定於C的樹木。

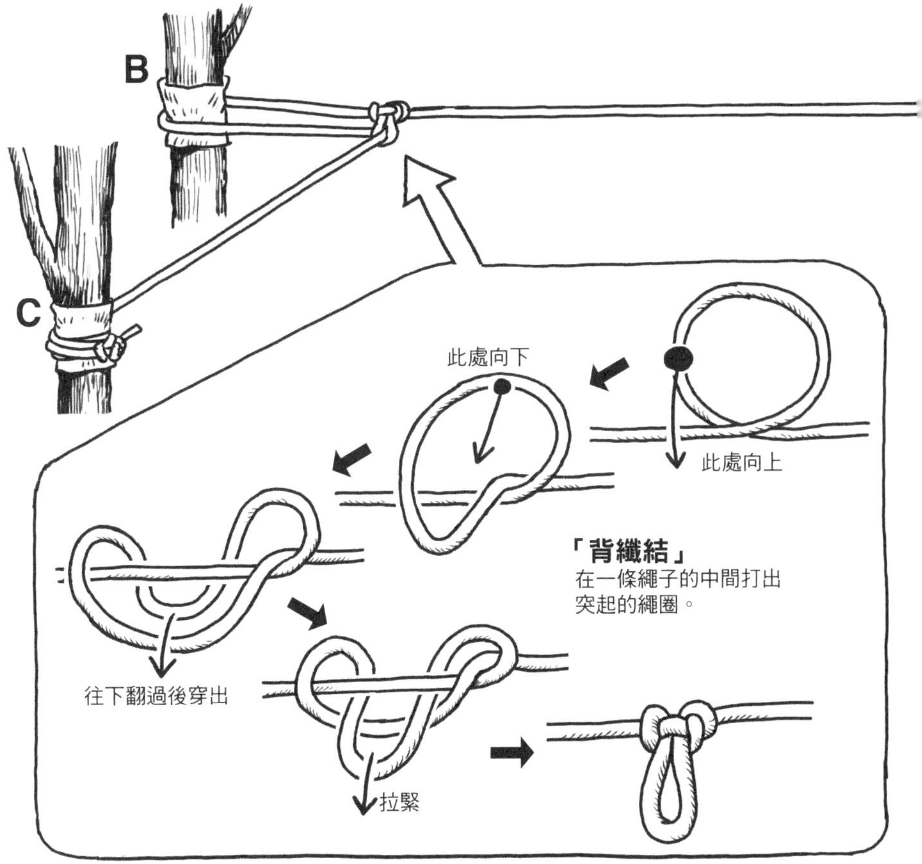
B
C
此處向下
此處向上
「背纖結」
在一條繩子的中間打出突起的繩圈。
往下翻過後穿出
拉緊

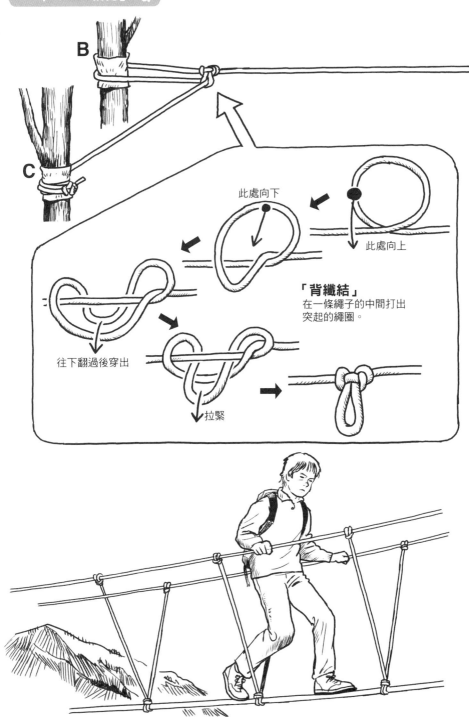

※繩子最好選用直徑10mm以上的編織繩。尼龍繩雖然也可短時間使用，但要小心尼龍繩很容易被拉長。如非緊急或關鍵時刻，應先在木頭上綁一條布，保護樹木。

方便下次使用的收繩方法
—發生萬一時可以馬上使用—

如果繩子纏得亂七八糟，或是打結解不開的話，關鍵的時候就無法派上用場。為了避免那種情形，讓我們一起來學習正確的「收繩」方式吧。

「水手結」（註）

1 用手掌和手肘將繩子綑成圈。

註：此處介紹的是日本的水手結，與中文所稱之水手結不同。

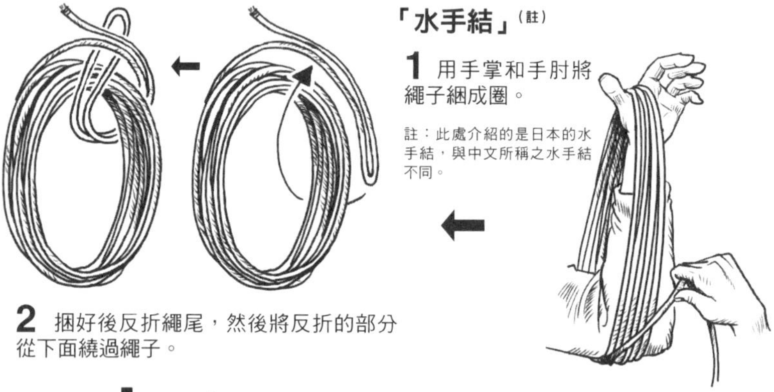

2 捆好後反折繩尾，然後將反折的部分從下面繞過繩子。

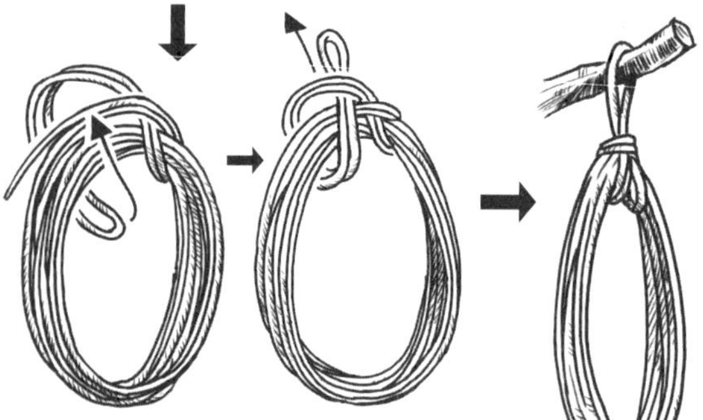

3 然後再繞一次

4 如圖中的方式將繩段從內側繞出後就完成了。繞出的繩段可當成吊環。

「茄結／蝦結」

只要拉動下方繩圈中的兩條繩尾，就能一口氣解開；是童軍經常使用的收繩方法。

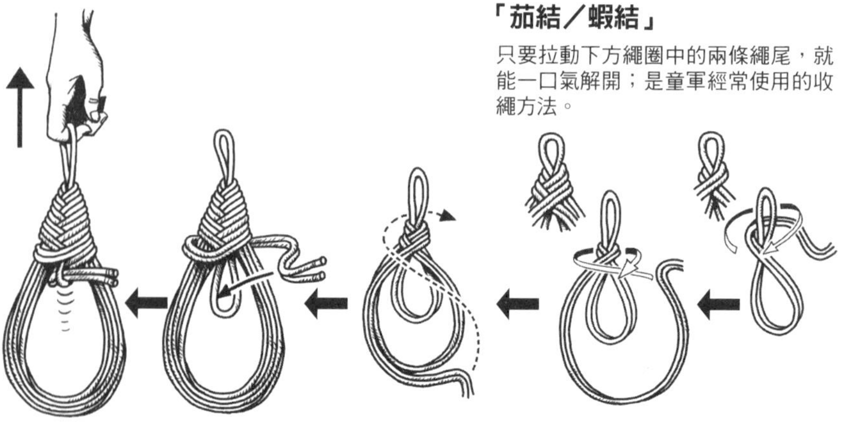

Chapter.5

覓食

為了維繫活下去的希望

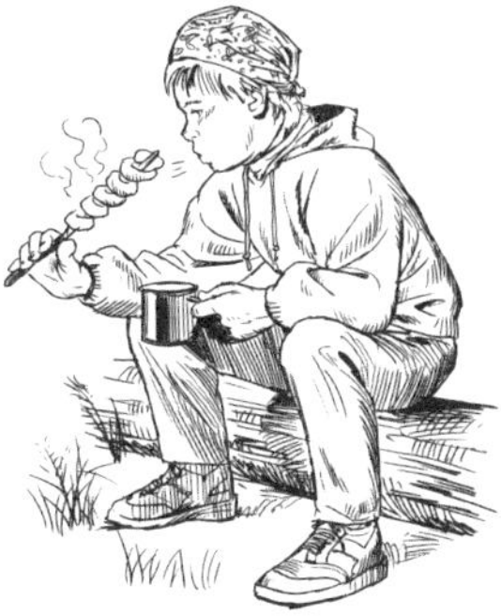

沒有「爐灶」就無法進行炊事

在野外用木頭或樹枝燒柴進行炊事時，絕不能沒有「爐灶」。爐灶可以用石頭或木頭搭建，或是在地上挖個洞代替。只要注意以下三點，就能避免失敗，有效率地做好爐灶。

保留足夠的空間讓柴薪可以充分燃燒，但也不要造得太大（要是造得太大，反而需要大量木柴才能燃燒，沒有效率）。

將烹調工具製作成可以水平放置的形狀。

讓空氣可以充分進入爐灶，同時可以盡快排出廢煙。

爐灶最基本的形式，就是用石頭圍住三面的「三面型」爐灶。也就是找幾塊相同大小的石頭，簡單排成「ㄈ」字形；或是用一塊較高的石頭當作爐背，然後把石頭疊在左右。

如果附近找不到大的石頭，則可挖土製作壕溝型的爐灶。這種爐灶的製作重點，是依風向決定灶口的方向。不過這種灶非常怕下雨，而且會對環境造成很大的衝擊，如非緊急或關鍵時刻最好不要使用。

搭建炊事用的基本型「爐灶」

用石頭搭建

最基本的石製爐灶，就是用石頭圍住爐火三面的「三面型」。盡量選擇大顆的石頭，然後在爐火周圍排成匚字形即可搭建。另外，雖然其實每種爐灶都有這問題，搭建三面型爐灶時請務必考慮風向，讓空氣可以流入灶口！

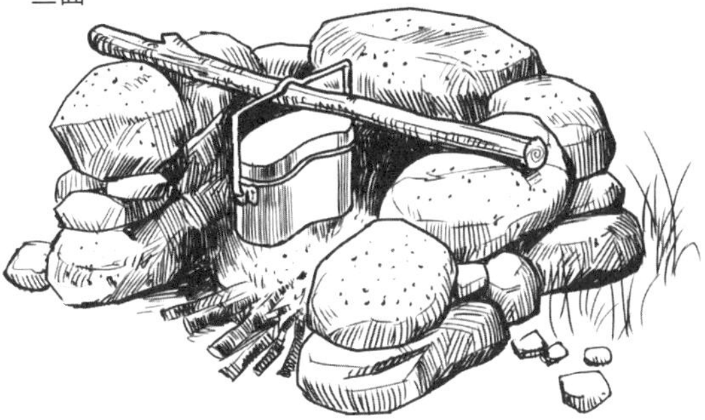

挖土

在地面挖個洞，然後用挖出來的土圍住爐火、製作爐壁。灶口向爐火中央微微傾斜，可增加空氣的流通。

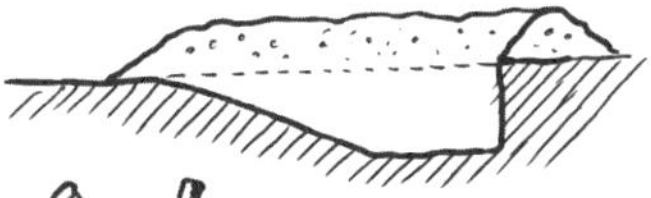

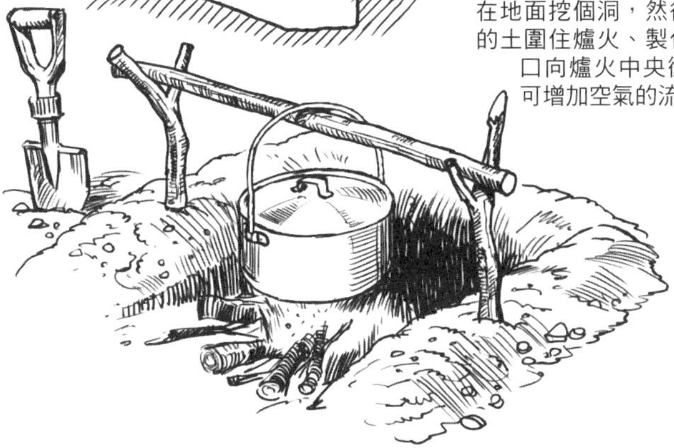

用倒木搭建

找一根粗木充當爐背，將石頭或樹枝疊在爐火左右。

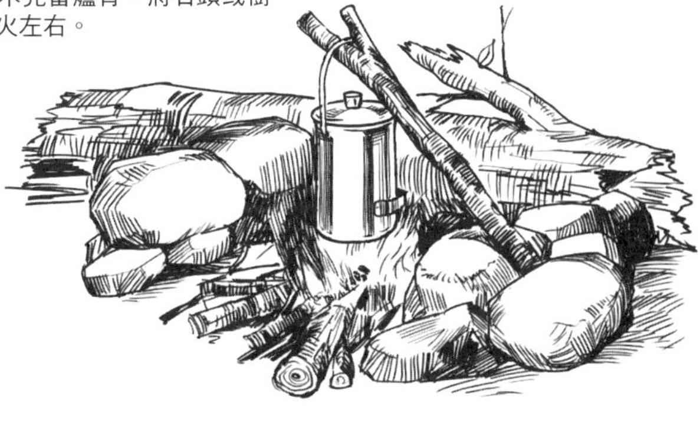

◎用空罐和報紙煮飯！

材料：空鋁罐兩個（350ml大小，當作鍋釜的可用飲料茶罐）、一天份的早報報紙、米一杯少許、火柴、手套、開罐器、美工刀、鑿子、鋁箔紙、麥克筆、小石頭

「洗米和製作鍋釜、爐灶」

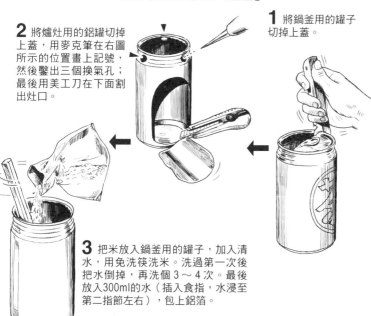

1 將鍋釜用的罐子切掉上蓋。

2 將爐灶用的鋁罐切掉上蓋，用麥克筆在右圖所示的位置畫上記號，然後鑿出三個換氣孔；最後用美工刀在下面割出灶口。

3 把米放入鍋釜用的罐子，加入清水，用免洗筷洗米。洗過第一次後把水倒掉，再洗個3～4次。最後放入300ml的水（插入食指，水浸至第二指節左右），包上鋁箔。

本節將介紹如何用空罐製作鍋子和爐灶、用報紙當燃料炊飯的「覓食」技巧。

將報紙捲成一疊不間斷地放入爐灶燃燒，然後有耐心地慢慢熬煮，就是這種用空罐炊飯的訣竅。

因為材料都是唾手可得的東西，故災難發生時非常實用。不過這種方法最好只在手邊沒有任何煮飯用的鍋碗瓢盆時使用！

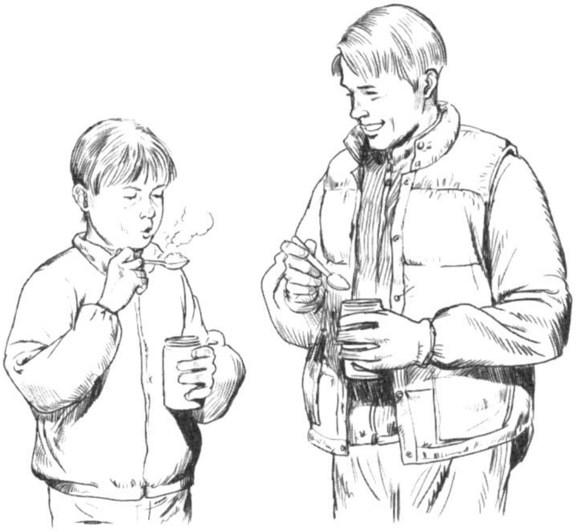

「用報紙製作柴薪」

4 將報紙裁成約$\frac{1}{8}$的大小，捲成細細的棒狀，製成報紙柴（整份早報的量）。

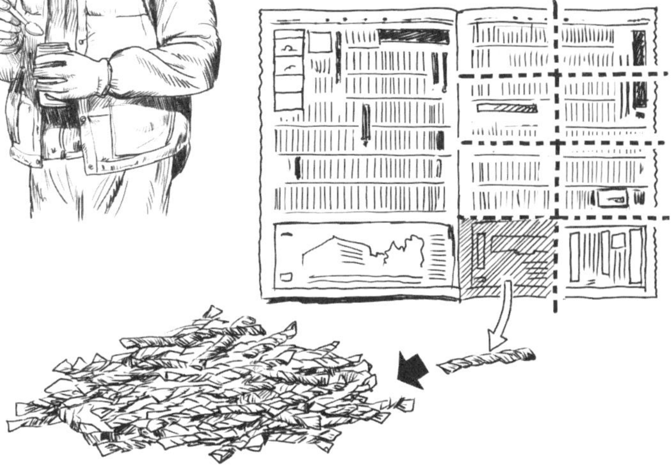

「炊飯」

5 將步驟 3 的鍋釜用罐子放在爐灶罐上，然後用小石頭壓住鋁箔蓋將報紙柴放入下方的灶口，點燃爐火。

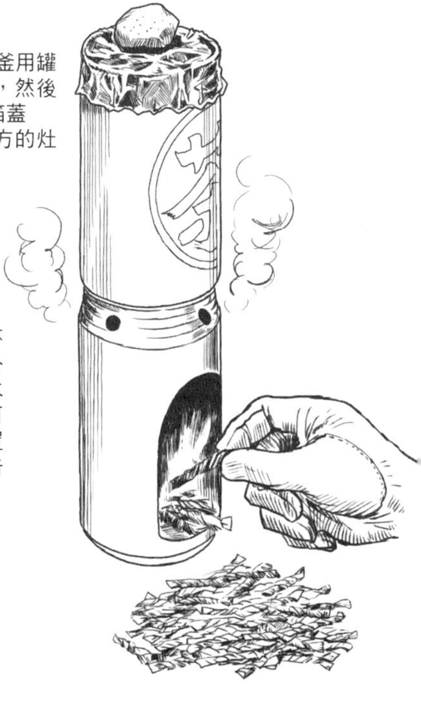

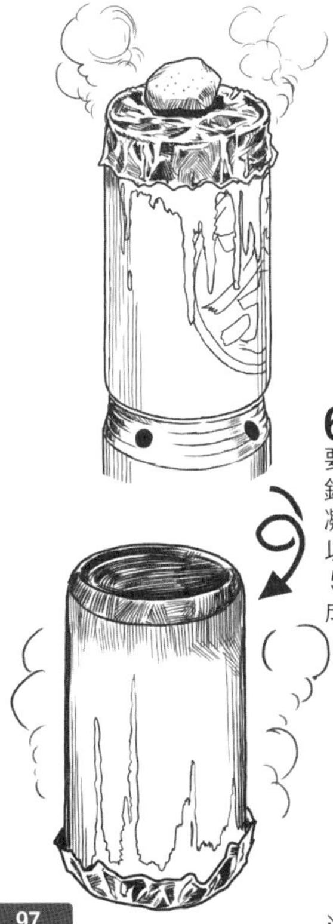

6 不間斷地放入柴薪，不要讓爐火熄滅，燒上30分鐘左右。等到溢出來的水凝固在罐身上就差不多可以了。最後再把罐子倒置 5 分鐘蒸一下，就大功告成了。

※如果成功用一份早報的量煮好飯的話，下次可改用晚報挑戰看看！

●「BBQ」，燒烤是料理的原點！

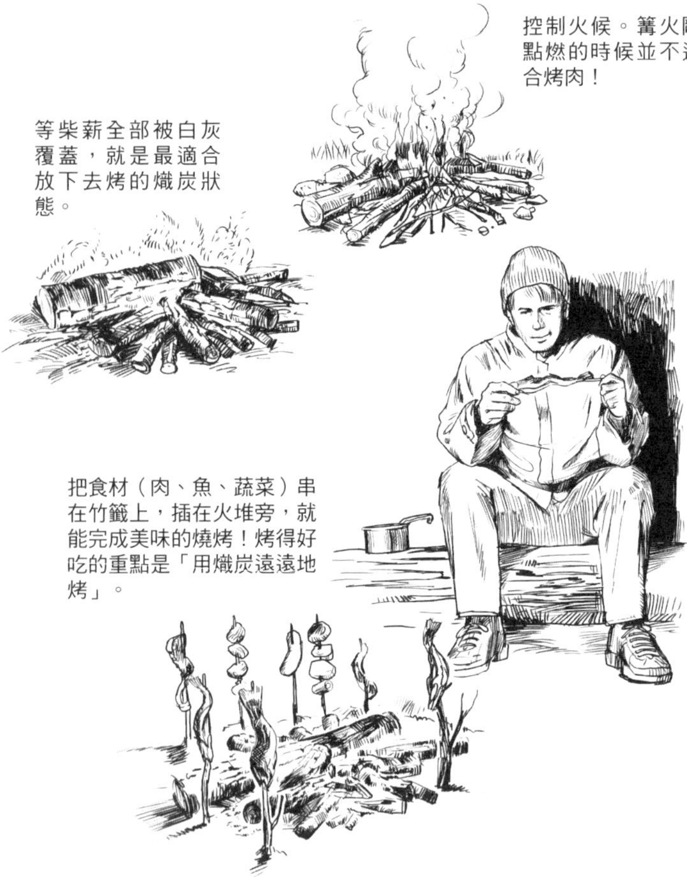
控制火候。篝火剛點燃的時候並不適合烤肉！
等柴薪全部被白灰覆蓋，就是最適合放下去烤的熾炭狀態。
把食材（肉、魚、蔬菜）串在竹籤上，插在火堆旁，就能完成美味的燒烤！烤得好吃的重點是「用熾炭遠遠地烤」。

即使沒有鍋釜等烹調工具，照樣可以做出一道料理。事實上，有種方法只需要一根竹籤，就能完成美味的料理。那就是直接用篝火烤魚或肉的「燒烤料理」（BBQ）。

製作美味燒烤的訣竅，就在於控制火候。不讓篝火燒得太旺，等燃燒的木柴表面全被白灰覆蓋，進入「熾炭（燒紅）」的狀態後再下去烤的話，就不會發生「外部焦黑，內部沒熟」的失敗情形。火的狀態和烤火的距離，就是完美燒烤的關鍵！

用竹子調理食物的方法

竹子可以製作各式各樣的東西，是十分優秀的素材。當然，也能當成料理的工具。其中最常見的用法就是當成燒烤用的竹籤，但這裡要介紹的是用竹筒當蒸具煮飯的方法。

「用竹子煮香菇飯」

材料：直徑５～６cm、長50cm，留下一段竹節的竹子（切口到竹節的長度約30cm）。竹節以下的部位斜切成尖銳狀，方便插入土中。另外再準備白米、鴻喜菇或香菇等菇類、適量的醬油、以及鋁箔紙。

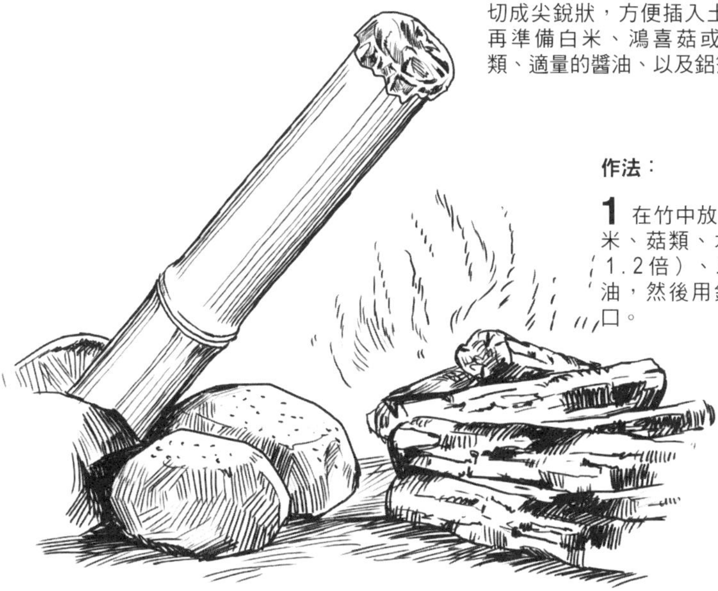

作法：

1 在竹中放入洗好的白米、菇類、水（約米的1.2倍）、以及少許醬油，然後用鋁箔包住竹口。

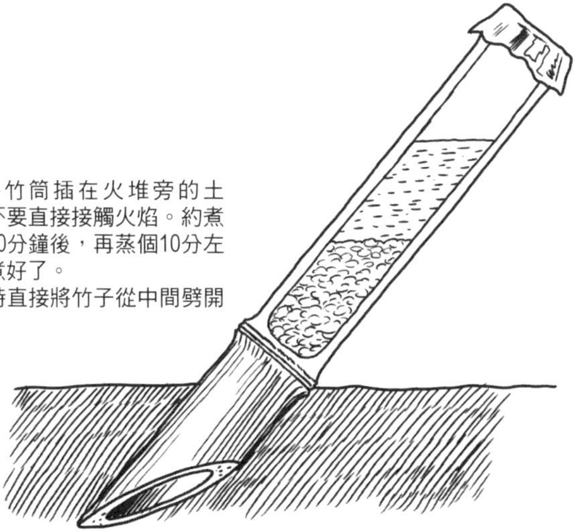

2 將竹筒插在火堆旁的土中，不要直接接觸火焰。約煮20～30分鐘後，再蒸個10分左右就煮好了。
食用時直接將竹子從中間劈開即可！

◉用石頭調理食物的方法

「石烤法」

用石頭進行料理的方法中，最常見的就是石烤。市面上有販售專門用來石烤的石頭，或者到河邊也可以找到適合石烤的扁平石塊。烹調的方式十分簡單，只要把石頭放在篝火上，再直接把食材放在石頭上烤即可。不論烤什麼都很好吃。在石頭上抹一圈味噌，然後一邊慢慢拌入味噌一邊烤的話，更是人間美味！

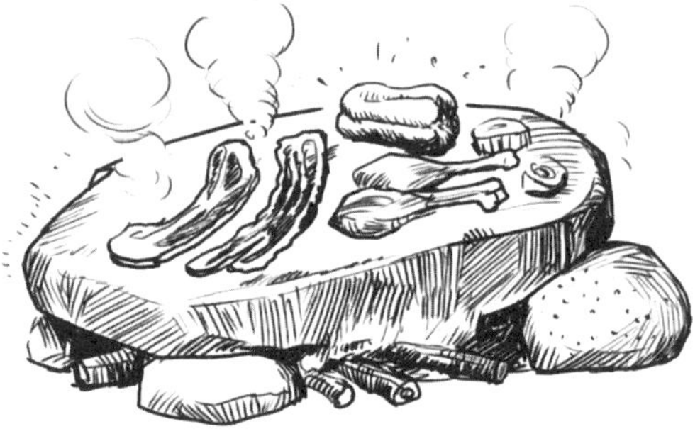

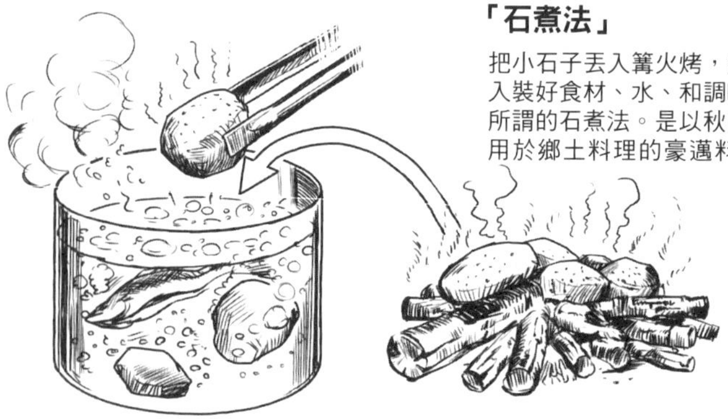

「石煮法」

把小石子丟入篝火烤，然後再把滾燙的石頭丟入裝好食材、水、和調味料的鍋中沸騰，就是所謂的石煮法。是以秋田為首的日本各地，常用於鄉土料理的豪邁料理方式。操作時盡量在篝火內多丟點小石頭，然後只挑沒有破裂的來用。應用同樣的方法，把燒紅的大石丟入裝滿水的汽油桶中，就能泡個熱水澡囉！

「天然石鍋料理法」

配合用作鍋蓋的鐵板，在地上挖個相同大小的坑洞；接著在坑洞鋪滿小石頭，就是一個天然的石鍋了。雖然直覺上坑洞挖得愈大愈好，但考慮到熱傳導的效率，小一點反而更合適。

然後在洞中生火，燒到「熾炭」（柴薪完全燃燒，表面變成灰白）的狀態後挖出柴火，放入食材，蓋上鐵板。接著再把挖出來的柴火放在鐵板上，就準備完成了。其熱度可以烤熟一整隻雞或肉塊，甚至是披薩喔！

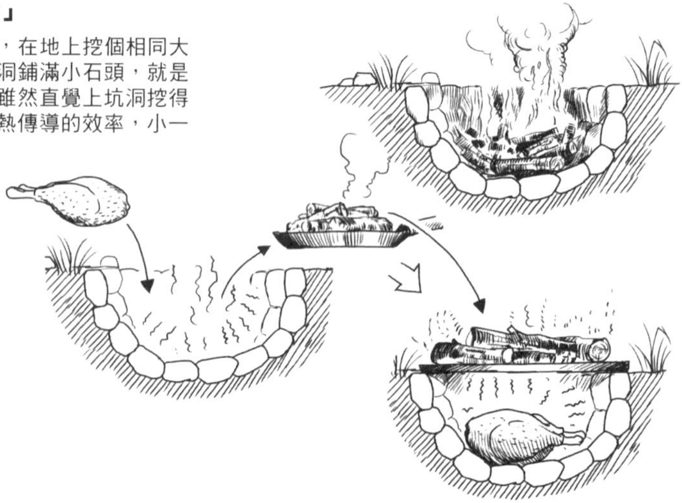

用篝火和輻射熱烤箱料理食物的方法

反光板料理法是一種運用篝火，不僅不易失敗，而且意外地簡單，還可以做出好吃食物的烹調方法。

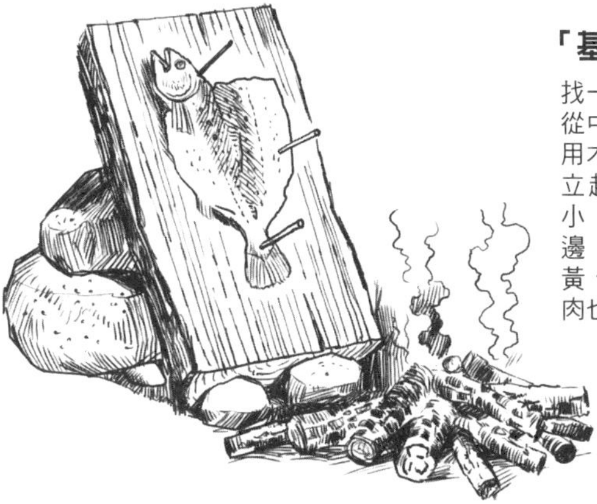

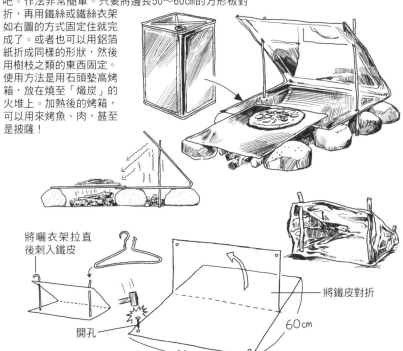

「基本的輻射熱料理法」

找一塊厚木板或圓木對半劈開，然後將魚從中切開（稍微撒點鹽），放在木板上，用木籤或竹籤固定住。然後用石頭或木樁立起木板，放在燒至「熾炭」（火焰變小，柴火燃燒至表面灰白的狀態）的火堆邊，用「遠火」去烤。烤到魚肉表面焦黃、內裡柔軟的狀態。不只烤魚，用來烤肉也很好吃！

「製作輻射熱烤箱烹調食物」

接著讓我們應用前面介紹的基本方法，準備一塊鐵皮、醬油罐、或鋁箔紙，製作反光烤箱來料理食物吧。作法非常簡單。只要將邊長50～60cm的方形板對折，再用鐵絲或鐵絲衣架如右圖的方式固定住就完成了。或者也可以用鋁箔紙折成同樣的形狀，然後用樹枝之類的東西固定。使用方法是用石頭墊高烤箱，放在燒至「熾炭」的火堆上。加熱後的烤箱，可以用來烤魚、肉，甚至是披薩！

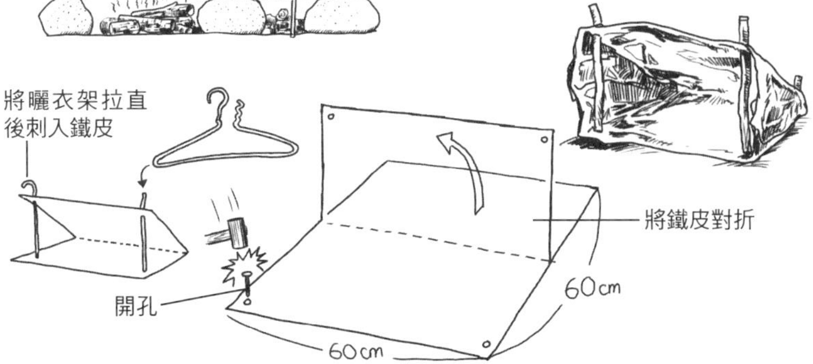
將曬衣架拉直
後刺入鐵皮
開孔
將鐵皮對折
60cm
60cm

用鋁箔紙烹調食物的方法

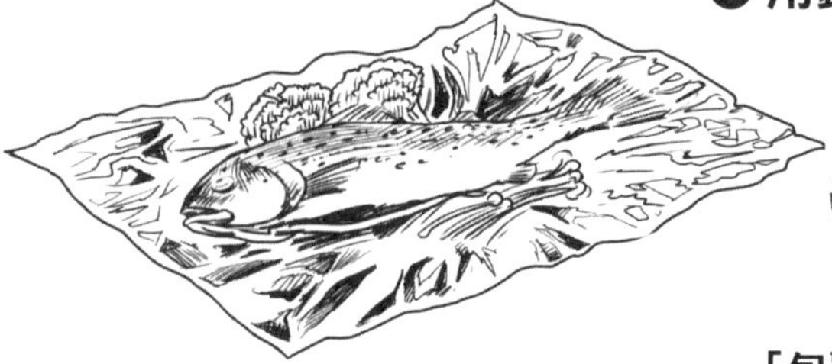

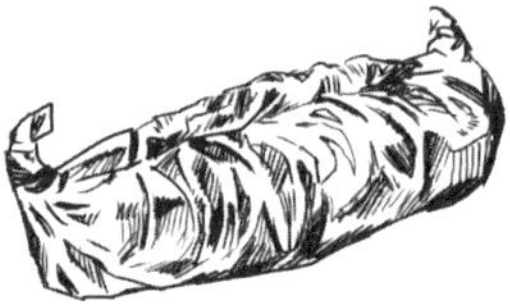

「包覆調理」

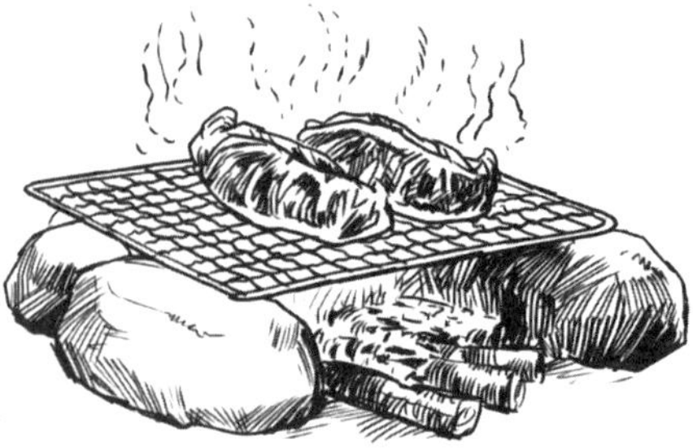

在用鋁箔紙烹調的方法中最代表性的一種。從肉、魚、薯類到蔬菜，什麼都可以煮；瓦斯爐和烤箱自不用說，也很適合用炭火和篝火等熱源烹調。總而言之，只要「包起來加熱」就可以了。先用第一片鋁箔緊緊包住食物，然後再包上第二片弄皺的鋁箔，就能避免只有表面焦掉、裡面沒熟的窘境，做出美味的料理。

「用鋁箔紙製作煎鍋」

找一根Y字型的樹枝，然後包上鋁箔紙，就是一個簡易的煎鍋。雖然無法用來油炸和水煮，但其他可用煎鍋處理的料理（煎、蒸、炒等等）幾乎都能做喔！

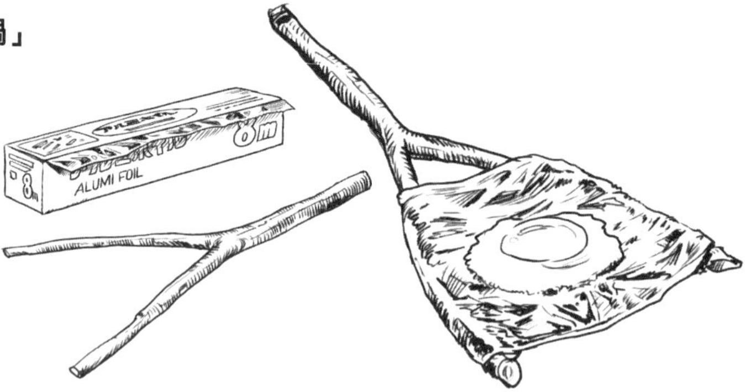

「用鋁箔紙製作鍋子」

將鋁箔鋪在金屬篩網等中央凹陷的東西上，就能做出一個鍋子。此外也可以用生鏽的舊空罐製作！

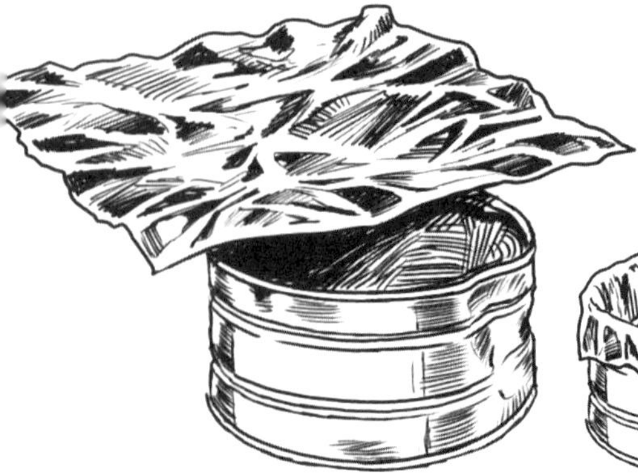

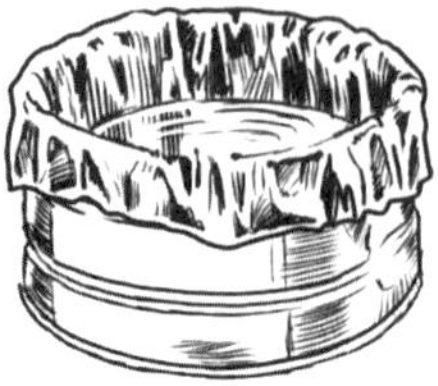

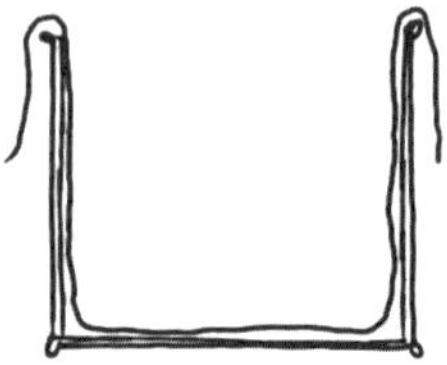

不用鍋釜就能「炊飯」的方法！

雖然有米和水，但是卻生不出任何能用來烹調的工具時，可以派上用場的「炊飯」方法。此料理法的重點，是讓白米充分吸收水分。

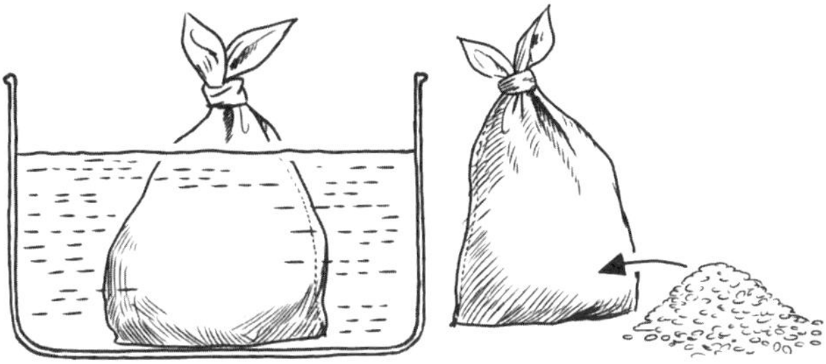

1 將米放入布袋或上衣等袋狀的東西內，放置半天到一晚，讓米粒吸收水分。

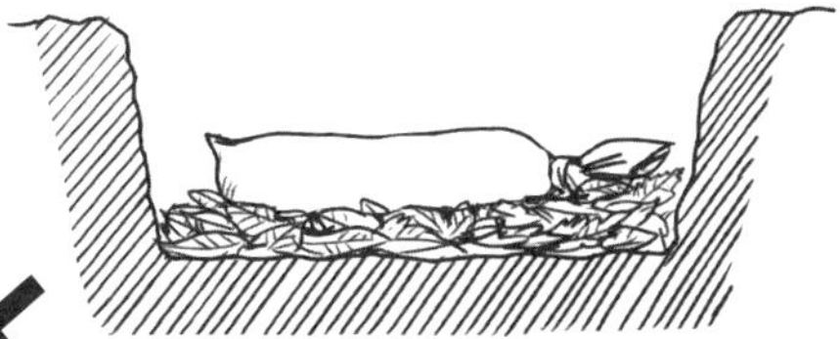

2 在地上挖個洞，下面鋪上小石頭或葉子，將步驟 1 的米連袋子在洞內放平。

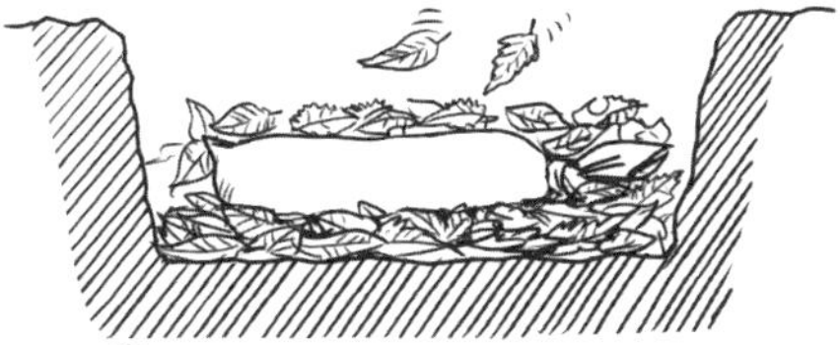

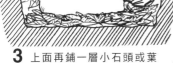

3 上面再鋪一層小石頭或葉子。

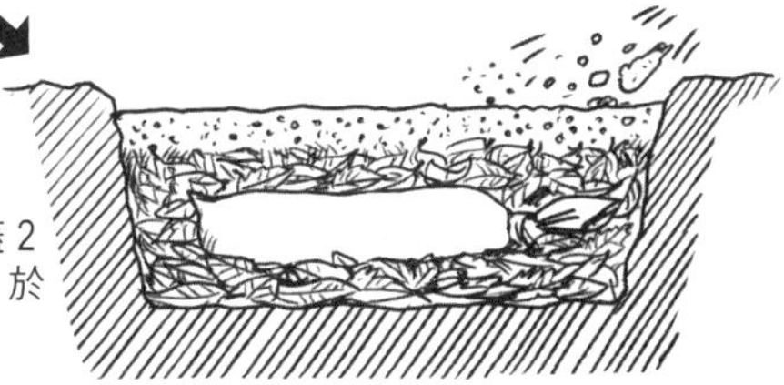

4 然後再在上面覆蓋 2 ～ 3 cm後的土層後，於土上生火。

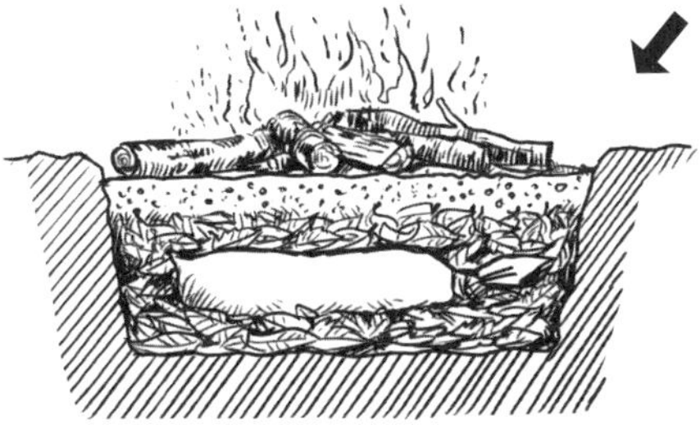

5 點燃篝火，燒個20～30分鐘就可以了（可以從篝火和土堆有無微微凸起，或是是否飄出飯香來判斷）。最後小心地把袋子挖出來，別讓泥土跑進飯裡！

製作簡易太陽能加熱器，製作「太陽能料理」！

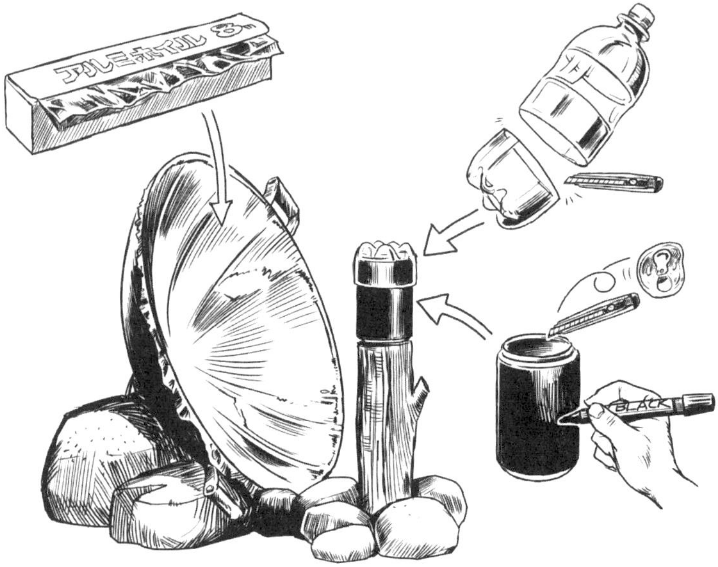

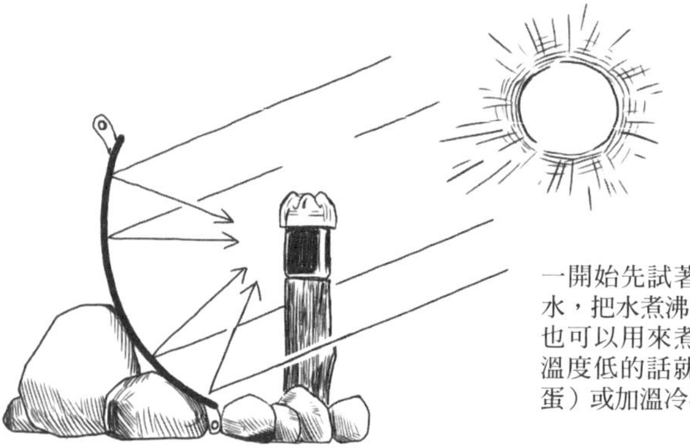

一開始先試著在罐子裡裝水，把水煮沸吧。
也可以用來煮水煮蛋（若溫度低的話就會變成溫泉蛋）或加溫冷凍食品！

「製作中華鍋加熱器」

利用中華鍋的凹面集中太陽光的加熱器。

製作方法是在將鋁箔攤平，不要弄皺，盡可能整齊地貼在中華鍋內側，做出拋物型的反射鏡。接著只要在熱能聚集的鍋面中央，放上切下瓶口並塗黑（用水性的麥克筆塗）的空鋁罐，然後蓋上切掉瓶口的寶特瓶，以防熱能流失，就大功告成了。

「利用保麗龍箱挑戰大型加熱器！」

作法：用雙面膠在保麗龍箱內側貼滿鋁箔紙。蓋子的內面也要貼上鋁箔紙（反射板的部分）。然後找一塊跟蓋子相同大小的玻璃或透明壓克力板，或是厚的透明塑膠袋（覆蓋箱子，代替原本的蓋子使用）。

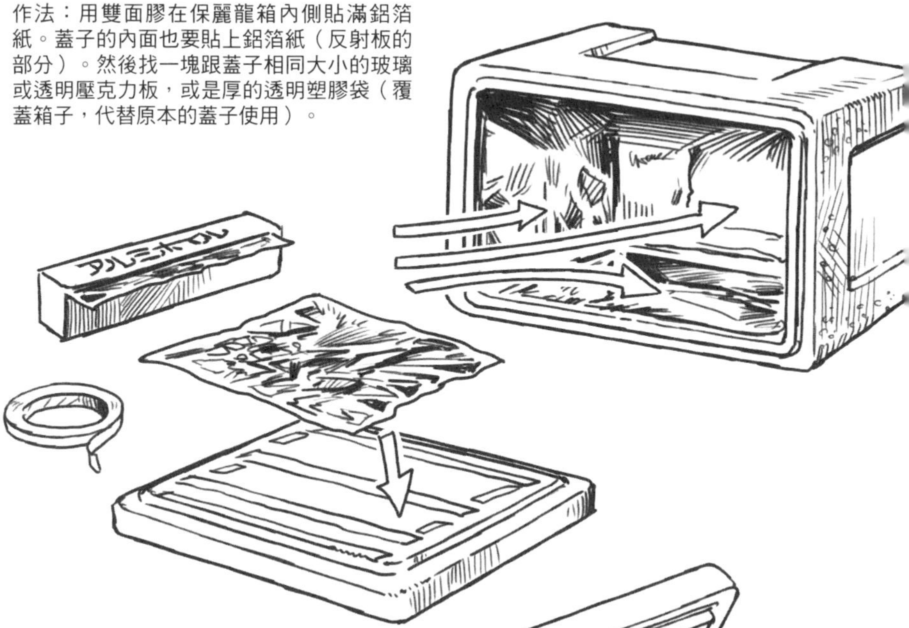

讓箱子面向太陽，在貼滿鋁箔的箱蓋上插入竹籤，當成反光板，將陽光反射進入箱中。然後把裝滿水的鍋子（盡量用黑色的）放進箱子，蓋上透明厚塑膠袋或玻璃板。

不僅夏天可做為炊煮用的烹調工具，即使冬天也能將水加熱至50度C左右，可充分保溫食品。

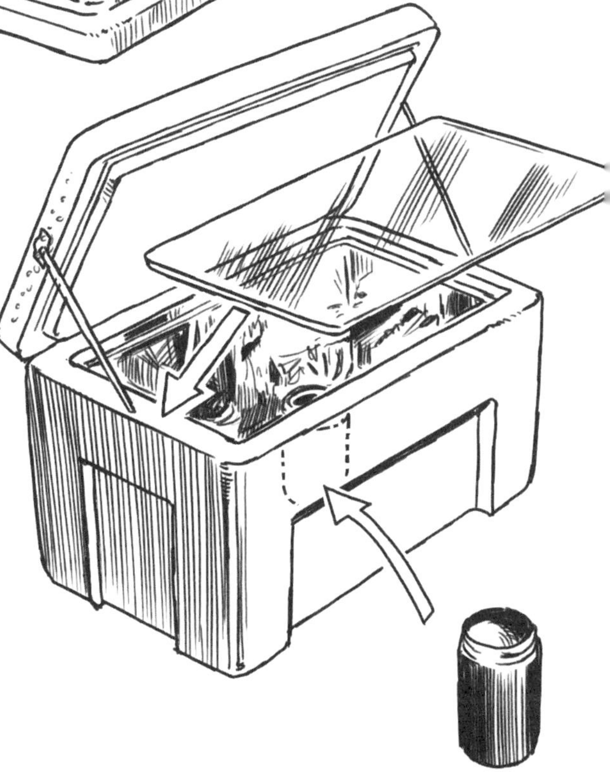

※實驗數據：2005年12月27日，晴天，微風，上午十點開始時室外氣溫11度C（保麗龍箱的尺寸為長33 x 寬50 x 高27㎝。以透明厚塑膠袋代替蓋子）。
箱內溫度10分鐘後為50度C（最高溫度為加熱30分鐘後的55度C）。箱中容器之水溫（原本為8度C）1小時後上升至45度C（最高水溫為2小時後之50度C）。

用沙拉油桶製作烹調用的火爐

「沙拉油桶火爐的製作方法」

作法非常簡單，只要用鑿子在桶上敲出灶口和排煙用氣穴（上蓋側），再用鐵絲綁上充當煙囪的空罐固定就完成了。

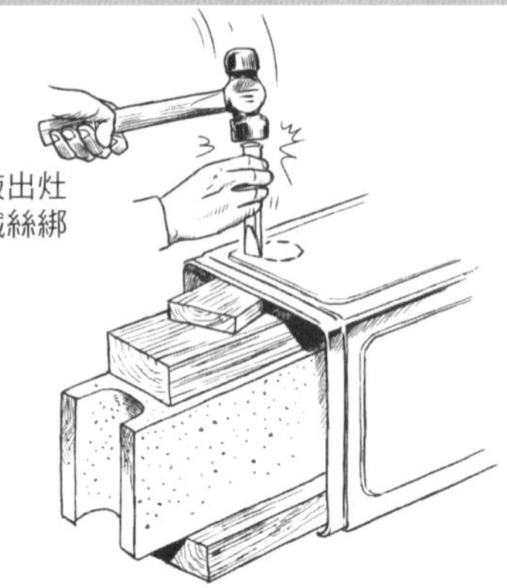

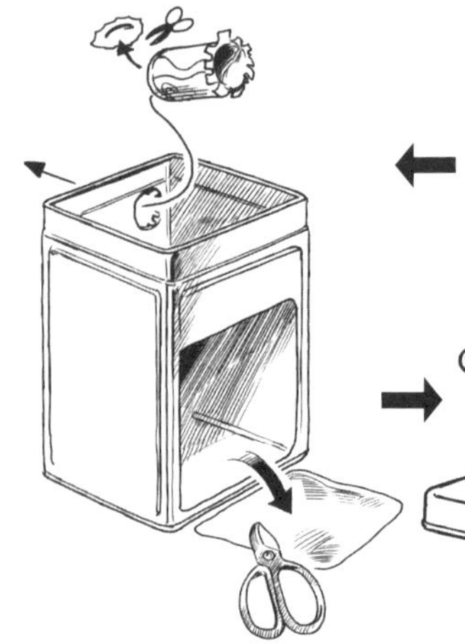

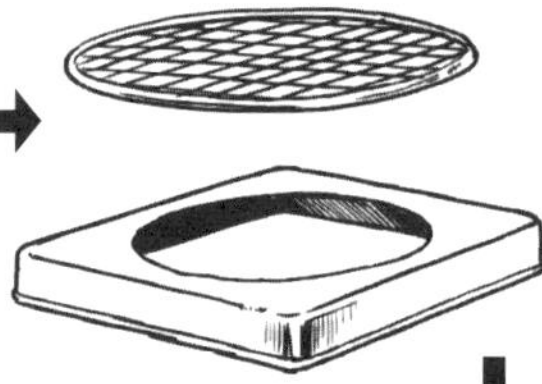

在上蓋開孔的話便可以用直火烹調食物，再加上鐵網的話還能烤肉。

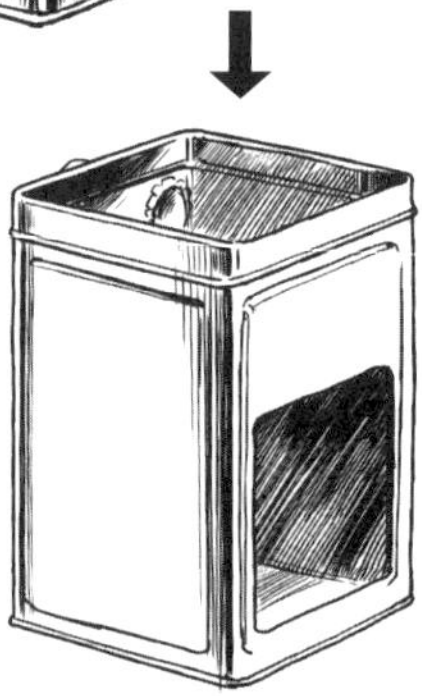

使用方法是把柴薪丟進灶口燃燒，加熱上蓋來煮熟食物。不僅鍋子和煎鍋不會被烤黑，還能獲得穩定的熱源，防止燒焦！既可直接放上成吉思汗烤肉鍋烤肉，也可以加上烤網來烤年糕。讓柴火不間斷、慢慢燃燒的話，還能用來熬煮東西喔！

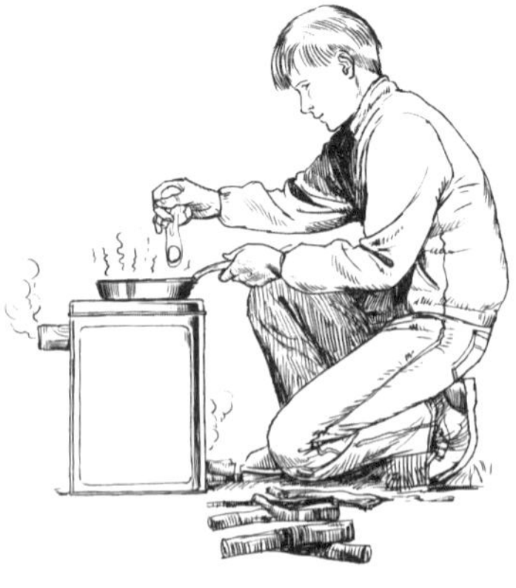

用熊熊燃燒的柴火料理食物時，因為火焰不穩定，所以很難控制火候。一旦稍微不小心，食材和烹調工具都會燒得焦黑。但如果使用本節介紹的料理用火爐，就能得到穩定的熱源，煎鍋和鍋子也不會被燒黑。此外，冬天時也能當成取暖用的暖爐，把水壺放在上面還可煮水，非常好用唷！

讓食材用之不絕的保存方法

當不知道接下來何時才能取得食材的時候，就必須想辦法保存、儲藏現有的食材。保存和儲藏食材的基本方式，便是讓食物保持水分，放在一定的低溫下。也就是在大自然中打造一個類似冰箱的環境。如果有雪的話，就挖雪洞把食物保存在裡面；如果有河川的話，則可以保存在水中。而最泛用的方式，則是在地上挖一個洞，用石頭圍住，蓋一個保存用的「石室」。若能加上上蓋，用重物壓好就更完美了。此外，根菜類可以直接埋在土中。至於生鮮食材的保存請參見下一頁！

造鹽

最簡單的造鹽方法，就是蒸發海水的「鹽田造鹽法」。只要在海岸附近，波浪不會打上來的地方挖個大面積的淺坑，鋪上塑膠布，做出一個小型的池塘，接著把海水倒進去，等一段時間讓水分蒸發，底部就會出現鹽了。

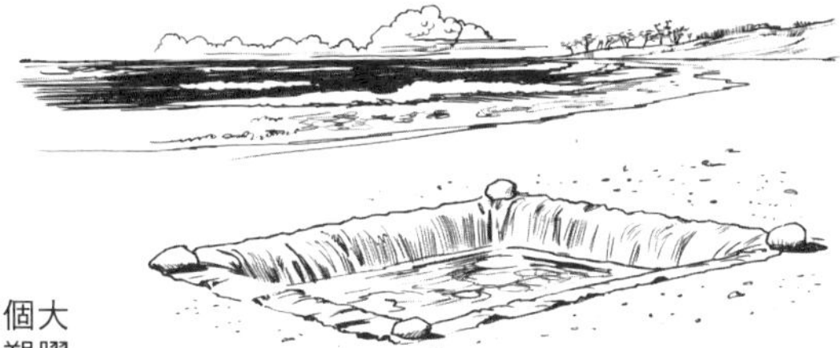

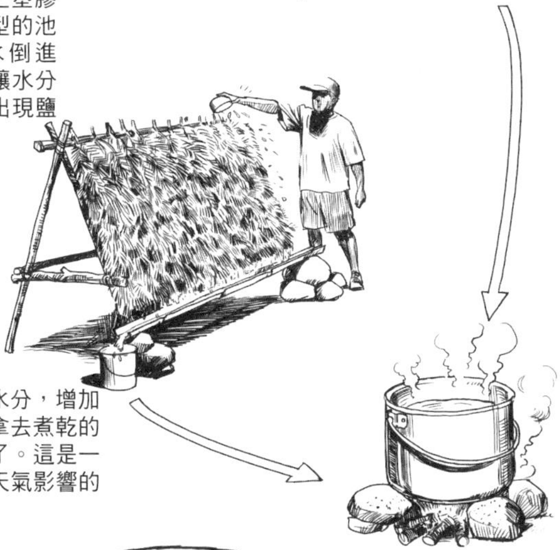

用松葉或竹葉搭個棚子，慢慢灑上海水，利用太陽熱能和風蒸發水分，增加海水的鹽分，再拿去煮乾的話，就能得到鹽了。這是一種不會受大雨等天氣影響的製鹽方法喔！

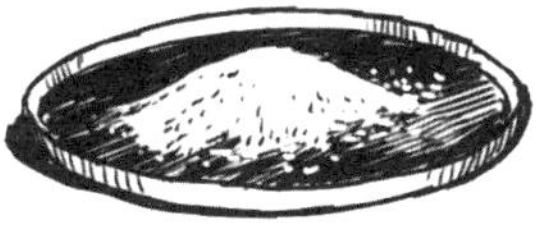

用「從海水大量提取淡水的方法」（P40）把水煮乾的話，也能得到鹽。

● 抹鹽曬乾後保存

「魚乾的製作方法」

去除魚的內臟和魚鰓，沿著中骨切開魚身，然後用海水清洗乾淨，在海水裡浸泡三十分鐘，乾燥三小時後即可完成。如果比起味道更重視保存時間，可以繼續曬乾到結成硬塊（淡水魚的話，就用淡水洗淨後平均抹上鹽再曬乾）。

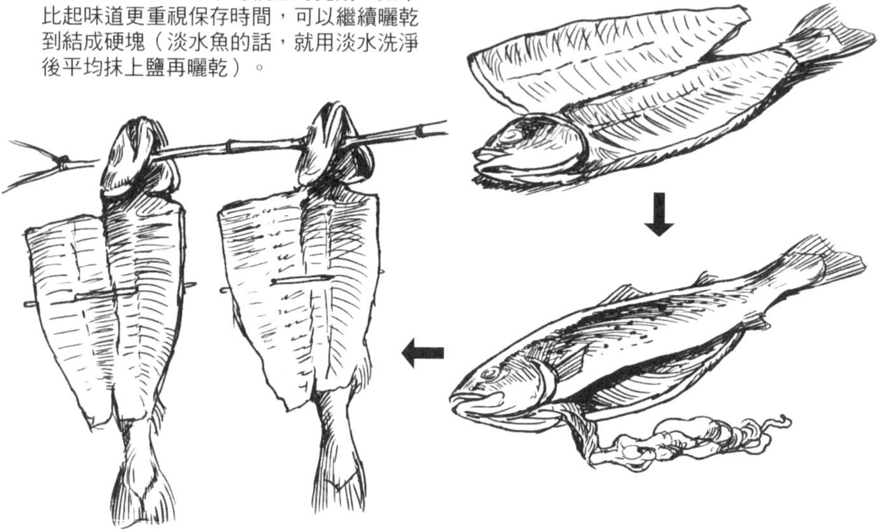

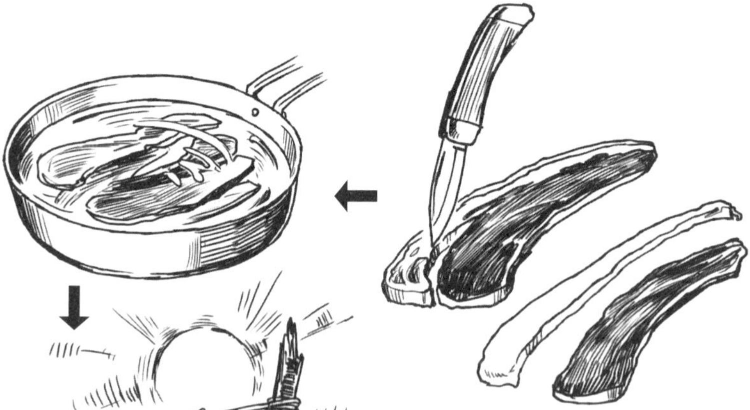

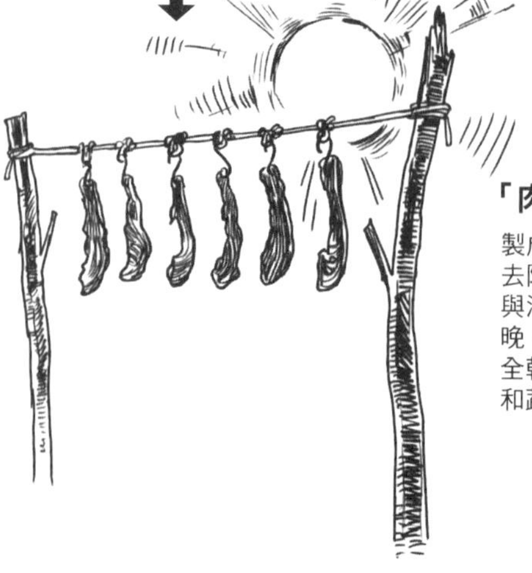

「肉乾的製作方法」

製成肉乾的話，就能輕鬆保存肉類。首先去除牛肉或豬肉的脂肪部分，然後用濃度與海水相近的鹽水（鹽度約 3％）浸泡一晚，然後吊起來放在陽光下曝曬，直到完全乾硬即可。製成後既可直接食用，或是和蔬菜一起煮食也很美味喔！

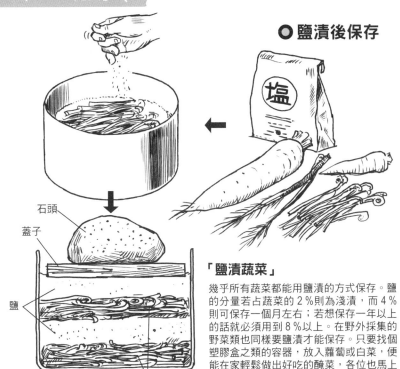

◎鹽漬後保存

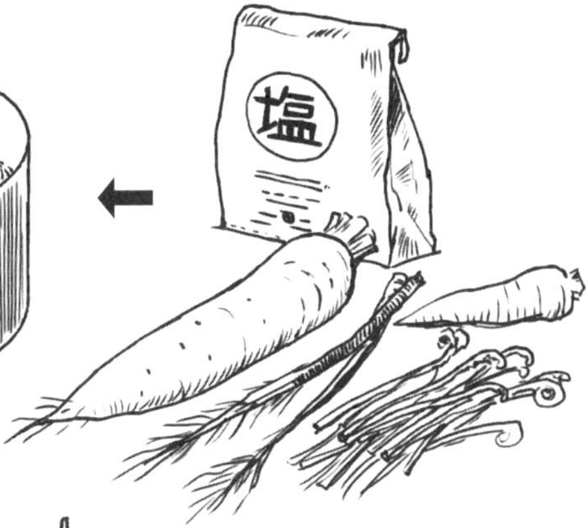

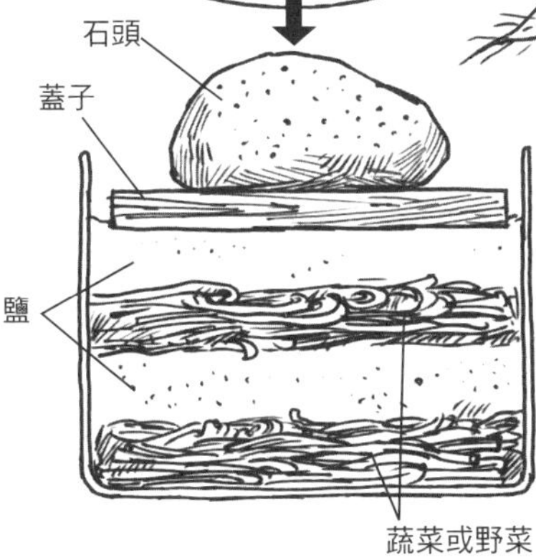

「鹽漬蔬菜」

幾乎所有蔬菜都能用鹽漬的方式保存。鹽的分量若占蔬菜的 2 %則為淺漬，而 4 %則可保存一個月左右；若想保存一年以上的話就必須用到 8 %以上。在野外採集的野菜類也同樣要鹽漬才能保存。只要找個塑膠盒之類的容器，放入蘿蔔或白菜，便能在家輕鬆做出好吃的醃菜，各位也馬上動手做做看吧！

「鹽漬魚肉」

去除魚的內臟和魚鰓，清洗乾淨。接著以鹽・魚・鹽的順序放入容器內醃製一星期左右，就可以拿出來吃了。鹽的份量約為魚的10%左右，記得一定要保存在陰涼的場所（沉澱在容器底部的液體叫作魚醬，是一種用魚和鹽製成的醬油。秋田的塩魚汁、泰國和越南的魚露也都是同樣的東西）。

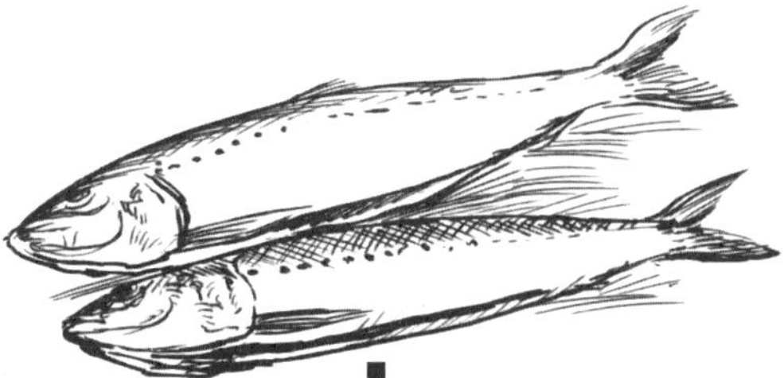

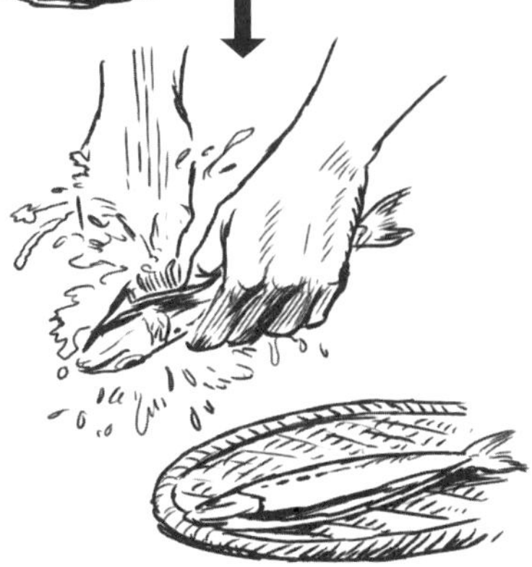

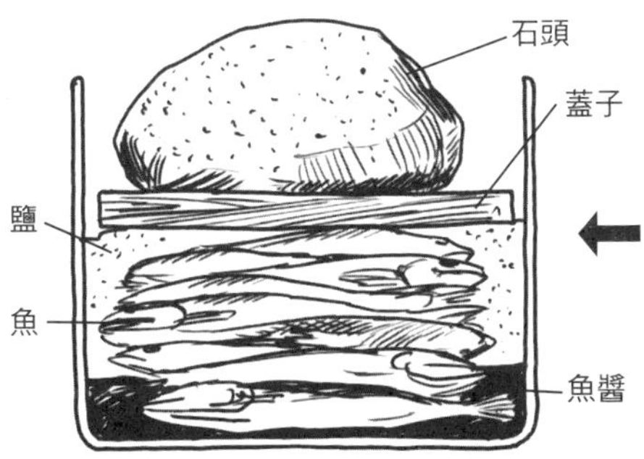

※肉類也可以用跟魚類一樣的方法醃製保存。尤其豬肉非常適合鹽漬，新鮮的豬肉鹽漬後可保存相當長的時間，味道也很好吃。鹽的用量跟魚類相同即可。

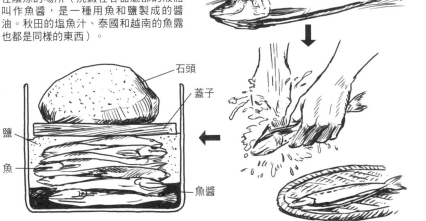

「燻製的基礎知識—燻製跟我這樣做—」

1 首先「將食材調理至可以燻製的狀態」
魚的話就先去除內臟和鰓，然後切成三片；肉的話則要瀝除水分，並用叉子在表面平均插出小孔，讓鹽更容易滲入。

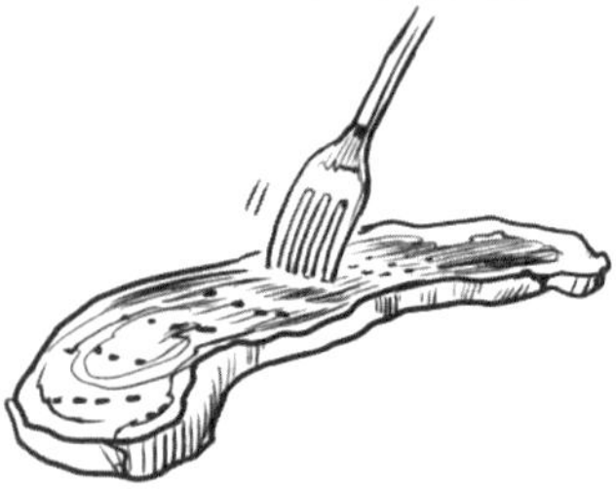

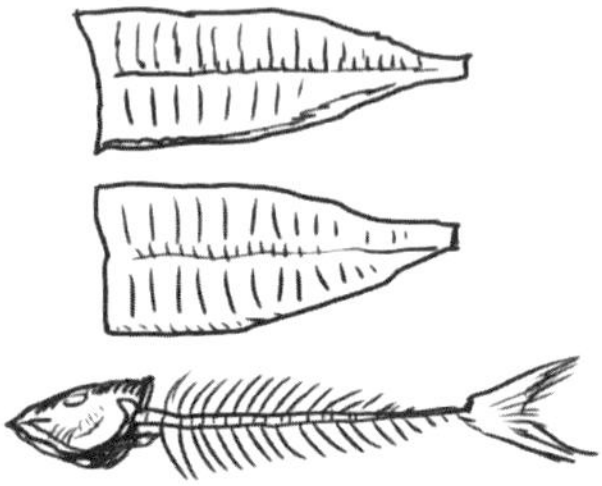

2 接著「抹鹽」
抹鹽的目的是為了保存和增添風味。大致可分為以下兩種方法。
A：乾鹽法（直接在食材表面抹上鹽巴。適合長期保存）。
B：濕鹽法（將食材浸泡在濃度10～15%的食鹽水＋調味料＜砂糖、鼠尾草、肉豆蔻、胡椒等＞中）。
右圖為乾鹽法

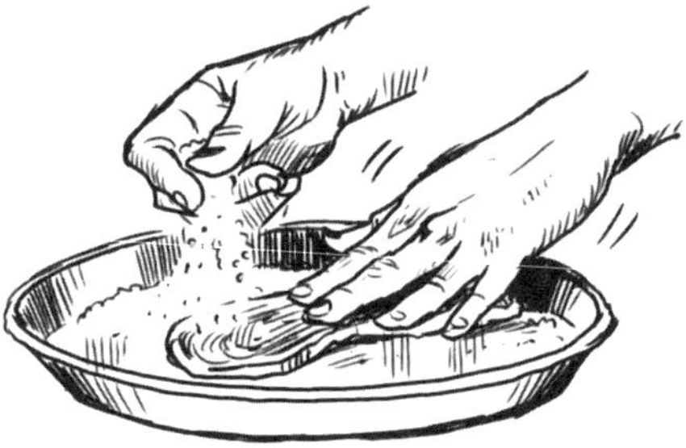

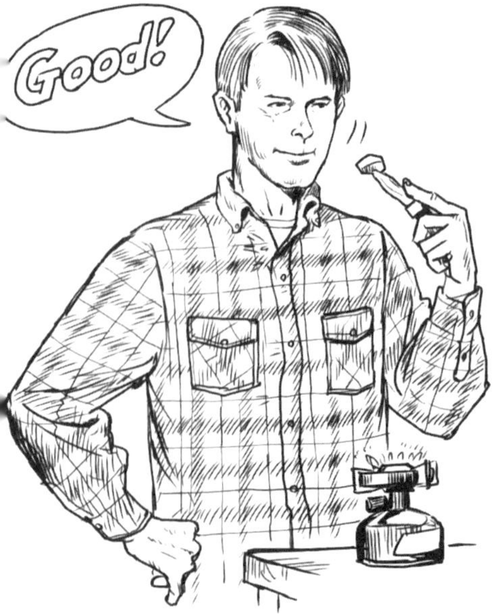

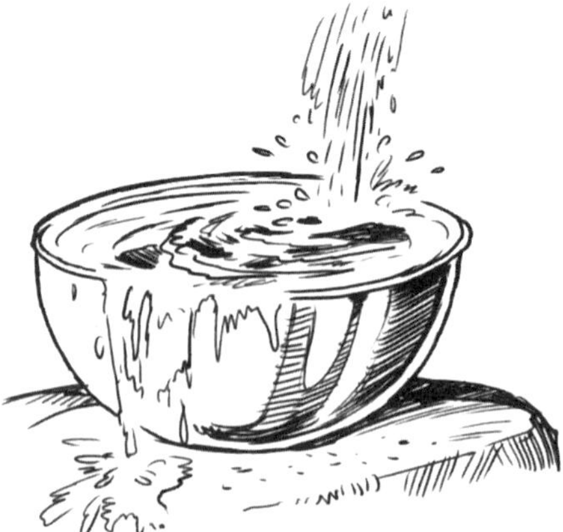

3「脫鹽」
調整步驟 **2** 的鹽度。肉類的話就切一小塊下來烤，試吃看看調整鹽度。用流水浸洗是最佳的方式。

※用煙燻除了有防腐作用，還可以增加食物的風味。煙燻的柴火宜用櫻木、山毛櫸、櫟木、胡桃木、青剛櫟等闊葉木；一般的做法是將木頭刨成細片後再燒。

5 最後是「煙燻」
A：冷燻法（將煙燻室的溫度維持在15～25度C，燻製1～3週。適合長期保存，自古流傳下來的方法）。
B：溫燻法（用30～80度C煙燻3～8小時的方法。是最常見的煙燻方式，培根也是以溫燻法燻製）。
C：熱燻法（以100～140度C煙燻數分鐘～1小時的方法。可以用瓦斯爐以中華鍋等器具燻製，但無法用來保存食物）。

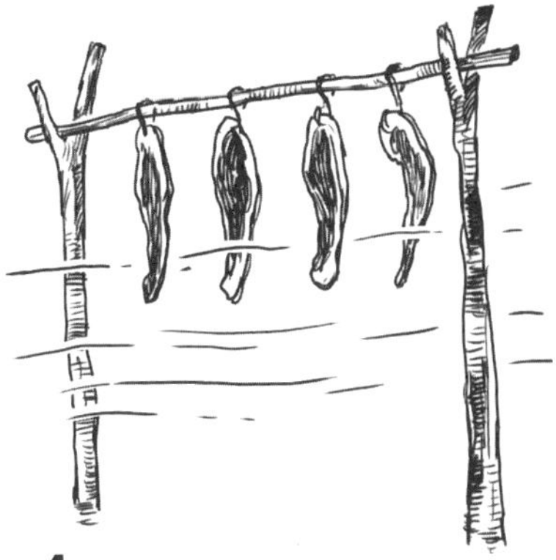

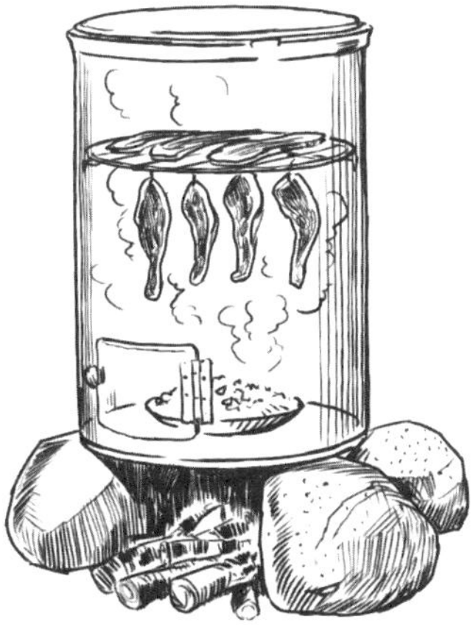

4 接著還要「風乾」
將食材晾在陰涼處乾燥（觸摸時表膜感覺會是緊繃的）。表膜緊繃才能讓各部位平均地煙燻，防止燻製時殘留的水分把食材「煮熟」。

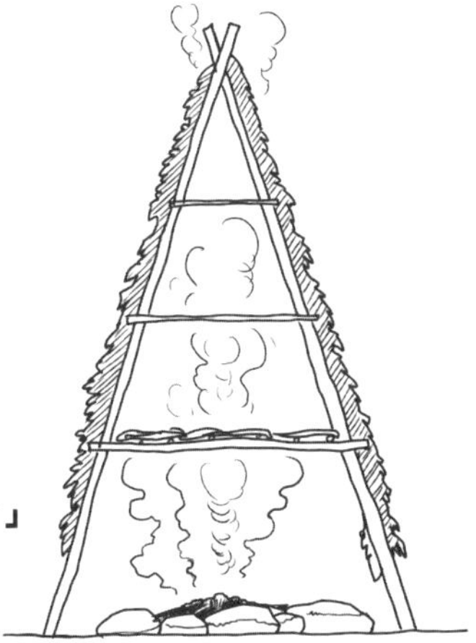

「製作野外用的簡易煙燻器材」
—用梯皮形（錐形）煙燻室燻製食物—」

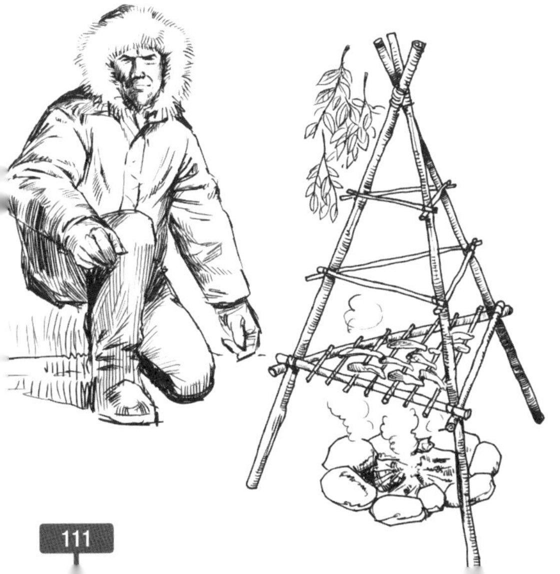

煙燻室是用來放放置或吊掛食材和燃燒煙燻柴的地方。只要是可以鎖住燻煙的結構，無論什麼類型的煙燻室皆可使用。
而「梯皮形煙燻室」，是一種構造簡單，用隨手可得的材料即可搭建，自古流傳下來的煙燻室。只要在中間做個放食材用的棚架，周圍蓋上雜草或布料、皮革等素材就完成了。製作時要注意的重點是，由於點燃煙燻柴後，內部的溫度無論如何都會升高，所以燻架和柴火要保持一段距離。戶外氣溫低於15度C時，是最適合進行燻製的時候！

災害時的「覓食」——溫暖的食物，可點燃求生的希望——

大地震或大災難後，如果成功跨越超越想像的事態和難關，家人也都平安無事的話，接下來就要開始認真思考如何「活下去」。

「活下去」的具體方法，就是「覓食＝取得、調理食物」。若是還有辦法進入自家的廚房，就檢點一下家裡面的食材。總而言之，一定要想辦法靠自己的力量找到可供全家活過兩星期的食物！（大都市發生大地震後，救援物資至少要一星期後才會來！）

首先，將食材分類為①無法隔夜保存的②可以藉由水煮、火烤、用鹽或味噌醃製，增加保存期限的③本身就可以長期保存的。然後，將分類好的食材列成一張清單，思考如何設計食譜，便能大致推知可以靠自己的力量生存多久。如此一來，就會奇妙地湧出求生的力量。麵餅、巧克力、仙貝等也是非常好的食物。把這些也列入清單吧！

如果冰箱完好無缺的話，就算無電可用，也可把原本保存冷凍食品的「冷凍庫」當成「冷藏庫」使用。要是冷凍庫還有空間，可用塑膠袋包住冰塊塞進去，可以增加更多保存期限喔（冰塊融化後可充當飲用水，故塑膠袋一定要密合）。

至於烹調的部分，可以跟附近的鄰居互相分享食材，然後共同開伙。互相幫助也是活下去的重要因素！

報紙是偉大的柴薪！

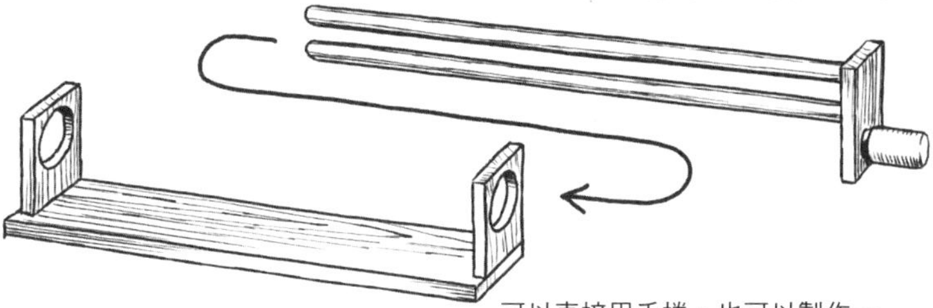

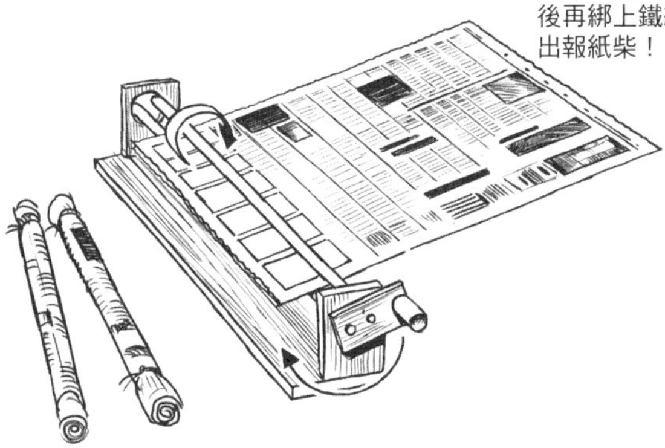

可以直接用手捲，也可以製作一個像上圖一樣的「捲紙器」，最後再綁上鐵絲用細繩就能輕鬆做出報紙柴！

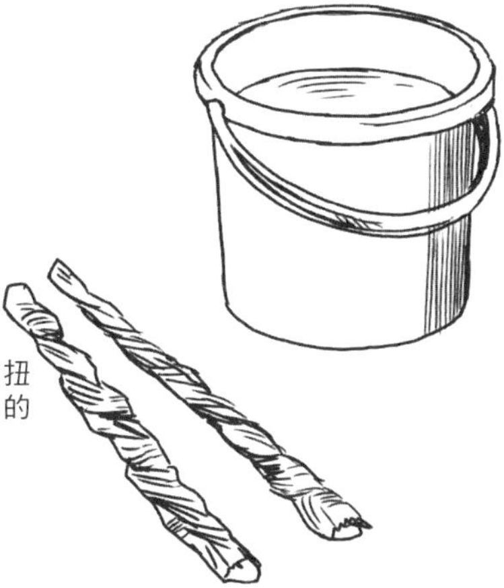

將報紙弄濕，然後用力扭緊弄乾，就是一條好用的柴薪。

揉成一團的報紙雖然一下子就會燃燒殆盡，但若是捲成棒狀，就能跟木頭一樣當成「柴薪」使用（P96的「用空罐和報紙煮飯！」也是以小根的報紙捲當柴）。一旦火點起來，就能燒得又長又久，不僅可用於燒飯，亦能用來取暖。所以報紙讀完後請不要馬上丟掉，至少保存一個月，便可於萬一發生時當成「柴薪」。此外，即使報紙被水浸濕，只要捲起來把水擰乾，還是可以當成「柴」燒！

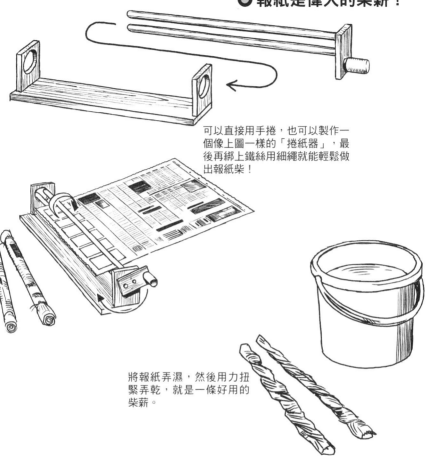

◎用鍋子和卡式瓦斯爐煮飯

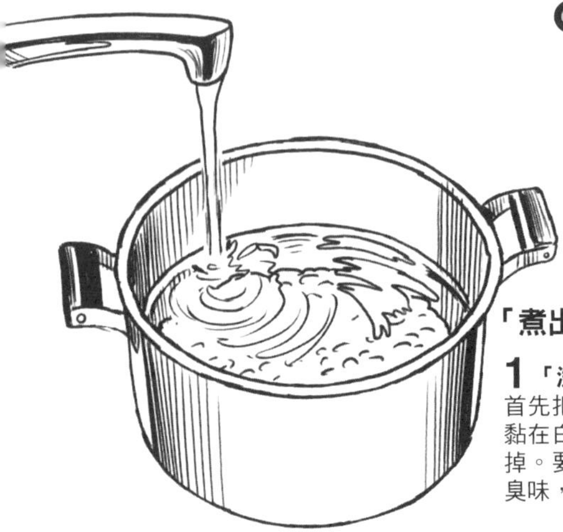

你有用鍋子煮過白米嗎？當災難發生，沒有電器或天然氣的時候，是無法「轉個開關」就煮好飯的。就讓我們一起來學習如何用鍋子和卡式瓦斯爐煮米吧！

「煮出好吃白飯的方法」

1 「洗米」

首先把米放入鍋內，用水快速充分清洗，洗掉黏在白米表面的米糠和汙垢，然後立即把水倒掉。要是慢慢洗的話，煮好後會就殘留米糠的臭味，所以一定要迅速倒掉水。

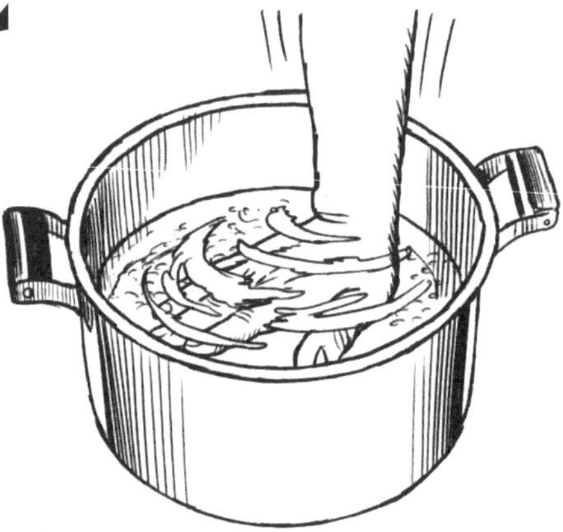

2 「研米」

接下來繼續在鍋內裝水，裝至剛好可浸過白米的程度，然後用手掌按壓的方式研米。（按壓時控制力道，小心不要把米壓碎）。

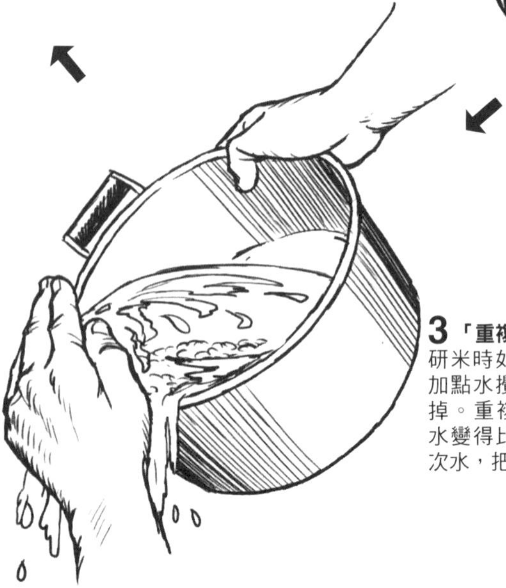

3 「重複清洗 2～3 次」

研米時如果水變得混濁，就再加點水攪拌，然後馬上把水倒掉。重複這步驟 2～3 次，等水變得比較清澈後，就再換一次水，把水全部倒掉。

4「計算水量」

計算煮米需要的水量，倒入鍋中。將手掌如右圖放入鍋內，調整水量。夏天的話30分鐘，冬天則放置一小時，讓米充分吸收水分，煮起來才會好吃喔！

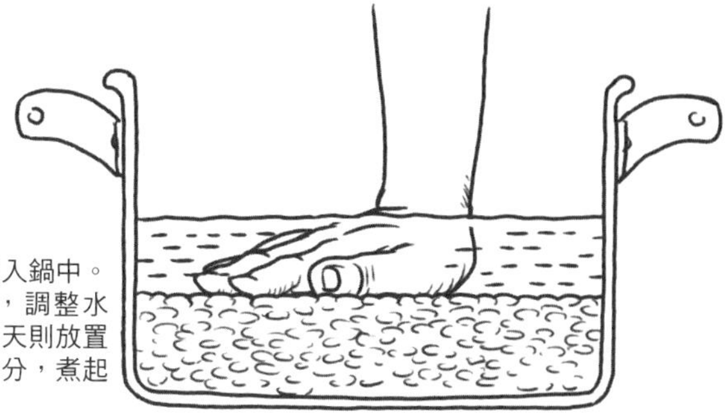

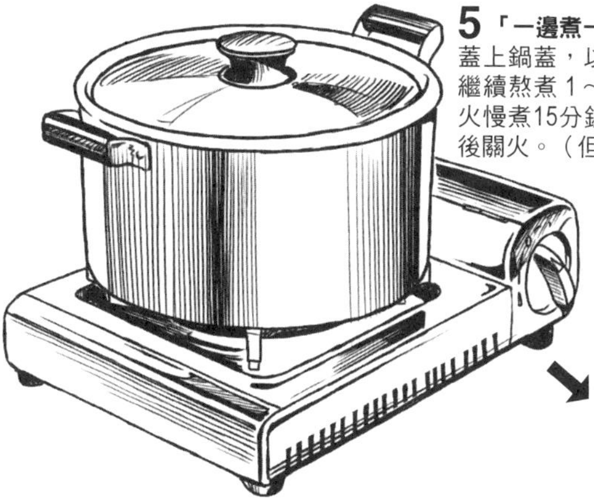

5「一邊煮一邊控制火候」

蓋上鍋蓋，以中火熬煮。等水沸騰後繼續熬煮 1～2 分鐘，然後再轉成小火慢煮15分鐘。最後一瞬間轉成強火後關火。（但不要打開鍋蓋！）

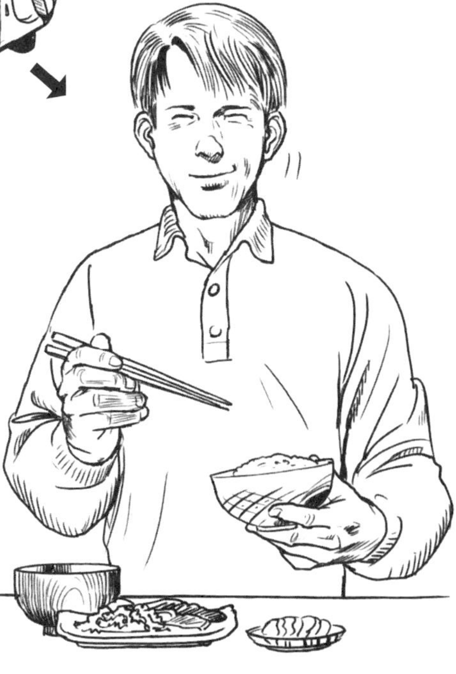

6「關火後慢蒸10分鐘」

蒸10分鐘後打開鍋蓋，用飯勺均勻攪拌，讓蒸氣散出後就完成了！

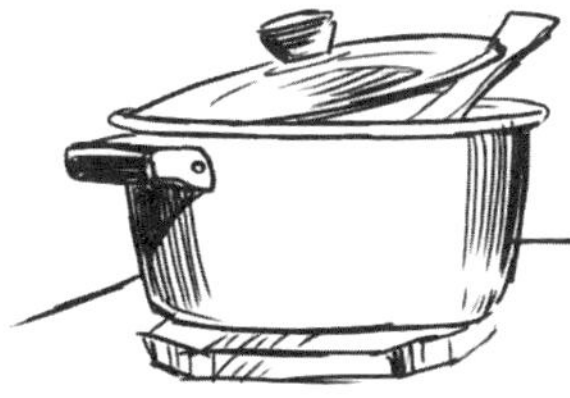

◎麵粉是偉大的保存食品！

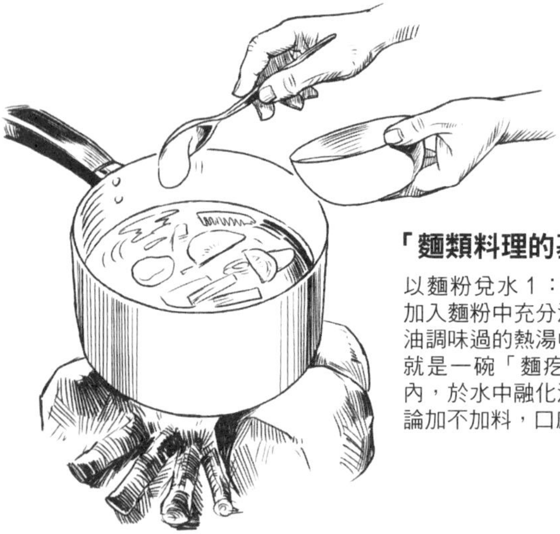

麵粉只要經過「加水、搓揉、加熱」等簡單手續，就能做成麵、麵包、大阪燒等各式各樣的食物，是一種十分有趣的食材。而且，麵粉只要放入密閉容器內便能長期保存，是非常適合做為緊急存糧的食品。以下將為各位介紹兩種既簡單又好吃，而且還十分暖和的麵類料理！

「麵類料理的基本・麵」

以麵粉兌水１：１/２～１的比例，把水加入麵粉中充分混合，然後在用味噌或醬油調味過的熱湯中一匙一匙慢慢放下去，就是一碗「麵疙瘩」了。等麵團放入鍋內，於水中融化浮起後就可以開動了。不論加不加料，口感都十分Q彈美味喔！

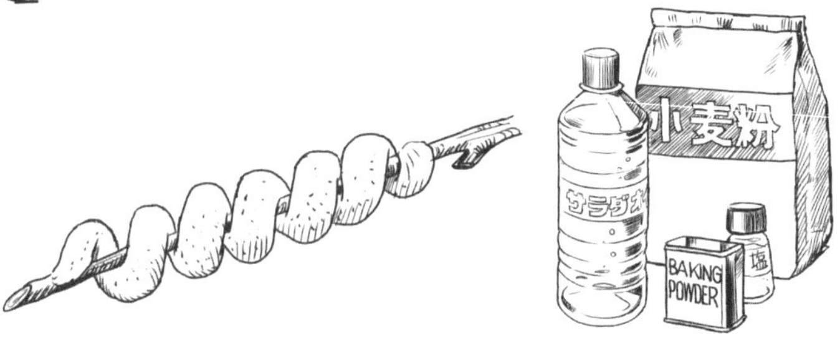

「螺旋麵包」

將麵粉２杯（400cc）（若有的話可再加入２小匙烘焙粉）、水120ml（也可以用牛奶）、沙拉油２小匙和少許的鹽放入碗內，用手搓揉至耳垂左右的軟度，即可完成生麵團。
將生麵團纏繞在30cm左右的木棒上（頭尾兩端要確實黏住木棒），再用「熾炭」狀態的炭火或篝火烤熟即可食用！

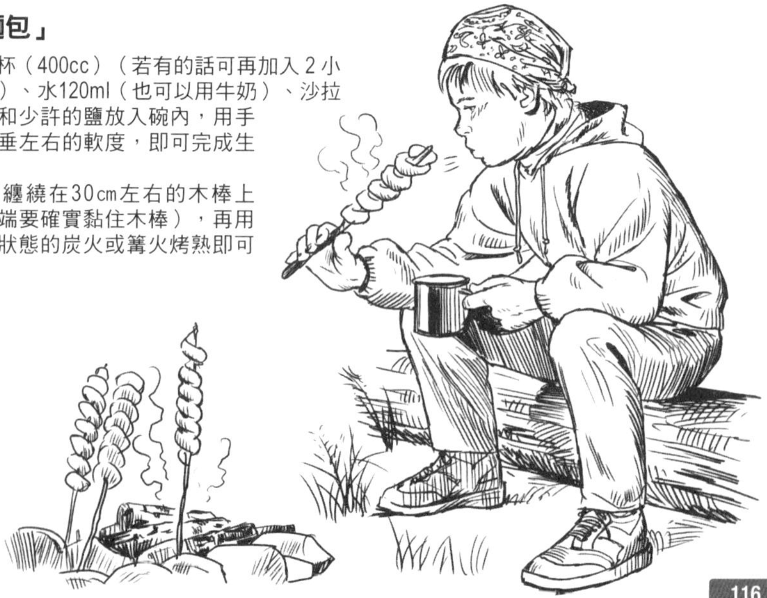

Chapter.6

狩獵

為了活下去
用自己的力量獲取食物

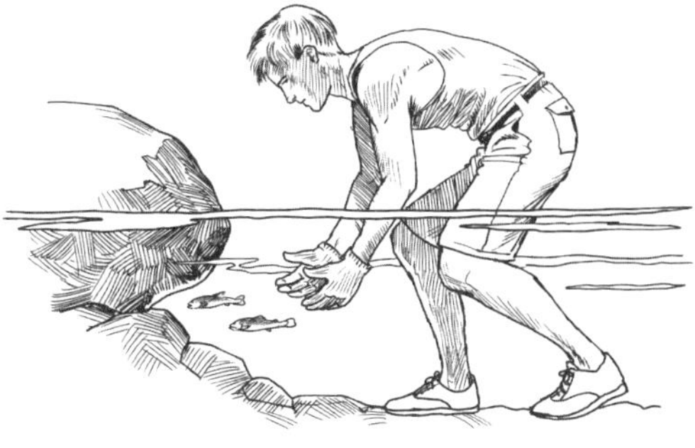

吃吃看生活周遭的所有東西

你能想像現代的日本「沒有東西吃」嗎？

現代人的生活不僅到處都是24小時營業的便利商店，超級市場也很容易買得到食物。除此之外街上也有很多家庭餐廳和速食店、拉麵店、蕎麥麵店等店家。當然，家裡的冰箱裡也塞滿了食物，完全不用擔心。

但真的沒問題嗎……？

其實在非戰爭時期，物資豐裕的1993～1994年，日本曾發生過「米糧缺乏而引發的大恐慌」。米店和超市沒有賣米，雖然很難想像，但當時日本甚至緊急從泰國進口白米。就連電視上的料理節目和雜誌，也做了許多如何煮出好吃泰國米的特輯。雖然根本問題在於政府的糧食政策，但壓垮駱駝的最後一根稻草卻是天候不佳導致稻作欠收。那次的事件不僅讓我們認識到人類面對大自然的無力，以及文明社會的基礎有多麼脆弱，同時也讓人們重新體認到「沒有東西吃」這件事，是可能發生在現實生活中的。

那麼，如果真的遇到「沒有東西吃」的狀況，你又會怎麼做呢？

在自然環境中採集——有些人可能會這麼想，但很遺憾的，要是沒有足夠的知識和經驗，是不可能「在大自然找到食物」的。因此，請各位記住以下介紹的幾種食物，並實際到戶外尋找、試吃看看。如此一來，當萬一來臨時便能不慌張，可以保持頭腦冷靜。而這對求生是非常重要的！

※昆蟲也是可以吃的東西。蝗蟲、蚱蜢可用熱水煮熟後乾燥，然後加油拌炒，用砂糖和醬油調味。蟬可油炸；獨角仙和金龜子的幼蟲可以火烤或烘焙，都很好吃喔!?

◉生活周遭的可食用野草①（都市近郊篇）

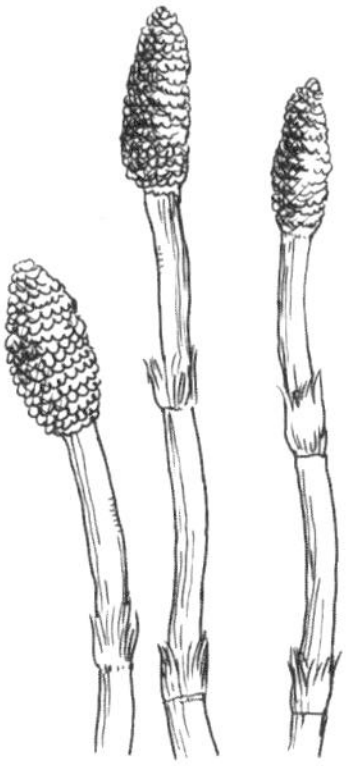

「蒲公英」

蒲公英是都市中的可食用野草之王。嫩葉可做成沙拉或油炒，花可油炸，根部可以做成金平（註）或泡咖啡，從頭到尾皆可食用。

註：一種將食材切絲後用醬油、糖去拌炒的料理。

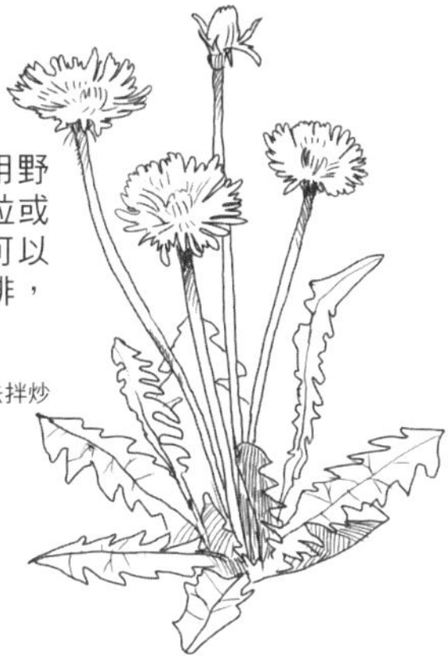

「問荊」

切掉頭和莖部的苞葉，稍微燙過後再加油拌炒，並用醬油調味做成金平。此外也可以加醋或煮熟拌醬油。頭部尚未打開的問荊質地較柔軟好吃。

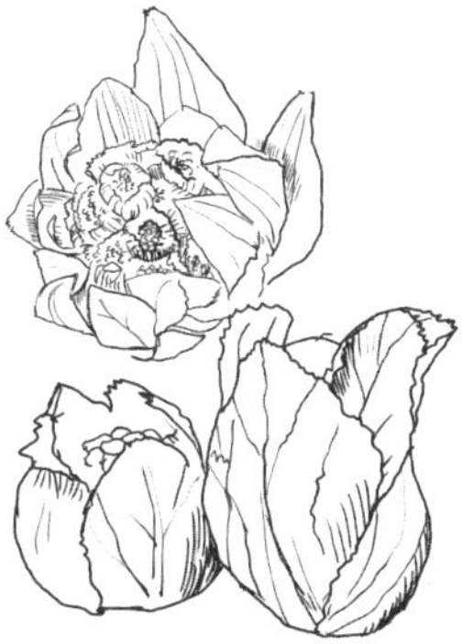

「冬花」

冬花的花苞可以食用。在早春時節將冬花的花苞切碎後加油拌炒，再用味噌調味，可做成「冬花味噌」。油炸也很美味。

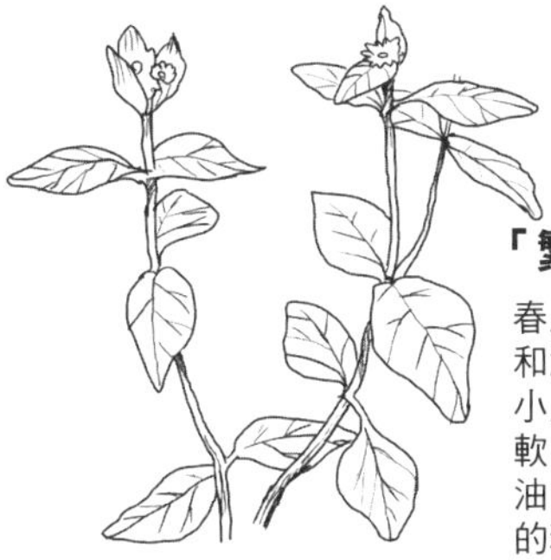

「繁縷」

春之七草的一種。因為苦味和澀味較少，所以也能當成小鳥的飼料。可摘下穗尖柔軟的部分，稍微燙過後拌醬油或醋吃。也可當成味噌湯的料。

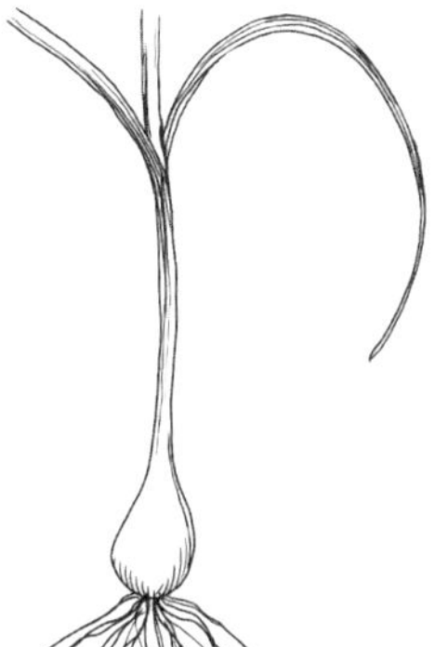

「魁蒿」

常見度僅次於蒲公英的野草。汆燙用缽磨碎，跟上新粉和熱水拌在一起，捏成丸子，然後再用水煮過，就能做成魁蒿丸子。煮過後拌飯吃也很美味。

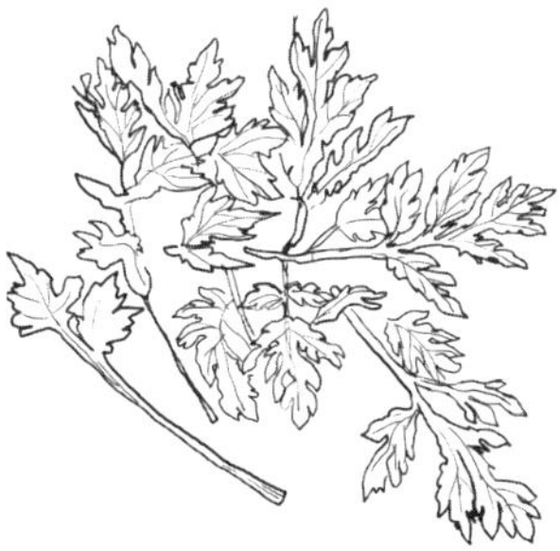

「薤白」

全株都散發著蔥類或大蒜的味道。從土裡挖出來後，把白色的球根洗乾淨，可沾味噌一起吃。燙過後拌美乃滋也很好吃。

●生活周遭的可食用野草②（郊外篇）

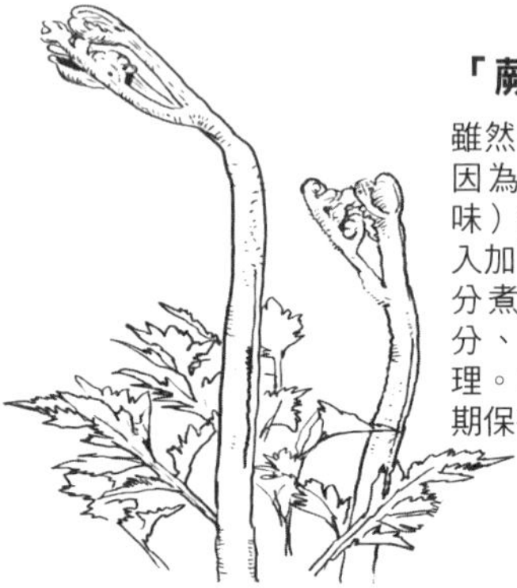

「蕨類」

雖然也可直接油炸，但因為澀味（獨特的苦味）很強，所以建議放入加了稻草灰的熱水充分煮過，然後瀝除水分、去除澀味後再料理。水煮、鹽漬後可長期保存。

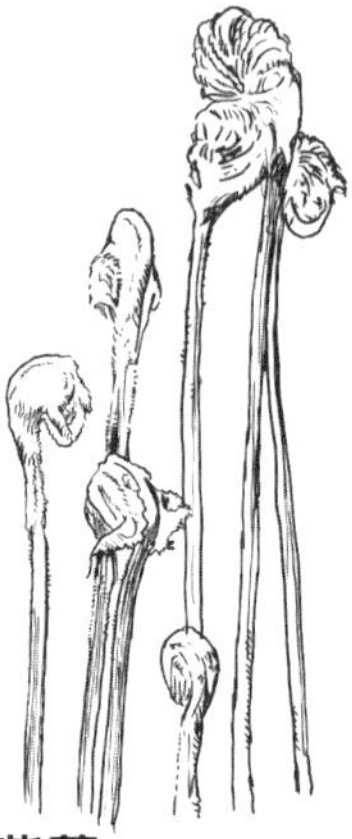

「紫萁」

跟蕨類一樣先去除澀味後，可水煮或煎炒。去除澀味拿去曬乾後，會比生的紫萁更好吃。

「野甘草」

7～8月份時會開出類似百合的黃花。此外從地面鑽出、向左右分叉的嫩芽也很好辨認。將嫩芽連土底下的部位一同切下，可水煮後拌醋、味噌或美乃滋食用。

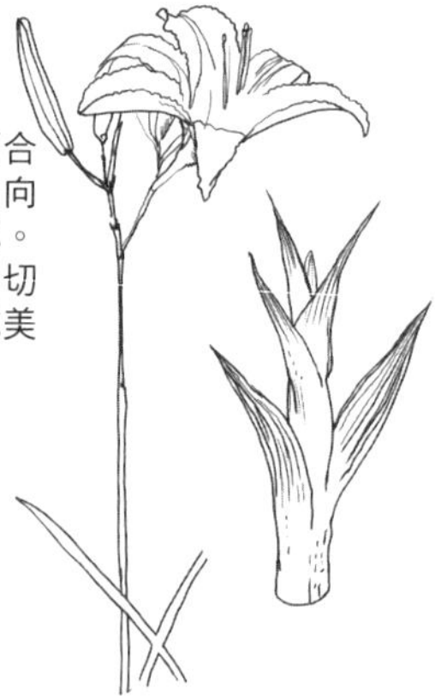

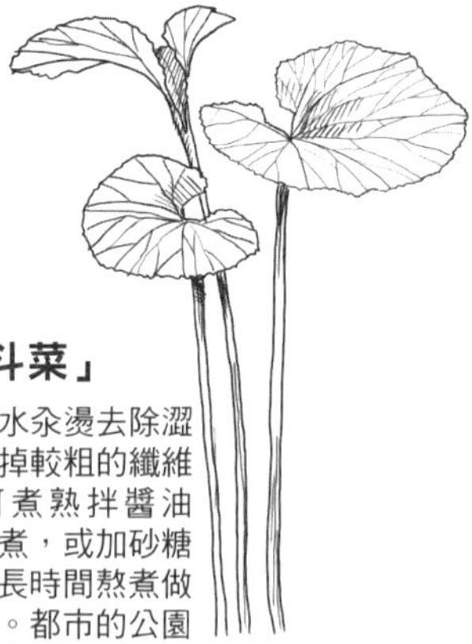

「蜂斗菜」

莖部用水汆燙去除澀味、挑掉較粗的纖維後，可煮熟拌醬油吃、水煮，或加砂糖和醬油長時間熬煮做成佃煮。都市的公園和河堤也看得到。

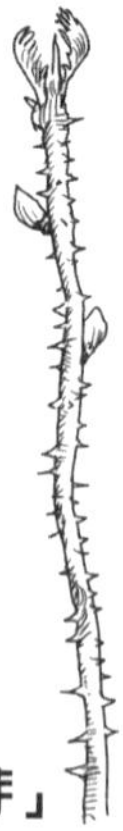

「楤木芽」

洗乾淨拿去油炸的話會很好吃。最多可以摘到第二片芽，若是摘到第三片芽的話很容易枯死。為了隔年也能吃到，絕對不能摘到第三片。

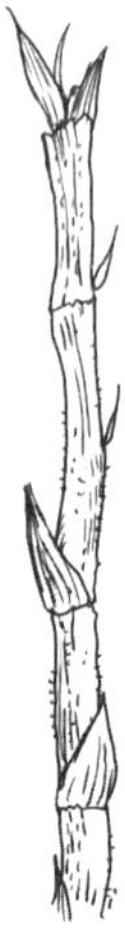

「野生獨活」

常生長在山崖附近。一般的做法是拿去油炸，但油炒或加砂糖和醬油煮也很好吃。將厚皮剝掉拿去浸泡過後，沾醋味噌生吃也不錯。

在竹林尋找「筍子」來吃

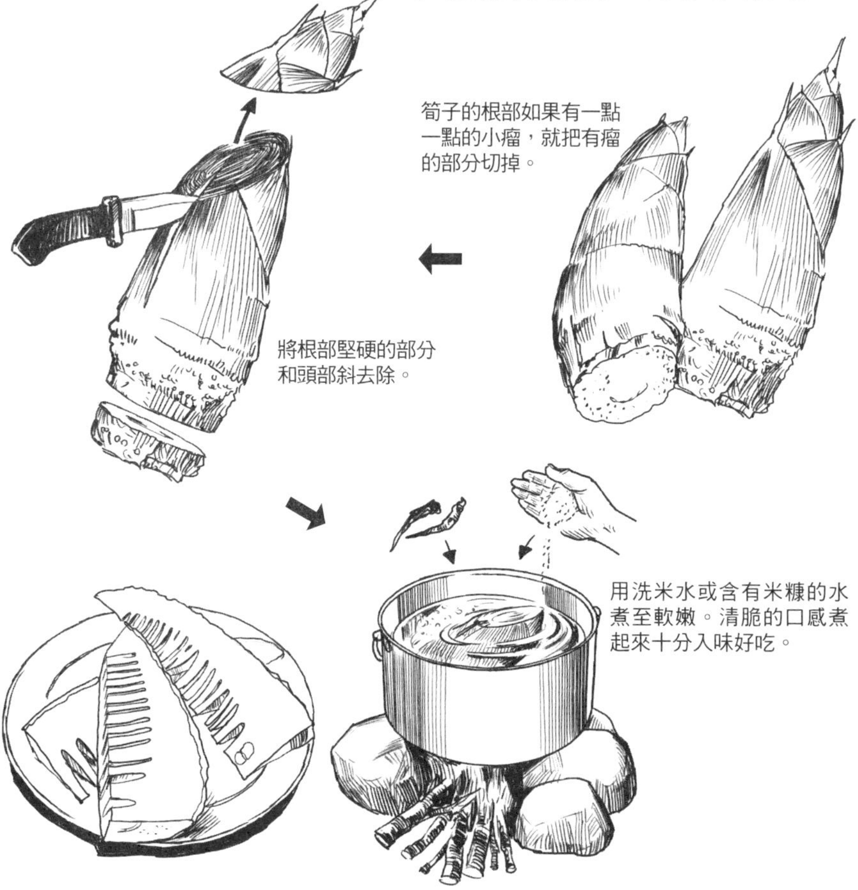
筍子的根部如果有一點一點的小瘤，就把有瘤的部分切掉。
將根部堅硬的部分和頭部斜去除。
用洗米水或含有米糠的水煮至軟嫩。清脆的口感煮起來十分入味好吃。

一般我們最常吃到的竹筍是孟宗竹的筍子。春天時可到竹林裡搜尋微微凸起的泥土。找到後檢查穗尖的「芽」的方向，然後從芽生長的方向（如果是斜著長的話就從凹下去的那面）開始挖，就能挖出竹筍。小心挖掉周圍的泥土，直到露出底下有小瘤的部分，再從這裡切下來。

將頭的部分斜切，然後以洗米水或含有米糠的水煮至軟嫩後，便可用於水煮或炒菜等各種料理。或是將剛挖出來的筍子放在篝火中烤也很美味。

※將剛挖出來的竹筍的軟嫩部位切成薄片，當成「生筍片」生吃也很好吃。若是認識竹林的主人，還可以直接在竹筍的周圍挖洞生火，豪邁地蒸烤仍未切下的竹筍，也十分美味喔！

◎尋找可食用的「果實」

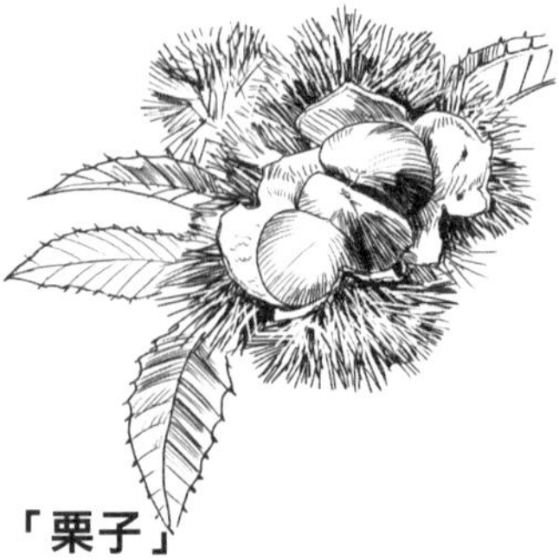

「日本石柯」

原本是生長在關東以南的山林的常綠喬木，但後來日本全國的公園都開始栽種，所以非常容易找到。果實可用煎鍋煎來吃。

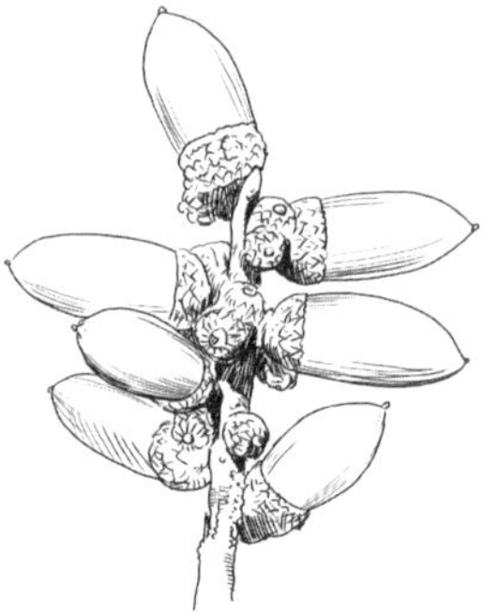

「栗子」

日本全國的山野和樹林都可發現的落葉喬木。果實只要煮熟後即可食用，所以繩文時代就已經有人栽培。

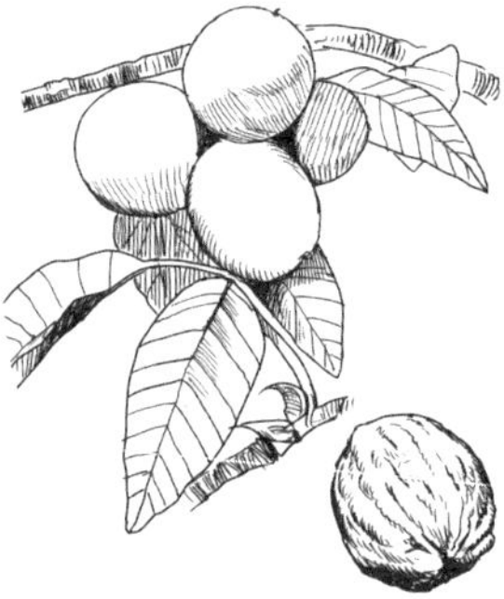

「胡桃」

山區的河流沿岸很多自然生長的胡桃。長在樹上的果實是綠色的，但落下後會慢慢變黑。用水將果皮泡軟剝掉後，再敲開裡面的殼即可食用。

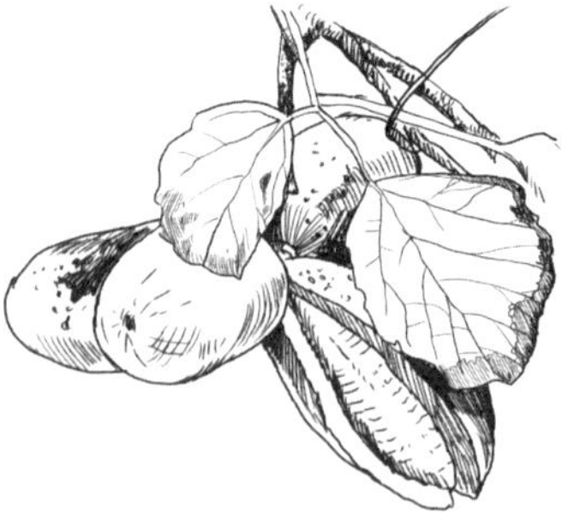

「五葉木通」

屬於爬藤類的落葉灌木，常攀附於山地的樹木枝葉上。果肉可直接食用，然後拿掉種子。果皮切碎後可油炸或用味噌拌炒。

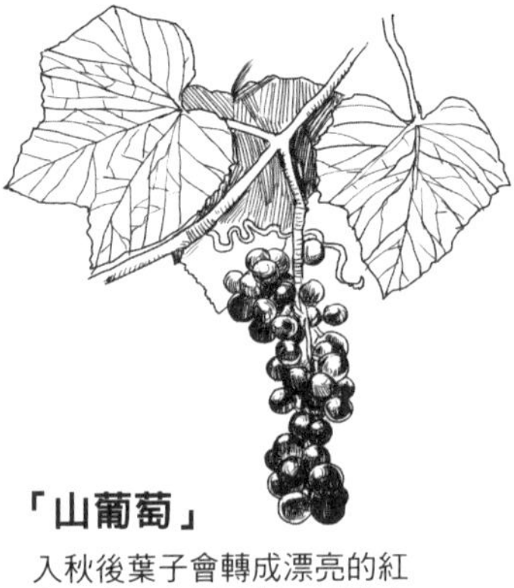

「木苺」

果實十分小粒，多顆聚集在一起的莓果類。味道很甜，可以直接食用或做成果醬。屬於薔薇科，摘採時要小心棘刺。

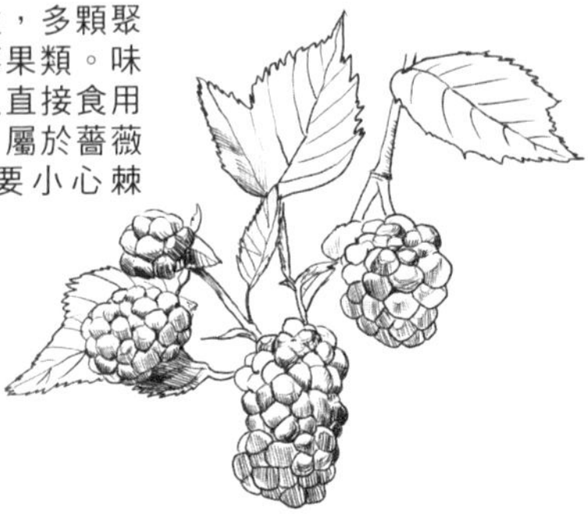

「山葡萄」

入秋後葉子會轉成漂亮的紅色，十分容易辨認。果實大顆的可達1㎝左右，成熟後會變成黑紫色，可直接食用，或製作成果醬再食用。

不可食用的「毒草圖鑑」

「除了有把握的野草外都不要吃！」是野外求生時的鐵律；無論任何食物，一旦放進嘴巴發現有苦味或奇怪的澀味，覺得不對勁的話，最好馬上吐出來。如果真的誤食，應立刻採取以下措施。首先把手指伸入喉嚨催吐，將胃裡的東西全部吐光。接著喝一杯水再吐一次，把胃洗乾淨，然後立即就醫。如果誤食者已經失去意識的話，應讓患者橫躺成「復甦姿勢」（參照P199），然後用手帕包住手指伸入其口中，替患者催吐後送醫。同時為了方便醫院診斷中毒原因，一定要記得把嘔吐物帶著。

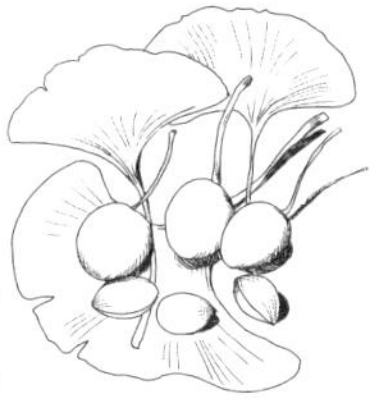

「銀杏」

果實中含有氫氰酸，會導致中毒。成人體內雖有解毒的酵素，但幼兒和兒童食用後可能會出現嘔吐或痙攣的中毒症狀。必須立即就醫！

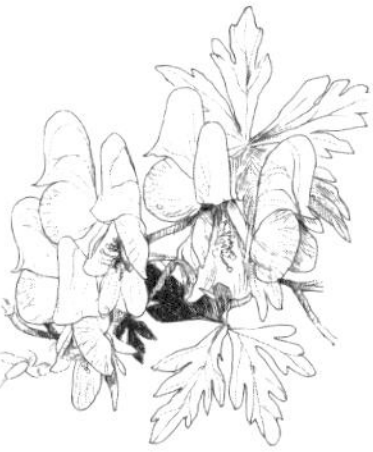

「烏頭」

全株都含有劇毒的烏頭鹼。由於葉子很像可食用的鵝掌草，所以有誤食的可能。不小心吃到的話會出現嘴巴和舌頭麻痺、嘔吐、痙攣、呼吸困難等症狀，並有許多短時間內就死亡的案例。總而言之一定要立即催吐就醫！

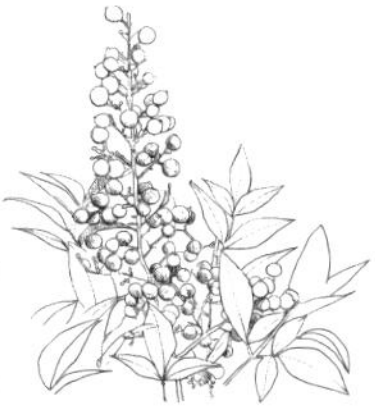

「南天竹」

在日本常被視為「可翻轉厄運的吉祥樹木」，是一種過年時常見的景觀木。紅色的果實乍看好像可以吃，但誤食的話會出現痙攣或呼吸困難的症狀。不小心吃到的話，必須大量飲水催吐，迅速就醫！

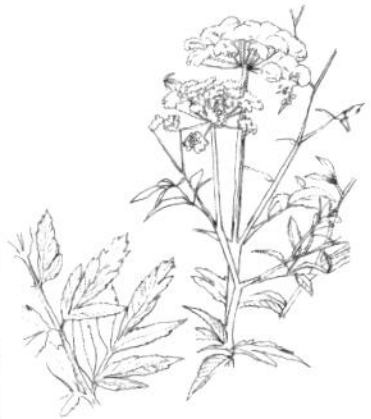

「毒芹」

長得跟可食用的芹類非常相似。唯一的不同點是根。毒芹的根和山葵一樣很大，切開後中間為一節一節的空洞。而一般芹類的根是小的。整株都含有劇毒的毒芹素，也有誤食後死亡的案例。應馬上催吐送醫！

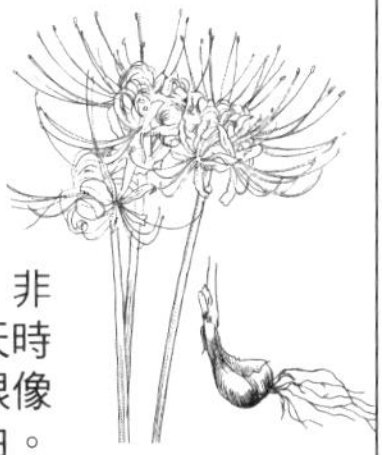

「石蒜」

秋天時會開出紅花，非常容易辨認；但春天時的葉子和鱗莖長得很像可食用的淺蔥和薤白。不過石蒜沒有蔥味，可以從這點辨認。誤食的話，會引發嘔吐等中毒症狀，甚至致死。應催吐送醫！

「美洲商陸」

因為名字裡有「商陸」，所以有時會被人拿來醃漬後誤食。而市售的醃漬商陸是用牛蒡薊的根去醃的。誤食的話會引發嘔吐或痙攣。應立即用手指催吐，迅速就醫！

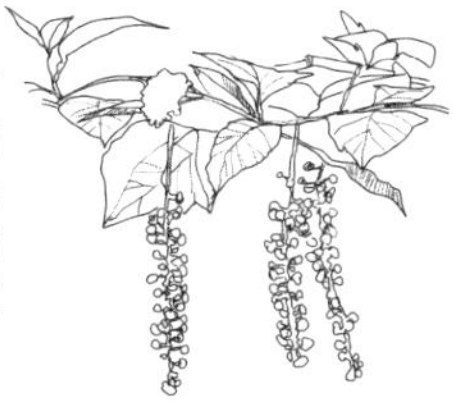

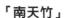

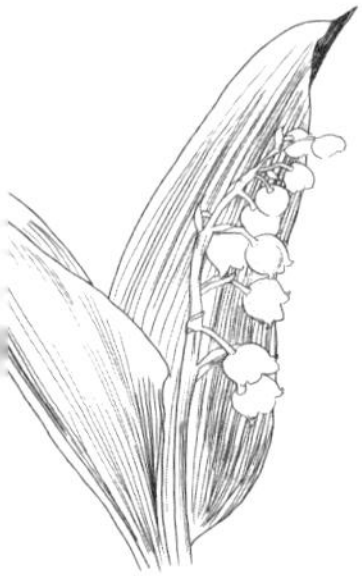

「鈴蘭」

會開出惹人憐愛的白花，是家庭園藝十分熱門的植物，但根部有毒。不開花的時期常常被誤認為茖蔥而遭誤食。誤食的話會導致下痢和全身麻痺。總之還是催吐送醫！

「日本莽草」

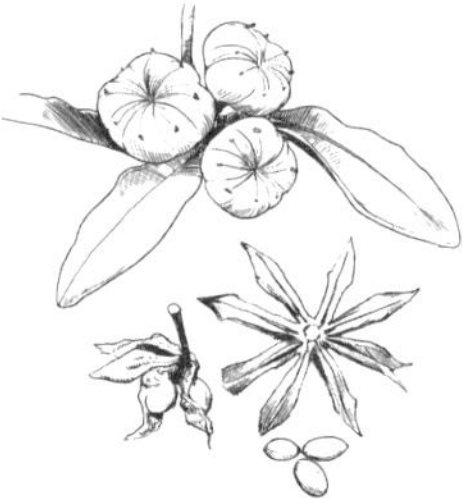

果實乍看很像中華料理常用的八角，好像可以吃。味道也很像栗子，因此很容易誤食。誤食的話會引起嘔吐或痙攣等中毒症狀。也有死亡的案例。總之就是催吐、送醫！

「福壽草」

早春時節常常被誤認為蜂斗菜而誤食。此外，也有出現過將之當成天然藥物治療心臟病而致死的案例。請絕對不要這麼做。誤食的話應立即催吐、就醫！

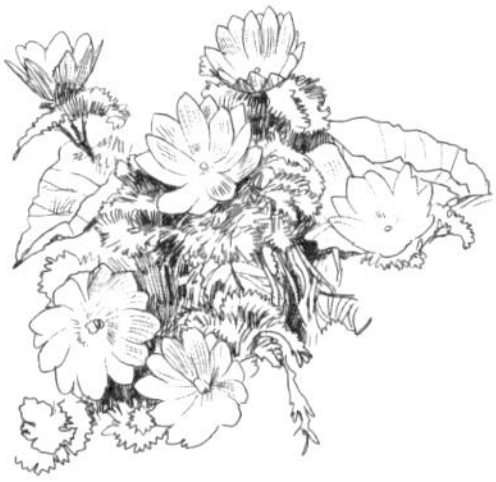

「金銀木」

夏天時會結出葫蘆狀的紅色果實。乍看好像可以食用，但誤食的話會引起嘔吐和痙攣，也有死亡的案例。跟南天竹一樣，應讓中毒者大量飲水，然後催吐送醫！

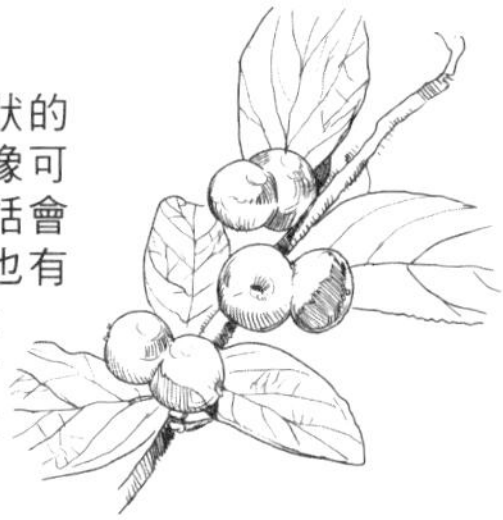

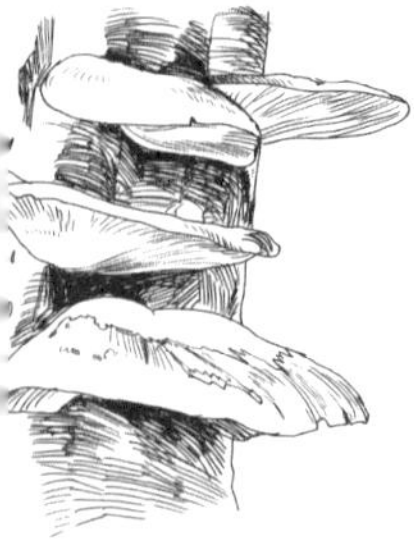

「月夜茸」

常叢生於枯木下，容易與香菇搞混而誤食。會引發劇烈的嘔吐和痙攣。應催吐後就醫。總而言之，是種就連「菇類達人」也可能會誤食的棘手蕈類。

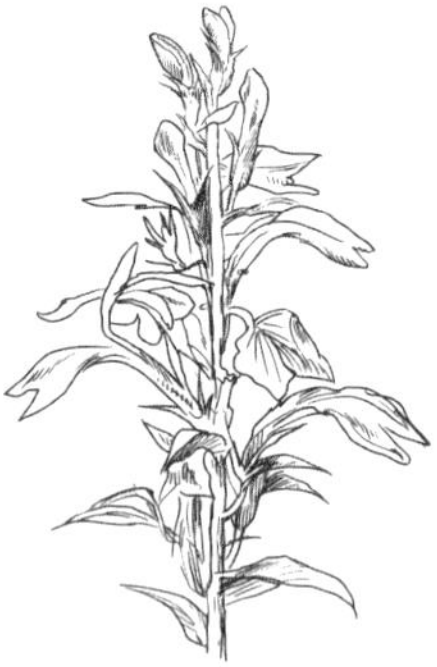

「山梗菜」

夏天時會開出美麗的紫花，在園藝店也買得到，然而全株皆含有毒性很強的生物鹼。誤食的話會引發嘔吐，同時也有死亡的案例，應小心注意。若誤食需催吐後就醫！

「豹斑鵝膏」

蕈傘上長有許多小瘤，根部為茶色的蕈類。誤食的話會導致嘔吐、下痢、呼吸困難。應催吐送醫。想要在野外活下去，不要隨便食用野生菇類乃是鐵則！

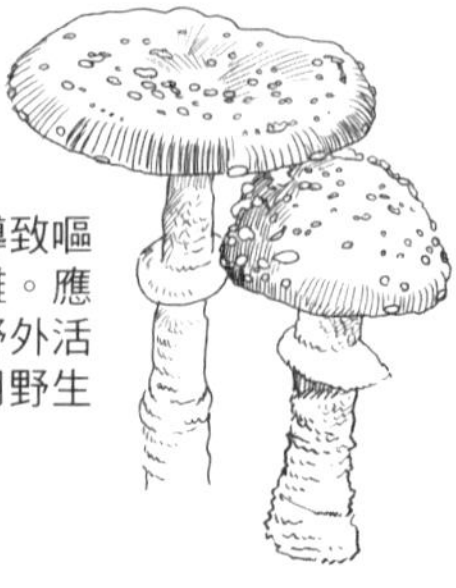

「洋金花」

日本全國隨處可見的植物，全株皆含有劇毒的生物鹼。根部常常被誤認為牛蒡而誤食。誤食的話會引起腹痛和下痢，嚴重的情況甚至會中毒死亡。總之仍是催吐後送醫！

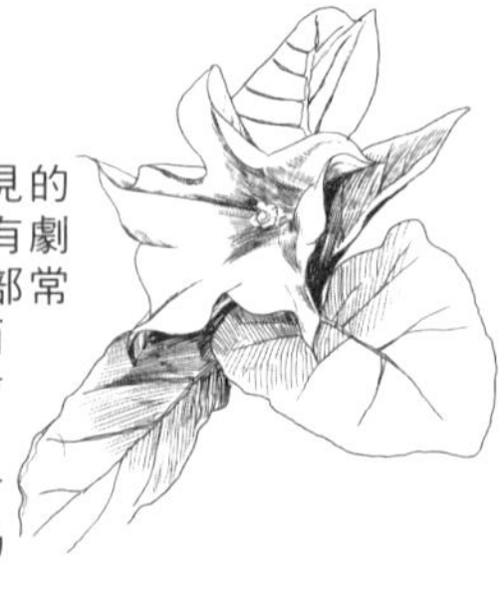

獵捕鳥類或小動物當成食材

儘管很多人都有在溪邊或海邊釣魚的經驗，但應該很少人曾經自己獵捕鳥類或動物來吃吧？畢竟，這些肉類通常都是用買的。

然而，當生命受到威脅時，我們便必須不擇手段地取得食物來源。如果不能取得包含鳥類和動物在內等能吃的東西，就無法活下去。這種時候，是無法不弄髒自己的手的。

因此，我們必須懂得確實取得食物的方法。那些方法，是集合了智慧和血汗，由我們的祖先發明出來的「技術」。若能確實學會那些「技術」，不論遇到什麼樣的狀況，你都一定可以活得下去！

然而，在日本想獵捕鳥和動物，通常要先取得執照。而且日本的狩獵法相當嚴格，包含鳥類28種、獸類20種等48種野生動物，都需要取得狩獵許可※。此外，可獵捕的數量、狩獵季、可狩獵區域、禁獵地區、可使用獵槍的時間、打獵的方式和打獵用具等，全都有嚴格的規定，必須留意。還有，獵捕鳥獸類時，也有一天可獵捕量的限制。有關狩獵和狩獵法的詳細內容，建議詢問各都道府縣的地方政府。因此，本節介紹的各種方法，都只限於緊急或危難時刻才能使用！

※日本可狩獵的鳥獸種類：鳥類＝夜鷺、綠頭鴨、麻雀等28種。此外連烏鴉也在名單內。至於獸類則包含野兔、亞洲黑熊、貉（狸貓）、狐狸等20種，其中還有野狗、野貓也算在內。

用手製「彈弓」獵鳥

彈弓是武器。請牢牢記住這句話，靈活運用吧！

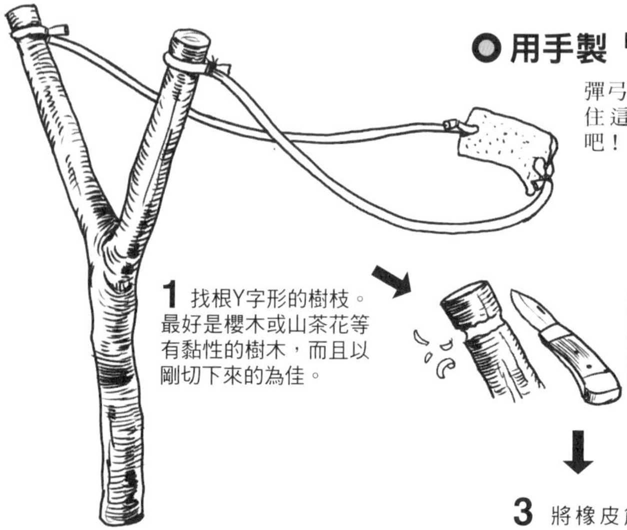

1 找根Y字形的樹枝。最好是櫻木或山茶花等有黏性的樹木，而且以剛切下來的為佳。

2 在樹枝兩端削出綁橡皮筋（圓條狀的最好）用的凹槽。

3 將橡皮筋綁在凹槽上（最好再用棉線打結固定）。

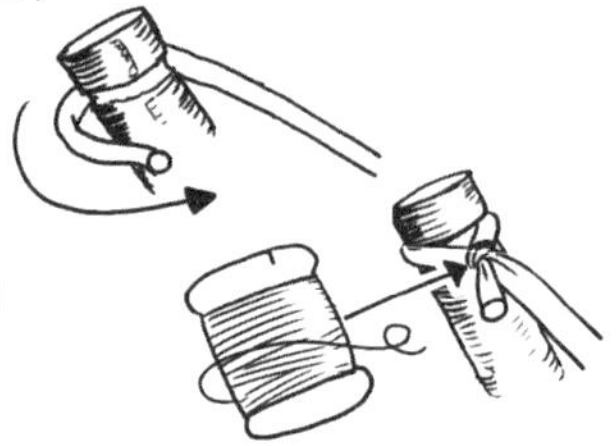

4 用輕薄柔軟的皮革等物，製作裝彈用彈丸座。將鹿皮有毛的那面朝內，左右綁上橡皮筋（這個部分最好也用棉線補強）。

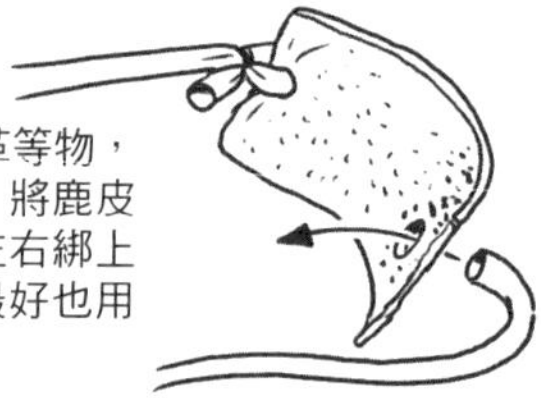

橡皮筋的長度，應為手臂伸直後，兩條橡皮筋可伸展到臉頰的位置為佳。

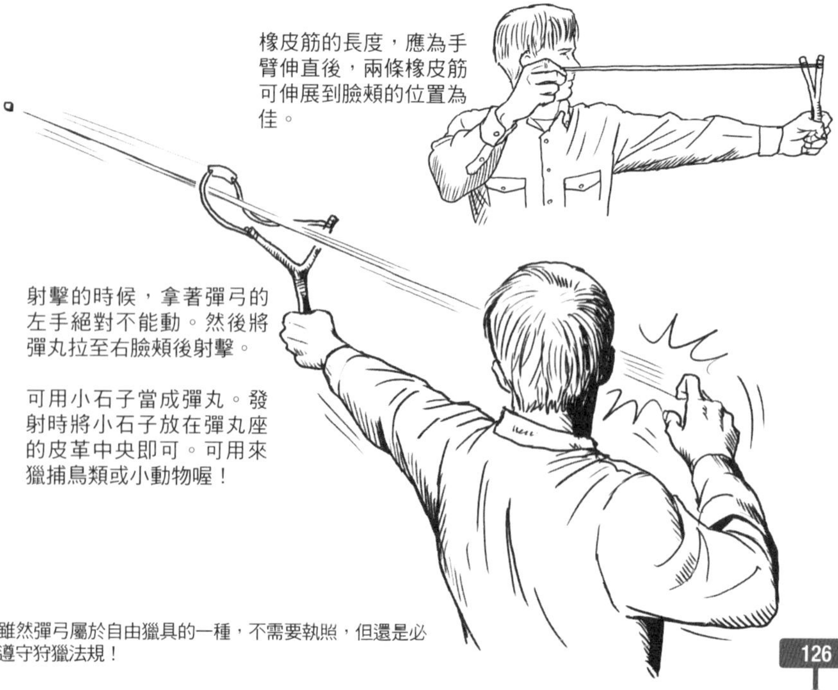

射擊的時候，拿著彈弓的左手絕對不能動。然後將彈丸拉至右臉頰後射擊。

可用小石子當成彈丸。發射時將小石子放在彈丸座的皮革中央即可。可用來獵捕鳥類或小動物喔！

※雖然彈弓屬於自由獵具的一種，不需要執照，但還是必須遵守狩獵法規！

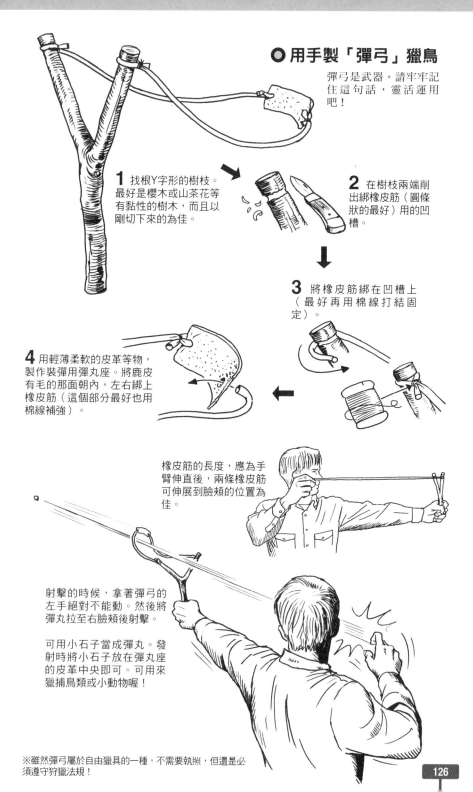

◎製作道地的「吹箭」

在水管用的PVC管（內徑16mm、長90cm）上，裝上同材質不同口徑的水管，就能做出道地的吹箭喔！

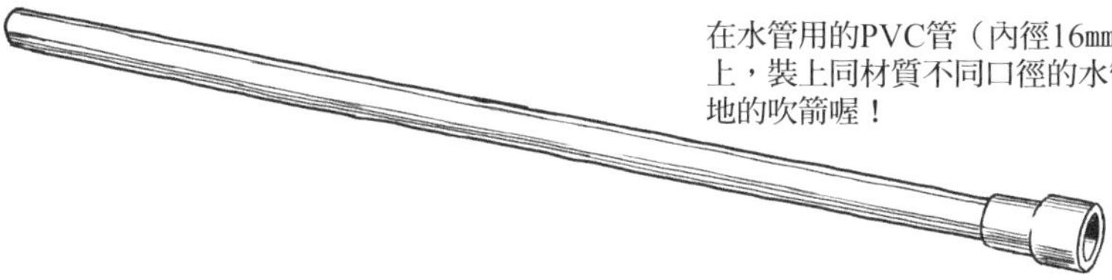

「製作箭矢」

1 將舊明信片或月曆（銅版紙）切成邊長約 9 cm的正方形，如左圖般用免洗筷夾著捲起，捲成尖銳的圓錐形，然後用透明膠帶固定住。

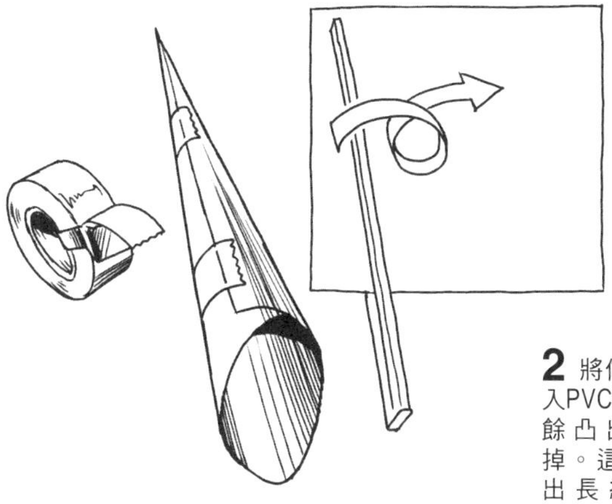

2 將做好的箭矢放入PVC管內，再把多餘凸出的部分切掉。這個大小可做出長約 8 cm 的箭矢。

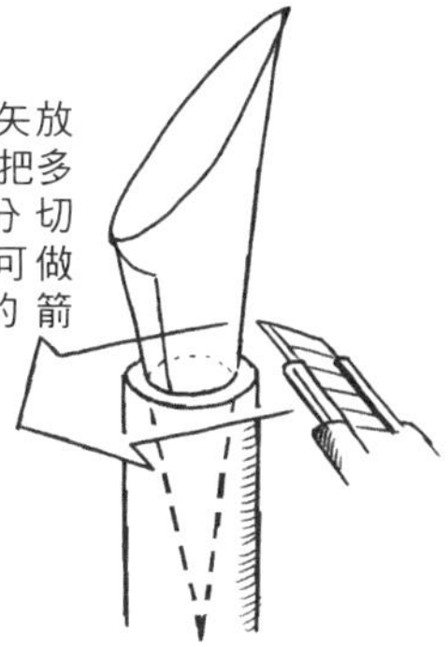

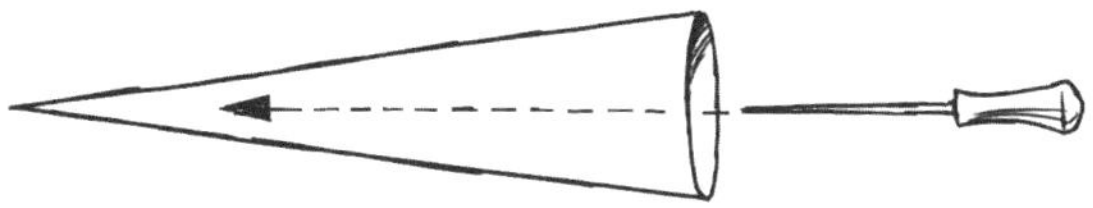

3 將長型圖釘塞入箭內，從尖端穿出，然後裡面塗上黏著劑固定，箭矢就完成了。

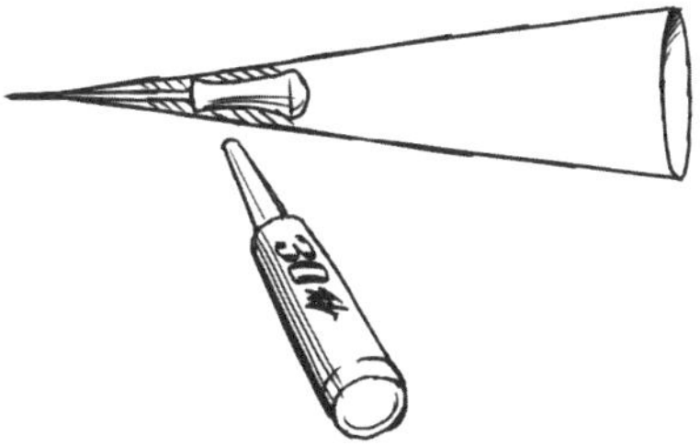

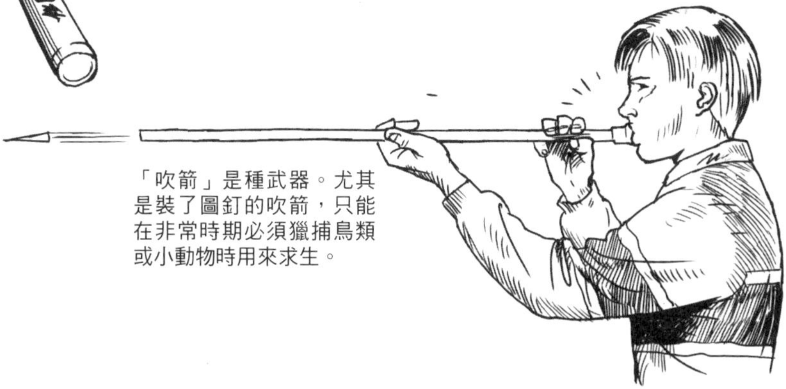

「吹箭」是種武器。尤其是裝了圖釘的吹箭，只能在非常時期必須獵捕鳥類或小動物時用來求生。

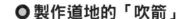

◎製作「弓箭」捕獵

「製作弓」

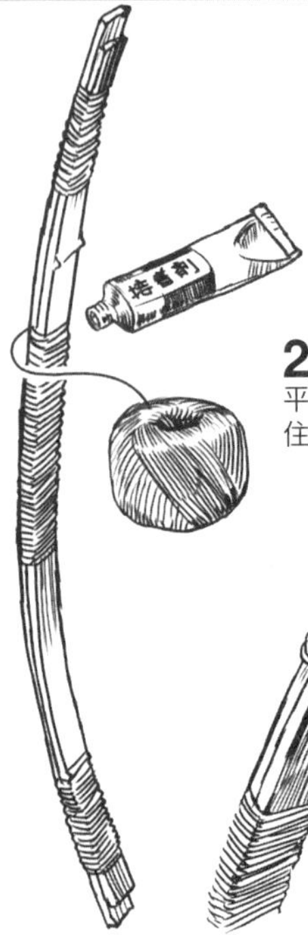

1 切兩支寬約 3 cm、長90～120cm的竹子（內側那支稍微切短）

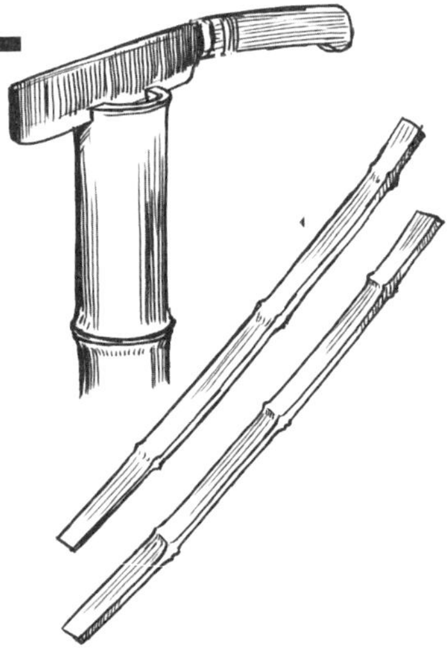

2 將兩支竹子貼合的地方削平，塗上黏著劑，然後用棉線綁住固定（綁在左圖所示的三處）

3 等黏著劑全乾後，便可開始製作弓弦。弓弦的材料是自繩文時代開始便在使用，用麻纖維扭成、塗上蜜蠟或松脂增加強度的繩線。亦可用粗棉繩或者是細尼龍繩代替。

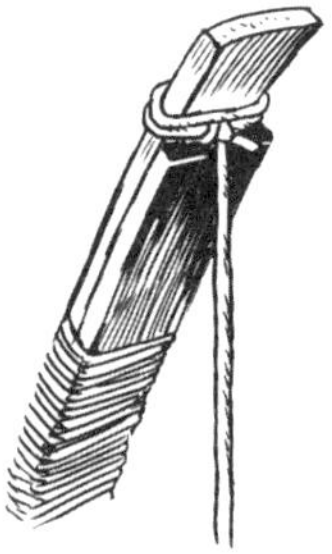

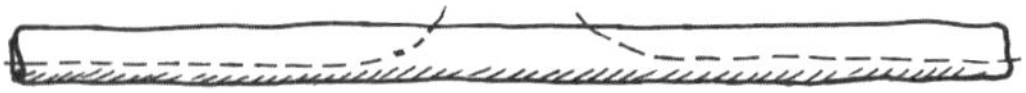

筆直好握的圓棒（木頭或樹枝）也能製作弓。只要削掉上圖的虛線部分，就能做出一柄好用、強力又精準的弓了。

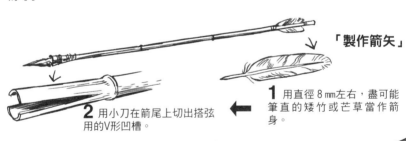

「製作箭矢」

1 用直徑 8 ㎜左右，盡可能筆直的矮竹或芒草當作箭身。

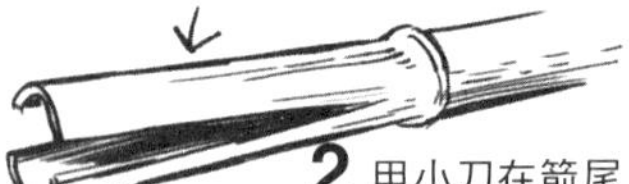

2 用小刀在箭尾上切出搭弦用的V形凹槽。

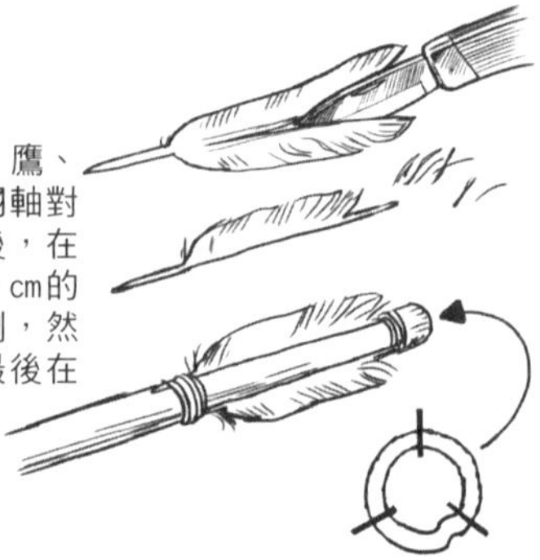

3 裝上箭羽。將鷲、鷹、或雉雞的羽毛沿著羽軸對半切開。切好三根後，在纏線的凹槽處 3 ～ 4 cm的位置如圖抹上黏著劑，然後用線綁住兩端。最後在纏線上也塗抹黏著劑。

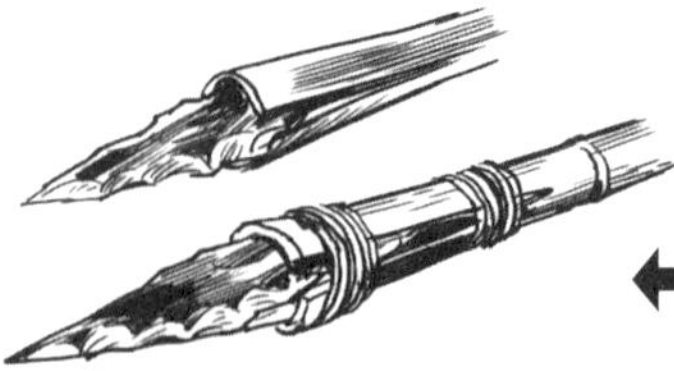

4 在箭身的前端接上P70製作的「箭頭」就完成了。

※這種箭矢是殺傷力很強的武器。我相信你不會亂用的！

設置捕鳥用的簡單「陷阱」

以下將介紹兩種雖然必須整天守在陷阱旁，但卻能確實抓到獵物的「陷阱」。

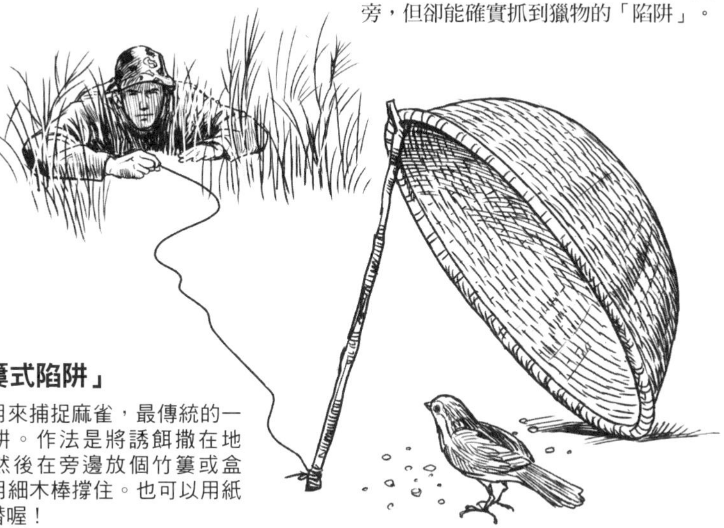

「竹簍式陷阱」

適合用來捕捉麻雀，最傳統的一種陷阱。作法是將誘餌撒在地上，然後在旁邊放個竹簍或盒子，用細木棒撐住。也可以用紙箱代替喔！

「竹彈簧陷阱」

利用竹的彈性和反作用力，一口氣把鳥打暈的獵捕方法。首先在要設置陷阱的地方撒上誘餌，聚集鳥兒。重複幾天後，再在餌場撒誘餌，捕捉起來會比較容易。

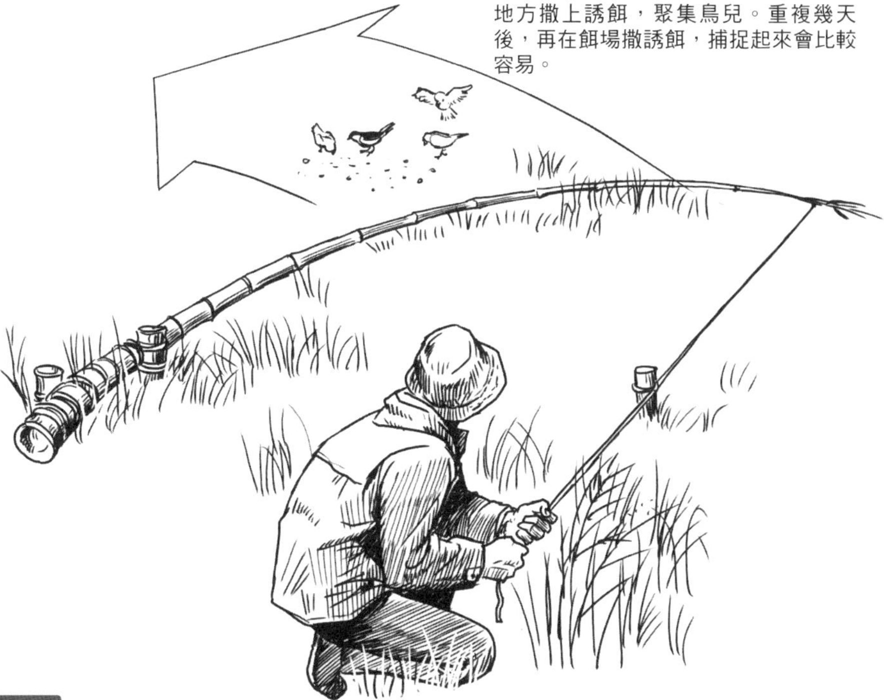

設計可捕捉小動物的「陷阱」

①最簡單的「套索陷阱」

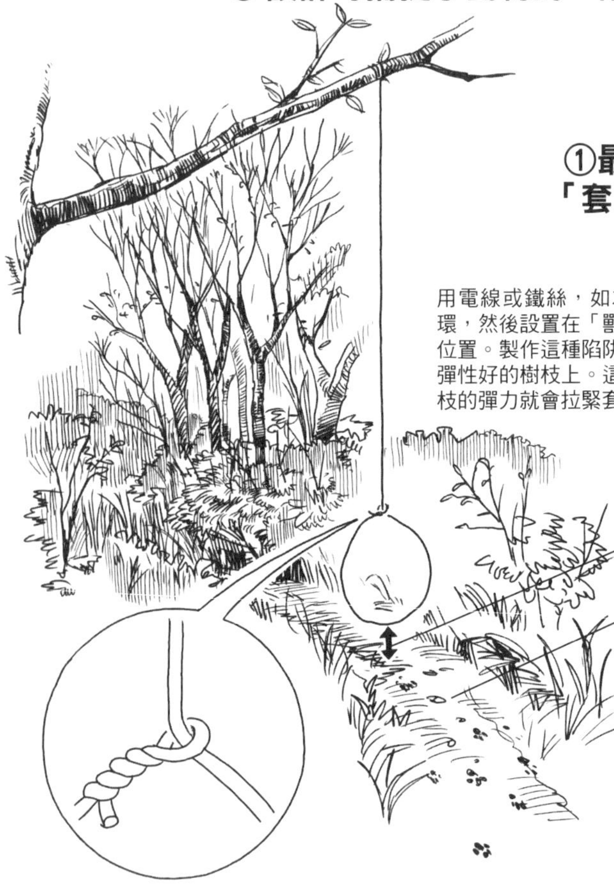

用電線或鐵絲，如左圖般自由綁出一個套環，然後設置在「獸徑」上離地10cm左右的位置。製作這種陷阱的訣竅，是把繩索綁在彈性好的樹枝上。這樣動物跳進套環後，樹枝的彈力就會拉緊套環。

獸徑：仔細觀察山野中的草叢，有時可以發現雜草的生長方式異於周圍的小徑。這就是「獸徑」。偶爾還能看到野獸的足跡或糞便，很好辨認喔！

陷阱最大的特徵，就在於設置好之後，即使沒有人整天看守，也能捕捉到獵物。這麼做的好處，是可以不用為了尋找食物而耗掉一整天的時間。此外，比起拿著獵槍在山中徘徊，也不需要耗費什麼體力，是十分有效率的狩獵方式。

然而，這並不代表用陷阱狩獵是件簡單的事。因為如果不了解動物的行為模式等習性，就無法決定設置陷阱的位置。所以，首先就從仔細觀察，找出動物平時行走的「獸徑」開始吧。

※在日本國內用陷阱狩獵，必須取得「網類・陷阱狩獵執照（原甲種狩獵執照）」。因此本處介紹的各種陷阱，只能在特殊或緊急時刻使用。

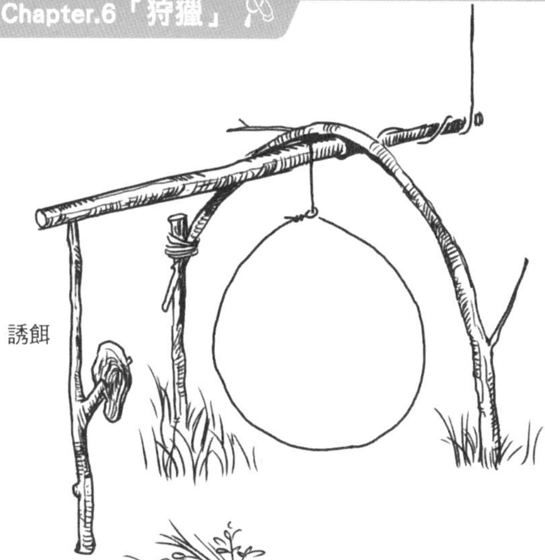
誘餌

②童軍式的「觸動式陷阱」

「套索陷阱」的進階版。獵物吃餌時會搖晃支撐桿，鬆開上面的樹枝，令套環的部分彈起、縮緊套環。設置誘餌的方式是這種陷阱的重點。

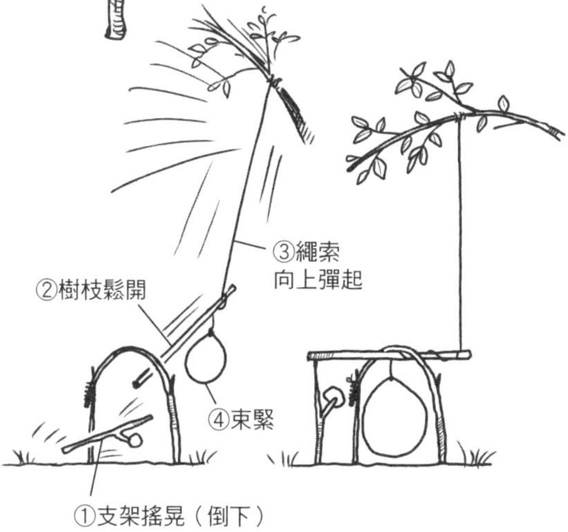
③繩索
向上彈起
②樹枝鬆開
④束緊
①支架搖晃（倒下）

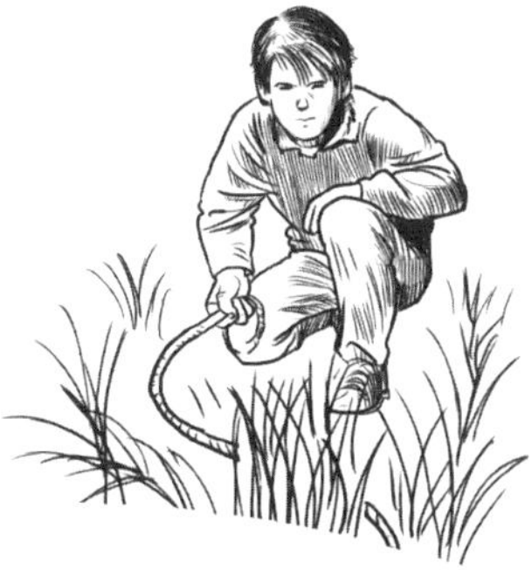

③「收束式陷阱」

在鳥兒或野獸站上誘餌台的瞬間拉緊繩套，一種古老的看守式陷阱。沉著地等待獵物上門，享受狩獵的樂趣吧！

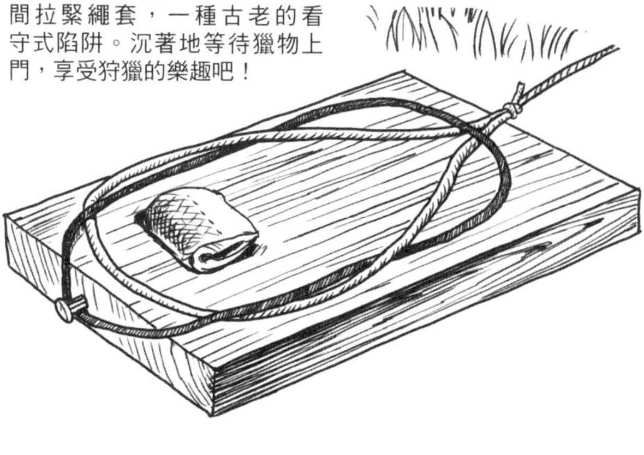

④「磚頭陷阱」

用三塊磚頭排成匚字形，然後在中央斜壓一塊磚頭，用小樹枝撐住。當麻雀飛下來停在樹枝上時，就會和樹枝一起掉下去，被磚頭蓋住。磚頭的周圍則撒上米粒當餌。

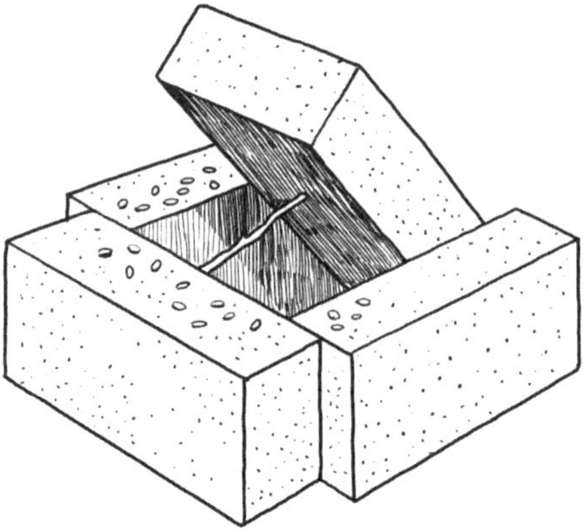

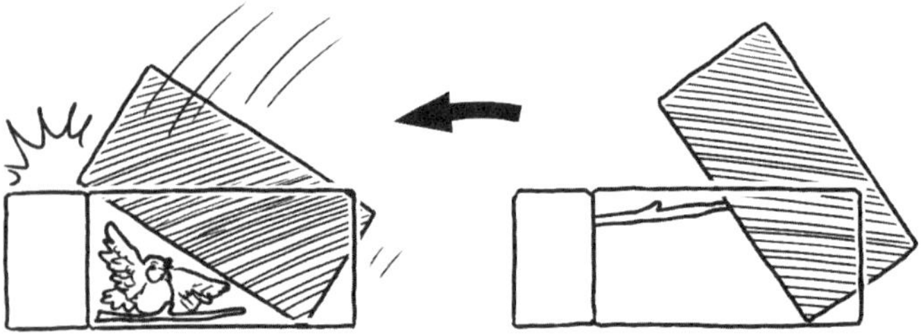

⑤用「地洞陷阱」獵捕大型動物

依照地洞和上蓋的大小，可以用來捕捉各種不同體型動物的陷阱。就連大型的動物也能捕獲唷！

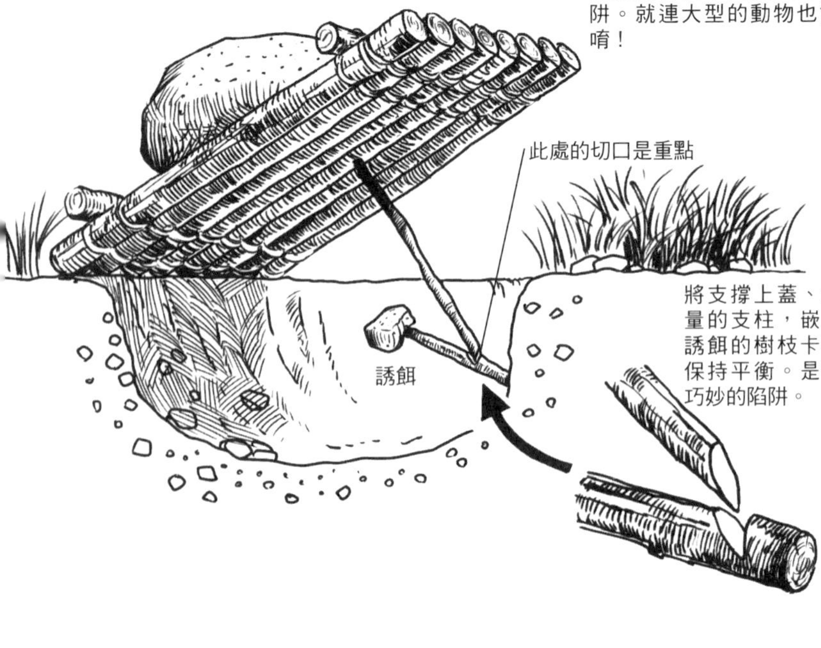

將支撐上蓋、承受重量的支柱，嵌入插著誘餌的樹枝卡榫上，保持平衡。是種十分巧妙的陷阱。

不用「釣具」捕魚的方法

捕魚的方法大略可分為以下兩種。也就是「必須經常看守的捕魚法」和「不需經常看守的捕魚法」。

「必須經常看守的捕魚法」聽起來雖然有點複雜，但其實就是以釣魚為代表，必須直接盯著魚；又或是預測魚的位置，直接與魚群接觸的捕魚法。其中最簡單的方式就是「徒手抓魚」。此外「震魚法」、「刺魚法」、「撈網捕魚」也都屬於此種捕魚法。還有在河面上撒下大範圍的漁網，然後棒子拍打河面讓魚跑進去的「趕魚法」也是。一般漁船大部分也都是採用這種捕魚法。這類捕魚方式的共通點，就是手段都具有攻擊性，非常重視捕魚的過程。然而，由於在抓到魚之前必須一直進行獵捕，所以無法從事其他作業。

另一方面，「不需要經常看守的捕魚法」只要設好機關，便能回去睡覺，或是進行其他作業，不費吹灰之力地抓到魚，是種非常優秀的捕魚方式。諸如「將竹葉沉入水中的捕魚法」、「用筌捕魚的方法」以及「定置漁網」就是此類，其中「魚梁捕魚」更是這類漁法的代表。「魚梁法」不僅可靠，還可以一次抓到大量的魚；依照機關設置的方式，甚至有可能把一條河川裡的魚全部抓完，所以也是一種非常危險的捕魚方法。而保護自然資源，同時也是讓人類在這星球上長久生存下去的方法！

①不用釣具捕魚的基本方法「徒手抓魚」

最簡單確實的捕魚方法。首先，悄悄地走進河中，靠近躲在岩石或石頭下、河床底等陰涼處休息的魚，從下方徒手抓住。

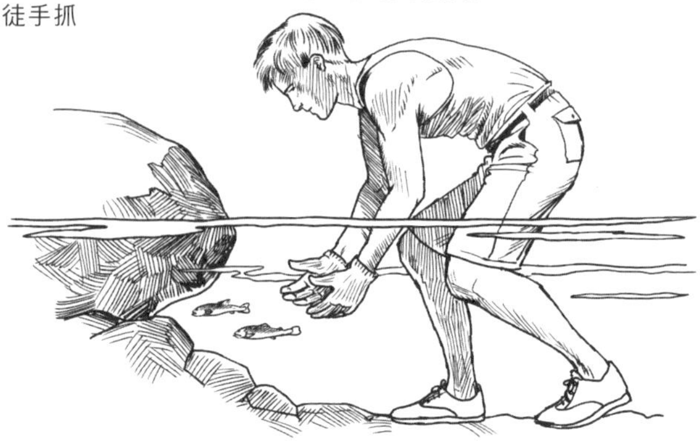

②「將竹葉沉入水中」一口氣抓住魚群

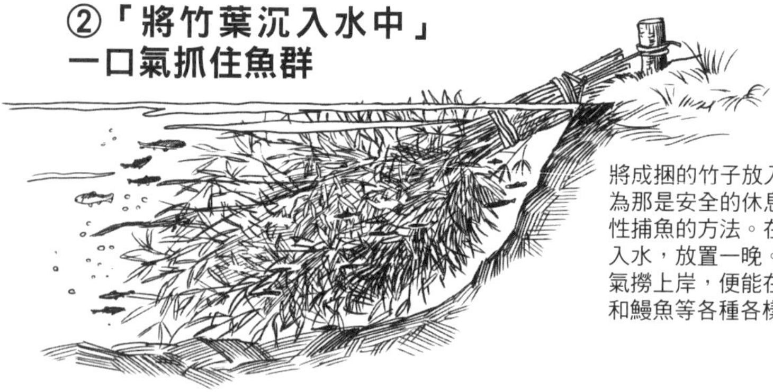

將成捆的竹子放入水中，令魚兒以為那是安全的休息處，利用魚的習性捕魚的方法。在傍晚時分讓竹捆入水，放置一晚。等到早上再一口氣撈上岸，便能在竹葉裡找到小魚和鰻魚等各種各樣的魚。

③緊急時刻用的「震魚法」

以大石頭撞擊岩石，運用衝擊波震暈魚，令其浮上水面的捕魚法。現在很多河川都禁止採用這種捕魚法，所以只有在攸關生死的危急時刻才能使用！

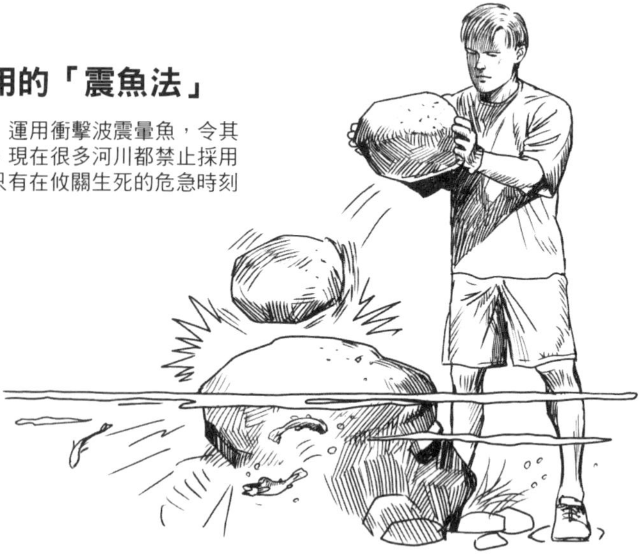

◎製作「魚叉」刺魚

「製作魚叉」

1 將粗鐵絲或腳踏車車輪的輻條如下圖般彎曲，然後前端用銼刀磨尖。

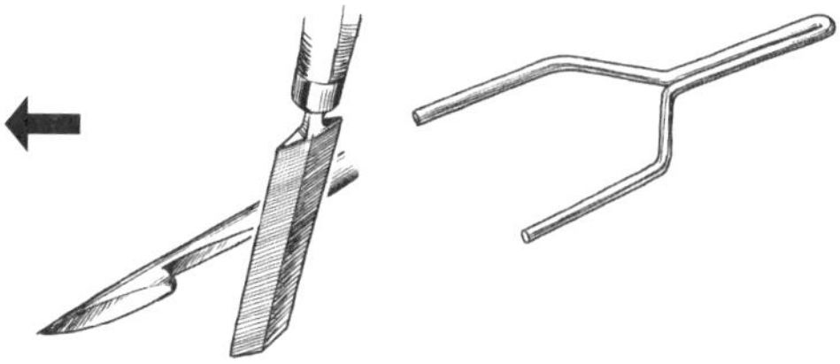

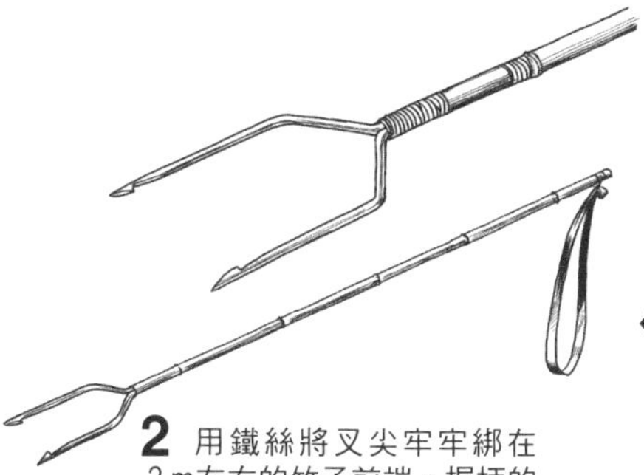

2 用鐵絲將叉尖牢牢綁在2m左右的竹子前端。握柄的部分則裝上一條強韌的橡皮筋（也可用輪胎的內胎代替）、折成圓圈套，就大功告成了。

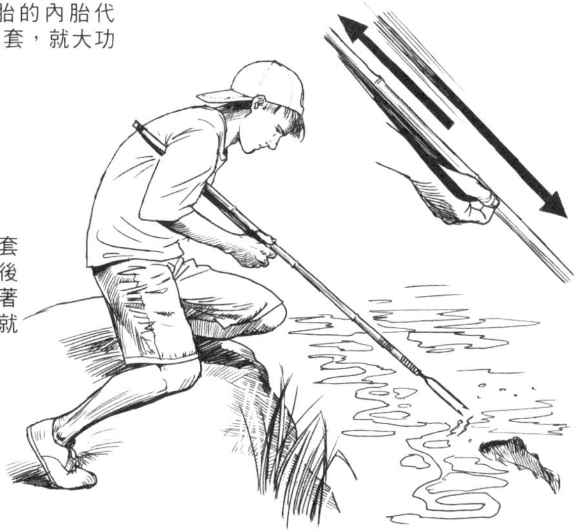

操作的方式是將橡皮筋套在拇指上，然後用力向後拉緊，再握住竹竿。接著瞄準魚身放開手，魚叉就會一口氣射出去喔！

跟用魚網和魚梁相比，用「魚叉」捕魚是一種非常沒有效率的方式，所以不建議在缺乏存糧的緊急狀況下採用。然而，這種漁法可以體驗和獵物一對一對決，以及瞄準大魚獵捕的成就感。

到河川實際使用時，剛開始魚叉通常不會筆直往前射。因為放開握柄讓橡皮筋縮回拇指的時機很難掌握。但只要學會的話，就能自如地操作了。

一起來挑戰看看一擊命中大魚吧！

◎用T恤製作「魚網或撈網」捕魚

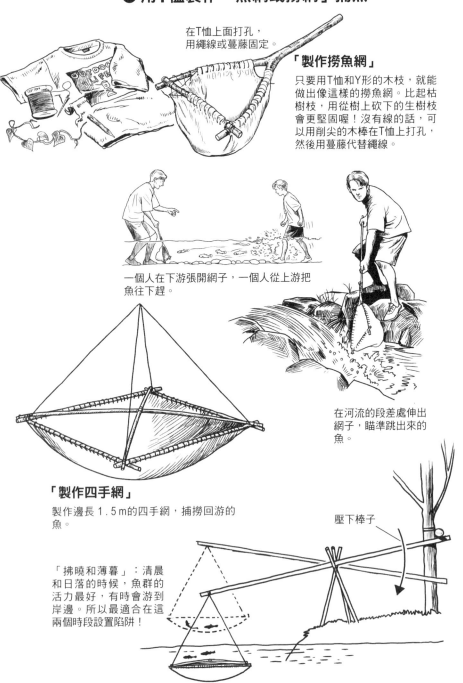

在T恤上面打孔，
用繩線或蔓藤固定。

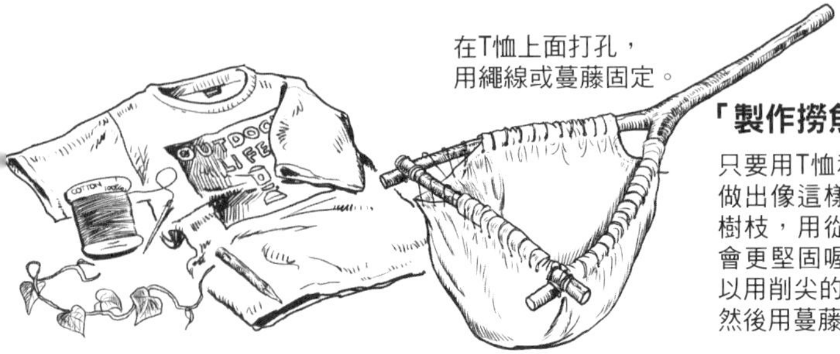

「製作撈魚網」

只要用T恤和Y形的木枝，就能做出像這樣的撈魚網。比起枯樹枝，用從樹上砍下的生樹枝會更堅固喔！沒有線的話，可以用削尖的木棒在T恤上打孔，然後用蔓藤代替繩線。

一個人在下游張開網子，一個人從上游把魚往下趕。

在河流的段差處伸出網子，瞄準跳出來的魚。

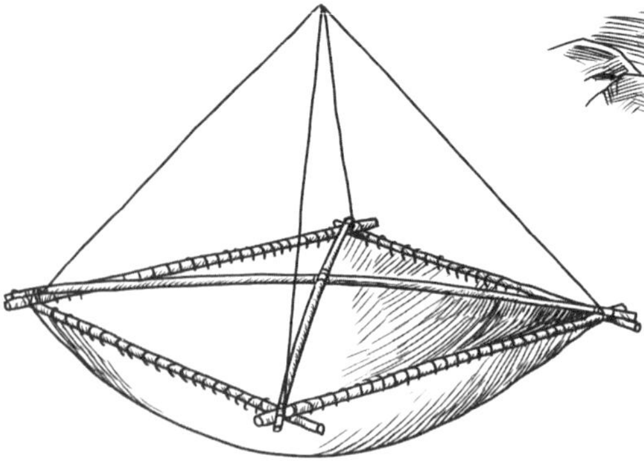

「製作四手網」

製作邊長 1．5 m的四手網，捕撈回游的魚。

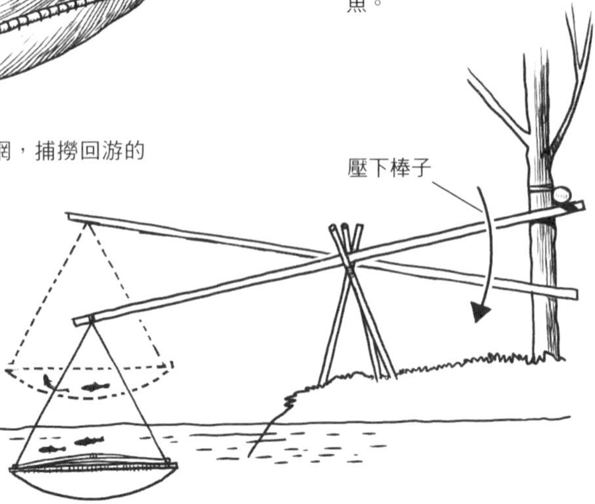

「拂曉和薄暮」：清晨和日落的時候，魚群的活力最好，有時會游到岸邊。所以最適合在這兩個時段設置陷阱！

設置「魚梁」捕魚

在河邊堆疊石頭縮小河道，然後用繩子綑綁竹子或細木枝，做成簾板狀的魚梁，設置在河道變窄的地方。

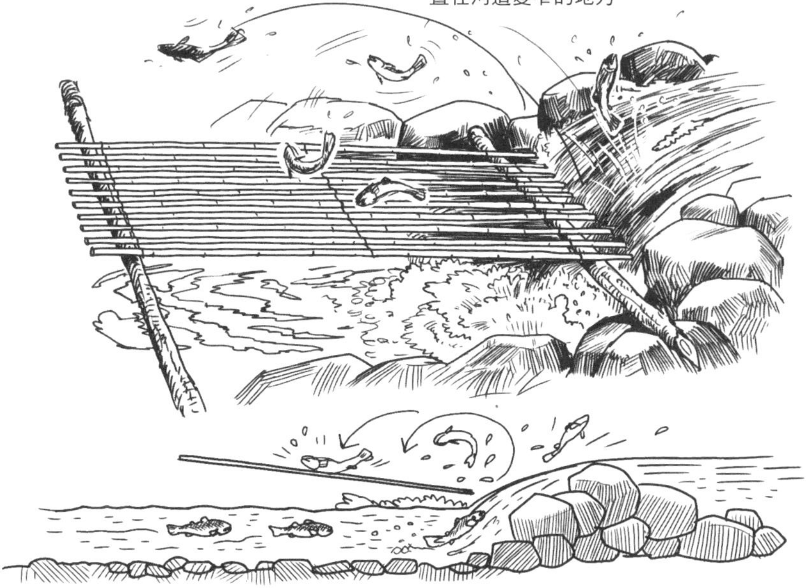

用寶特瓶製作「筌」

要捕捉小魚或釣大魚用的小蝦等魚餌時，很適合用這種寶特瓶製的筌。筌是一種魚進入後就游不出來的機關。

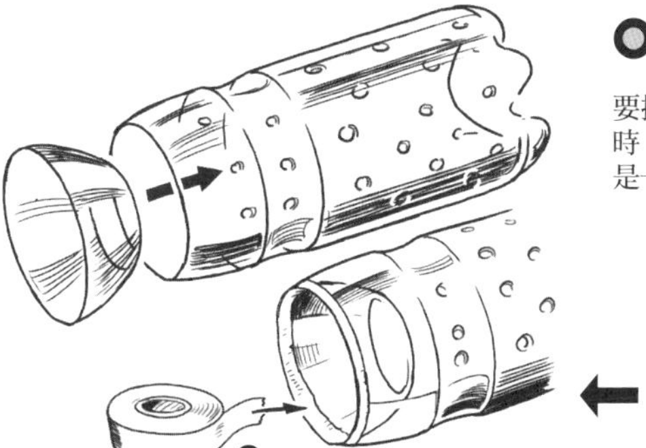

「作法」

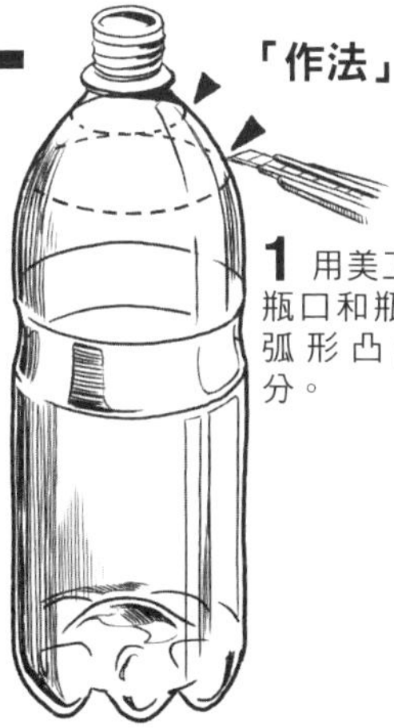

1 用美工刀切下瓶口和瓶身上部弧形凸起的部分。

2 將切掉的部分倒過來插入切口，用塑膠貼布固定，然後在瓶身全體開滿小孔就完成了。做好後再綁上一條繩子，以免被水流沖走。

在瓶內放入蚯蚓或魷魚絲等魚餌和石頭之類的壓艙物，沉入河底。此外也可以用在海邊喔！

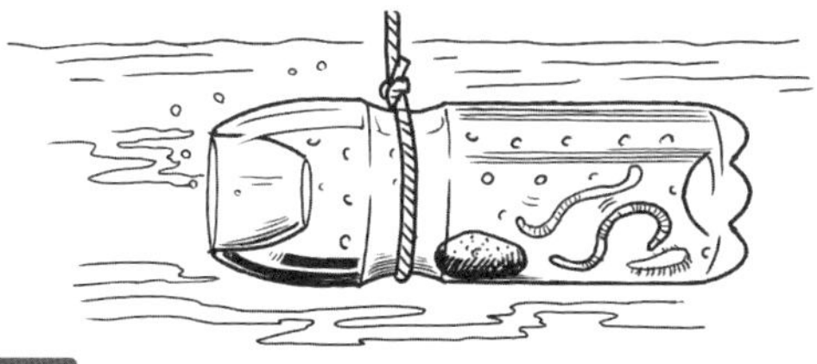

◎製作捕捉大魚用的正統「筌」

一起用竹子或柳枝等可彎曲的材料，動手製作能捕捉大魚的正統「筌」吧。

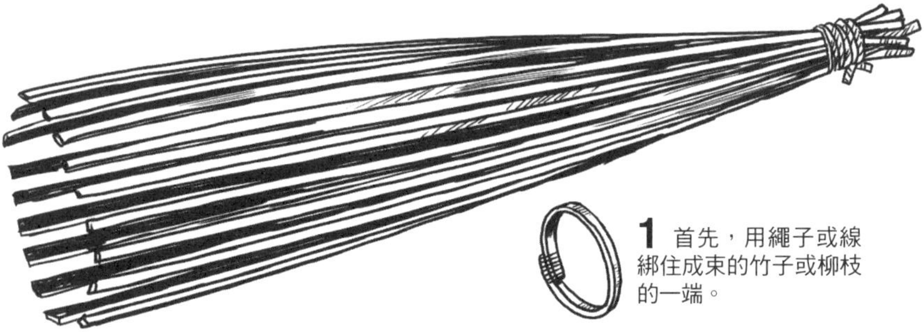

1 首先，用繩子或線綁住成束的竹子或柳枝的一端。

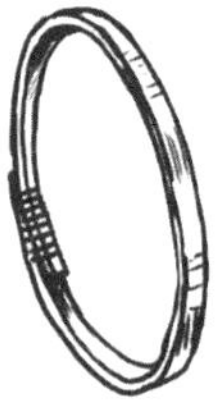

2 用相同的材料做兩個小圓圈（預想魚的大小來做），然後分別套在入口和中央偏後的位置。

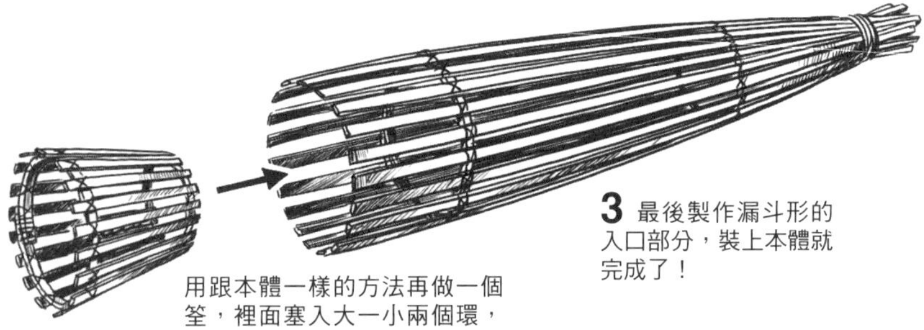

3 最後製作漏斗形的入口部分，裝上本體就完成了！

用跟本體一樣的方法再做一個筌，裡面塞入大一小兩個環，然後切掉兩端，就能做出漏斗形的入口。

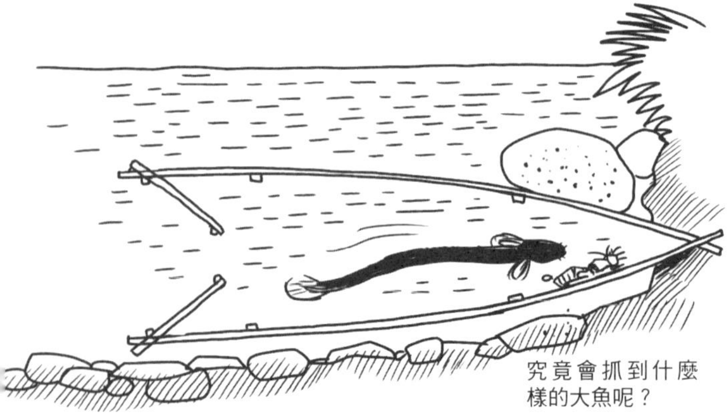

在筌的裡面放入蚯蚓或廚餘等誘餌，然後安裝在河底或大石頭下。並在筌的裡面或上面壓上一塊石頭，防止筌浮起來。

究竟會抓到什麼樣的大魚呢？

自製釣具來釣魚

記住「釣具」的基本知識！

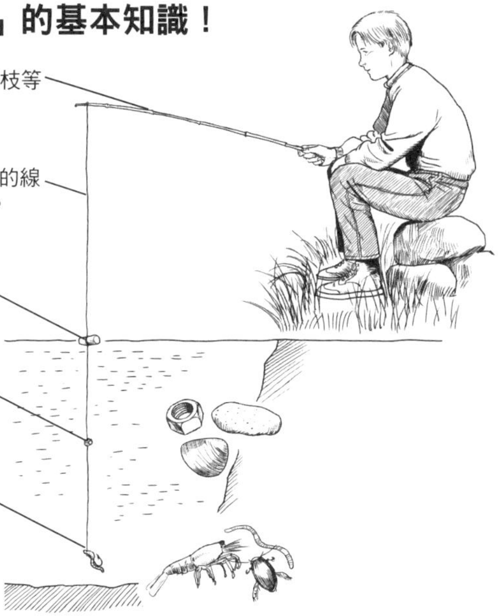
釣竿應選用竹子或柳枝等有彈性的材質。
只要是風箏線等堅固的線狀物，都可當成釣線。
浮標可用枯枝或保麗龍製作。
用石頭、貝殼、或螺栓當成鉛錘。
魚餌可用蚯蚓或水生蟲類，或是揉成團的麵包或蜂蜜蛋糕製作，也可用鮭魚子和香腸等代替。

用「木頭或骨頭」製作釣鉤

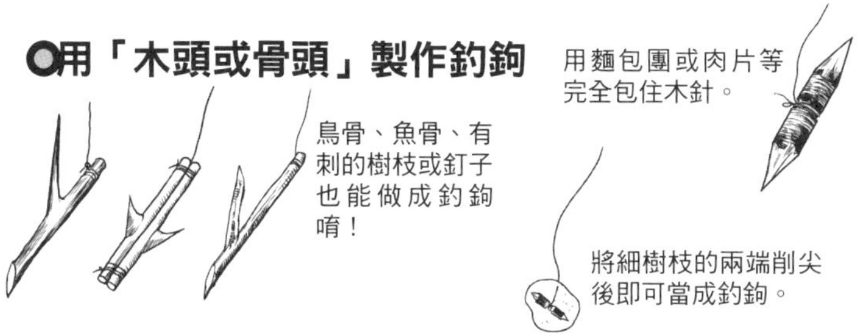
鳥骨、魚骨、有刺的樹枝或釘子也能做成釣鉤唷！
用麵包團或肉片等完全包住木針。
將細樹枝的兩端削尖後即可當成釣鉤。

釣魚是一種利用魚的習性捕魚的方法。在日本，有句釣魚術語叫作「配合水深投餌」。意指依照目標魚種活動的水深，調整浮標和負重物來投餌。

在不同的季節和水溫下，魚群活動的水深和地點也不一樣。只要知道魚的習性和喜歡的餌種，即使不依靠電動捲線器或碳纖維釣竿，也能用DIY釣具掉到大魚喔！

※釣竿和釣線的長度應盡量相等。浮標至釣鉤的長度即是「水深」；決定這段的長度後，再配合釣線決定釣竿的長度。

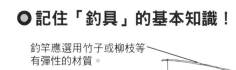

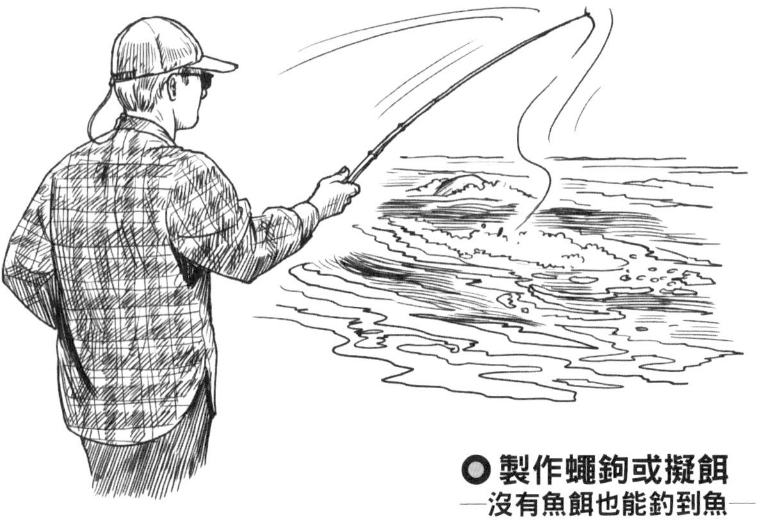

製作蠅鉤或擬餌
—沒有魚餌也能釣到魚—

「製作蠅鉤」

用線將鳥的羽毛或動物的體毛綁在釣鉤上。纏線的部分可塗上黏著劑或指甲油防水。

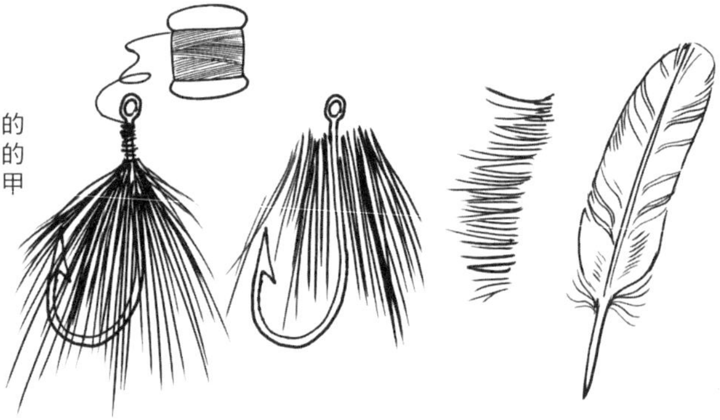

「製作擬餌」

擬餌中有種名為「Spoon（湯匙）」的種類。是某人偶然把湯匙掉到河裡，發現魚群被湯匙在水中的反光吸引而來，因此而發明的擬餌。只要在真正的湯匙上裝上鉤子，也能做得出來喔。

此外啤酒瓶開過的瓶蓋，也能用來製作擬餌。我自己就曾在箱根的蘆之湖用這種餌釣到30cm的鱒魚喔！

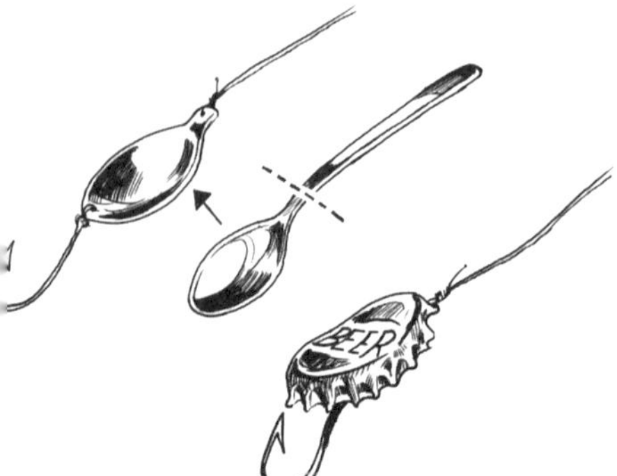

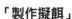

魚的主要食物來源是水棲昆蟲或其羽化後的成蟲。而蠅鉤就是模仿這種昆蟲的外型而做的。至於擬餌則是利用魚類會追捕移動物體的習性來引魚上鉤。只要有蠅鉤和擬餌，即使沒有魚餌也能釣到魚！

災難來臨時的「糧食」

——生長在都市的野草可以這麼吃——

災難發生時的「糧食」，應該從平日就開始儲備。

儲備的量至少需要一星期份；如果住在大都市的話，最好準備全家人兩週份的糧食（當然還有飲水，以全家每人每天最少三公升計算）。因為當大都市遇上大災難時，消防、警察系統等救援單位，很可能也會成為需要救援的對象。總而言之，努力自助、互助合作，才是活下去的正確方法。

至於儲備糧食的時候，乾麵包等緊急食糧當然也很重要，但除此之外像是每天三餐都會用到的白米或麵餅、小麥、麵條和義大利麵等麵類，以及罐頭、乾貨甚至調味料等，最好或多或少也準備一些，等快過期時再拿出來吃掉、然後補上新貨，用沒有壓力的方式儲備糧食。在特價時多買的那一份，說不定會拯救你的性命呢！

「儲備糧食已經見底，救援也遲遲不來，陷入最糟糕的狀況……」，雖然陷入這種嚴重事態的可能性非常低，但我們仍必須時常做好「最壞情況發生時的準備」。然後，希望大家可以在上學的時候，找找生長在路旁或公園，以及神社和寺廟等地方，萬一真的遇到那種狀況時可以當成食物的野草。

雖然我們只能祈禱那種狀況不會發生，但還是希望大家從平時就把這些知識當成常識，多留意一下自己身邊「可以吃的東西」！

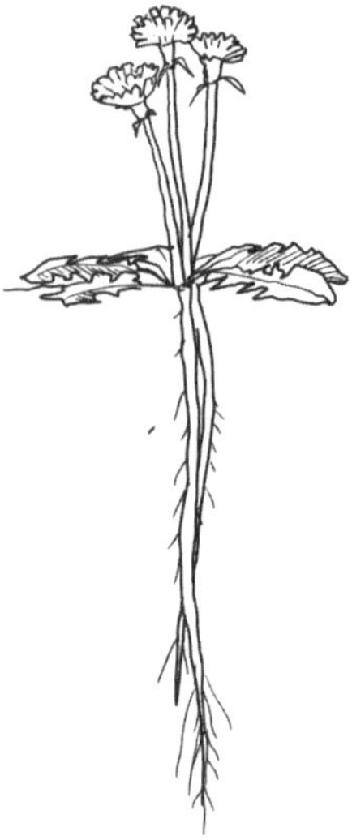

◎吃盡「蒲公英」！

「蒲公英」是種從花、莖、葉、到根全部都可以吃，又生長在都市區的野草之王。
「花」可油炸做成天婦羅，或是水煮後放在沙拉上。「莖和葉」則可油炸、熱炒、或是稍微汆燙後拌醬油或當沙拉。葉的部分，生長在花萼下的柔軟嫩葉非常好吃。「根」則可炒過後用醬油調味做成金平，或是拿來泡蒲公英咖啡，總之完全沒有不能用的部分。至於摘採的方式，應稍微撩起葉子，然後將鏟子深深插入土裡，連根一同挖起。只要輕輕抓住葉子的根部向上拉，就能整株從土中拉出。以下將介紹兩種以蒲公英為材料的料理。

「品嘗蒲公英咖啡！」

1 將蒲公英的根部仔細洗乾淨後剁碎。

2 放在太陽下曬乾後，用煎鍋煎至巧克力色，然後轉為小火繼續煎。

3 煎好後用石頭敲碎（或者直接泡也可以），磨成粉狀。

4 用絲巾之類的布料代替濾紙，倒入熱水就完成了！

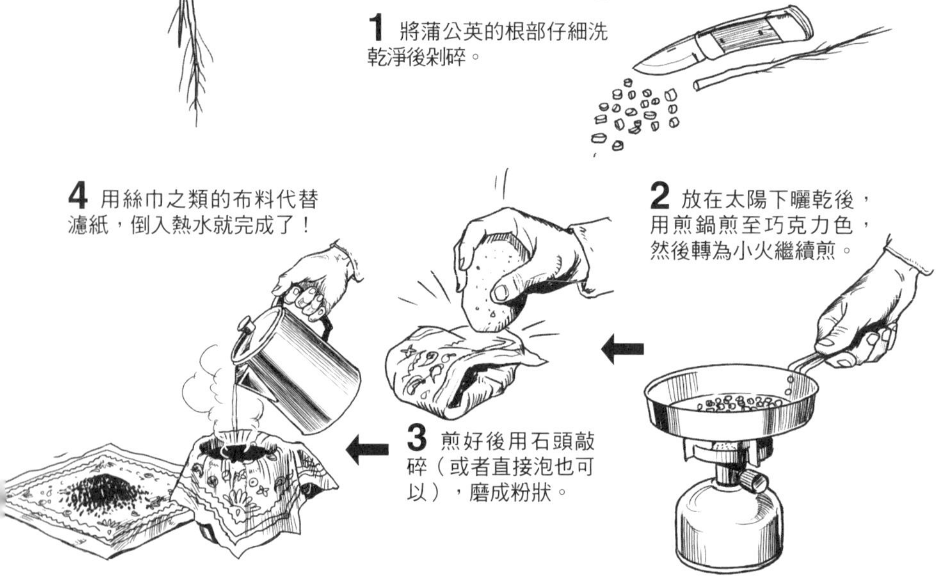

「韓式蒲公英沙拉」

①在碗內放入醬油 4 大匙、麻油 2 大匙，還有醋、味醂、蒜泥、辣椒粉、芝麻粉各少許，仔細攪拌後製成特製沾醬。
②將蒲公英的葉子（花萼下的嫩葉）仔細清洗後瀝乾，切成容易入口的大小。
③將切好的葉子放入①的碗中，均勻攪拌後就完成了。

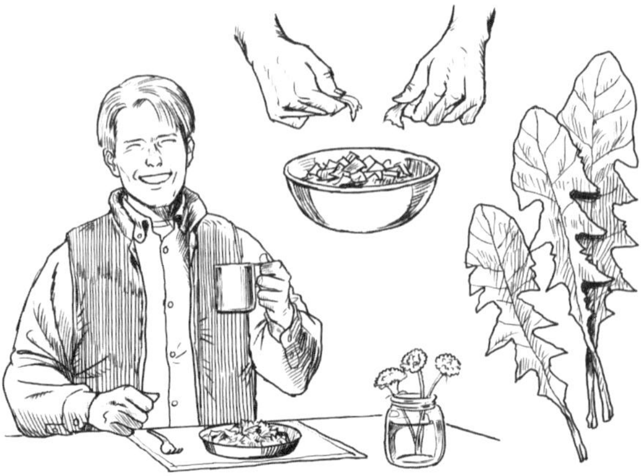

Chapter.7

睡眠

為了活到明天

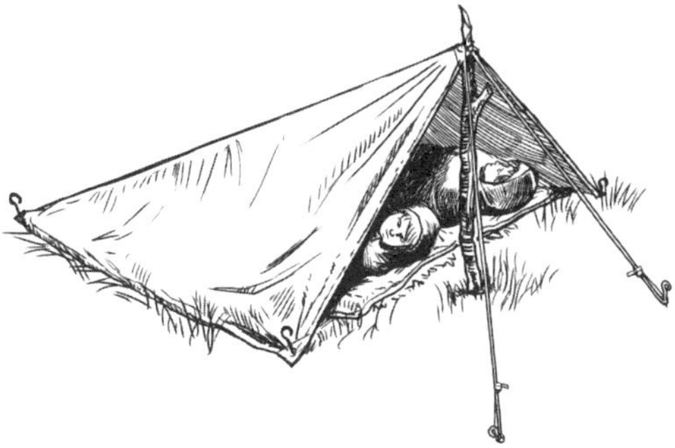

一覺好眠的正確露宿方法

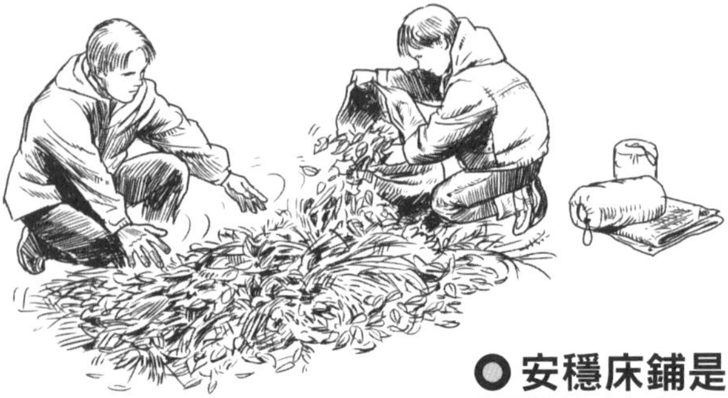

安穩床鋪是舒眠的基礎！

正因為露宿野外，才要把床鋪弄得跟家裡睡的床鋪類似。

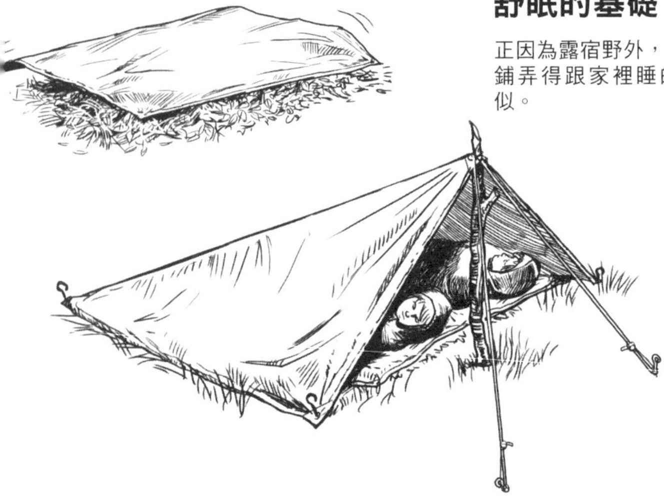

無論處於什麼情況下，打造一張類似平常在家使用的寢具和床鋪，都是一覺到天明的條件。在野外，尤其是求生的狀況下，疲勞的累積甚至能要了你的命。所以，每天充足的睡眠，乃是活下去的絕對條件。

露宿的時候，如果直接睡在地上，體溫會從與地表的接觸面流失，而且土壤的溼氣會進入身體，一定睡不好。因此，首先要在地上鋪一層代用的床墊。只要蒐集四周的枯草或枯葉就可以了。這種時候，還要盡量把床鋪得平整。除此之外，最好能再罩上一層防水布。同時，因為日本的環境很容易出現夜露，建議搭個可以覆蓋床鋪整體的簡單屋頂會更好！

利用樹木搭建遮蔽處

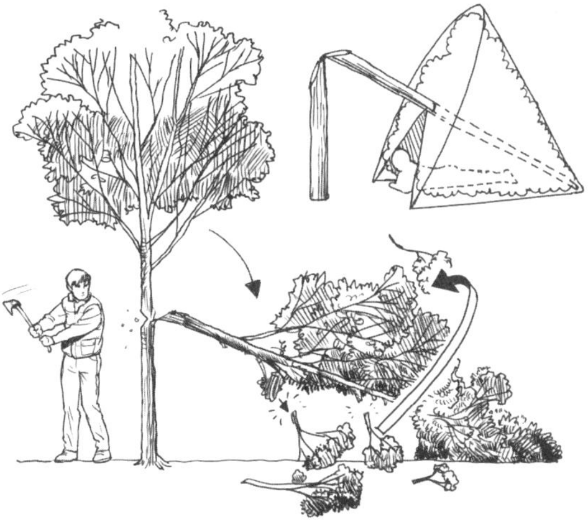

在森林地區必須快速尋找安全的庇護所時，可以將樹木從與自己身高差不多的位置從中砍倒，搭建遮蔽物。折斷的部分不要完全砍斷，然後將內側的雜枝通通清掉，就能做出居住空間（砍掉的樹枝可拿來當屋頂）。不過，這個方法只限於緊急的時候採用。

利用岩蔭或自然形成的凹洞處搭建遮蔽物

可以在自然界中輕鬆搭建起來的遮蔽物。只要在入口用樹枝架出遮蔽風雨用的擋牆就可以了。不過，岩蔭和山洞可能住著危險的生物，一定要提高警覺。

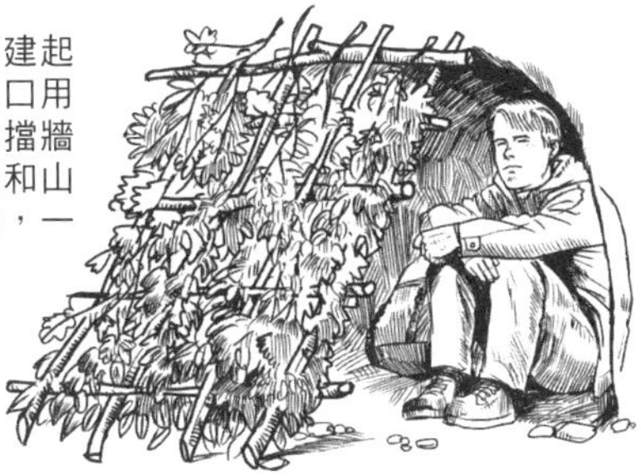

搭建臨時小屋

找兩根充當柱子用的木頭，然後放上一根橫木，再架上一片用小樹枝或樹葉做成的單斜面屋頂，就能搭好一間臨時小屋。柱子用的木頭可用從活木上砍下來的樹枝，插在地上代替。

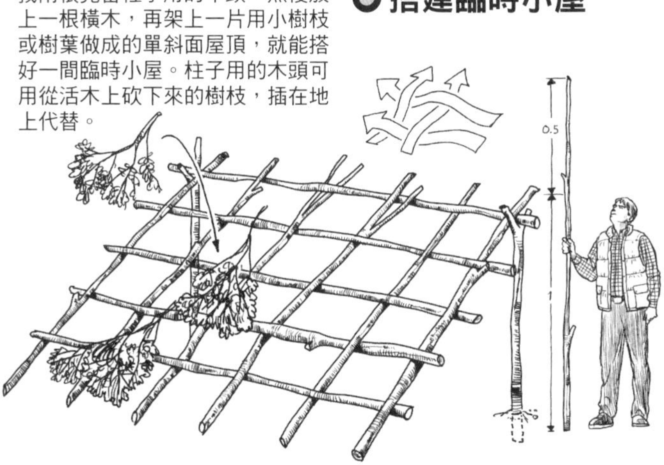

搭建「樹屋」

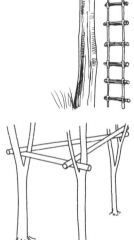

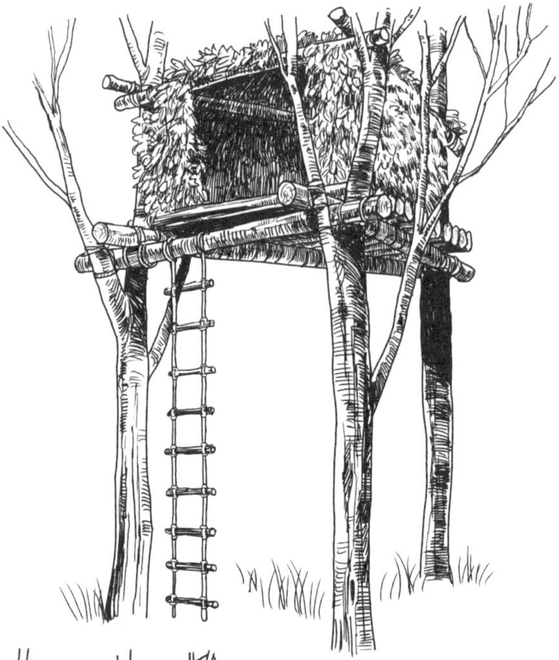

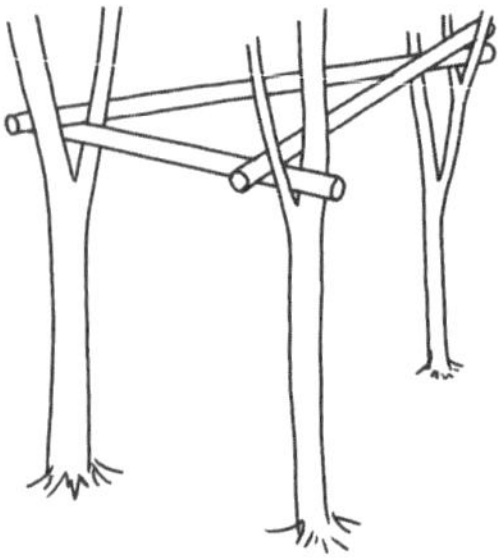

搭建在三棵樹中間的樹屋

運用樹的分幹和樹枝部分，作法相對簡單的樹屋。穩定性也很好。再在基板上搭建小屋的話，就能成為長期使用的基地。當然，不可以使用釘子和螺絲，活用你的結繩技術來搭建吧！

提到樹屋兩個字，很多人腦中都會浮現「蓋在樹上的祕密基地」那種浪漫的印象；但樹屋其實更是能防衛動物和危險生物，以及濕氣和雨水等水害，野外生活者用來應對危難的安全基地。

搭建樹屋的時候，應遵循只用繩索搭建的原則。特別是在非危急的情況下，更應該鋪上保護樹木用的布幔。在樹木直接釘上釘子或螺絲，完全是旁門左道的做法。我們所搭建的樹屋，充其量只是危急時用來確保安全的臨時住屋而已。請不要忘記這點！

●搭建在一棵樹上的樹屋

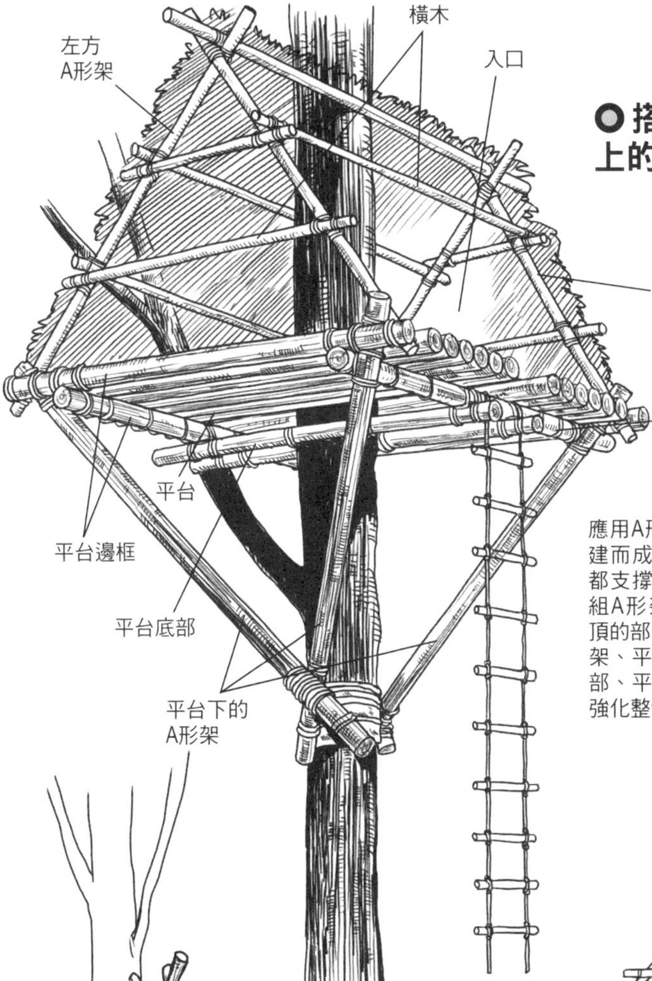
橫木
左方
A形架
入口
右方A形架
平台邊框
平台
平台邊框
平台底部
平台下的
A形架

應用A形框架（見P84！）搭建而成的樹屋。整體的重量都支撐在屋頂和平台下的兩組A形架上。首先先製作屋頂的部分，接著是左右的A形架、平台的邊框、平台的底部、平台本身，最後用橫木強化整體結構。

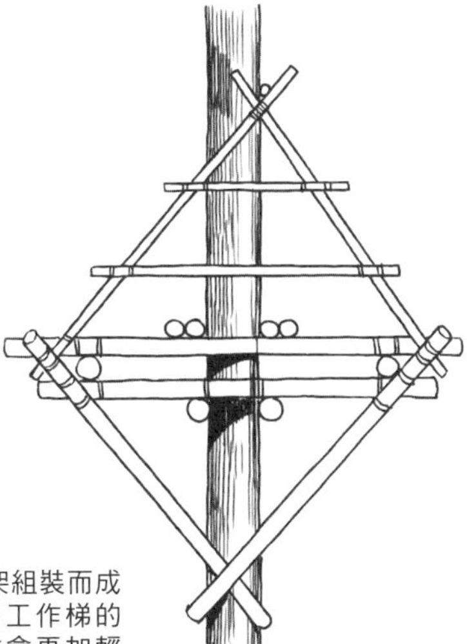

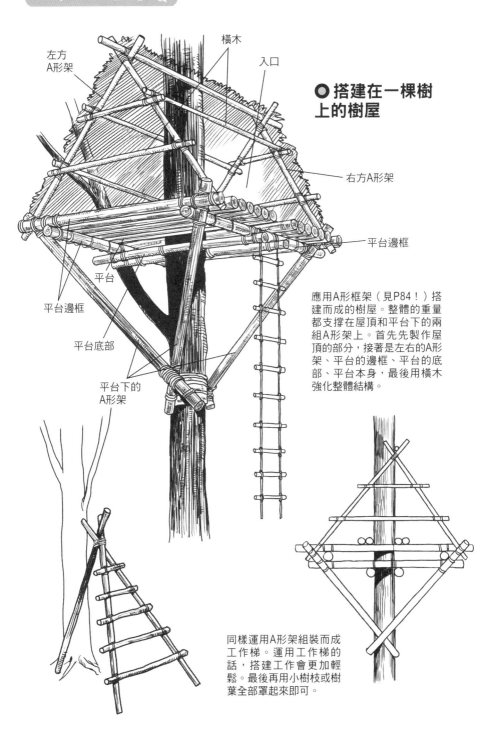

同樣運用A形架組裝而成工作梯。運用工作梯的話，搭建工作會更加輕鬆。最後再用小樹枝或樹葉全部罩起來即可。

搭建七變帳棚！

—一張防水布能搭出七種帳篷!?—

繩扣：5處
金屬環扣：14處
運用繩扣和金屬環扣即可做出各式各樣的形狀。

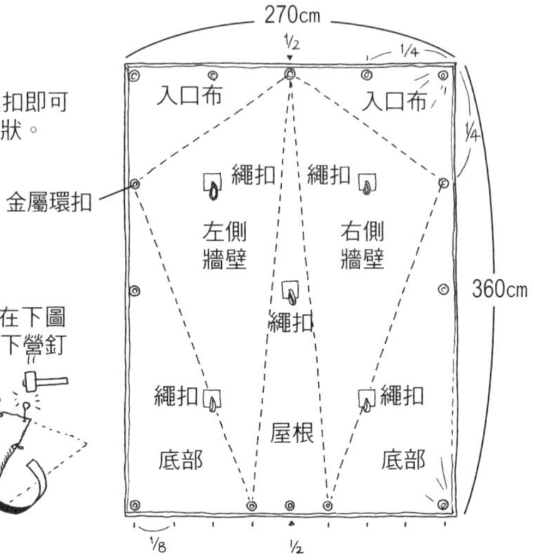

270cm
½
¼
入口布
入口布
¼
金屬環扣
繩扣
繩扣
左側
牆壁
右側
牆壁
360cm
繩扣
繩扣
繩扣
屋根
底部
底部
⅛
½

「搭建方法」

1 將底部折起，在下圖的兩處金屬環處打下營釘固定。

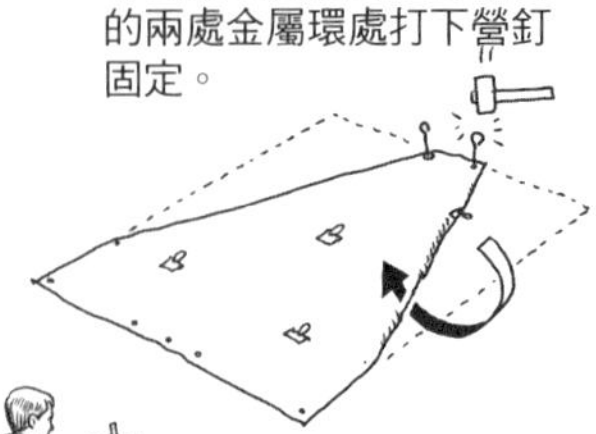

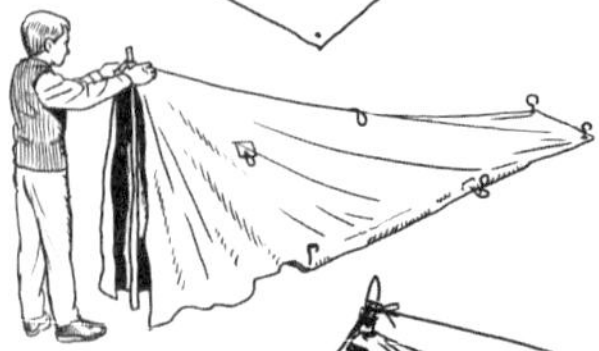

2 用長約160～170cm的木棒撐開入口，釘好屋頂的彈力繩A。

3 將周圍固定住後，再拉緊彈力繩B就完成了！

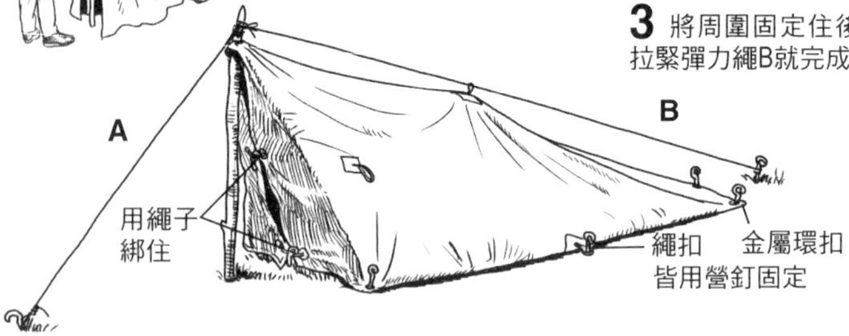

A
B
用繩子
綁住
繩扣
金屬環扣
皆用營釘固定

「七變帳篷（7-way-tent，和製英語）」是以前童軍時代時，一位學長教我的紮營技巧。一如其名，所謂的七變帳篷，就是一種能用同一張布搭出七種、依照創意甚至可以搭出更多種歐式帳篷，（tarp）或傳統帳篷（tent）的超級防水布。防水布的長寬比為3：4。而本節所介紹的是270x360cm的大小，單人用的特殊帳篷；可搭出入口底部寬約160cm，入口高約150cm，深度約250cm的空間。在角落和固定點安裝金屬環扣和繩扣的話，使用起來會更加便利喔！

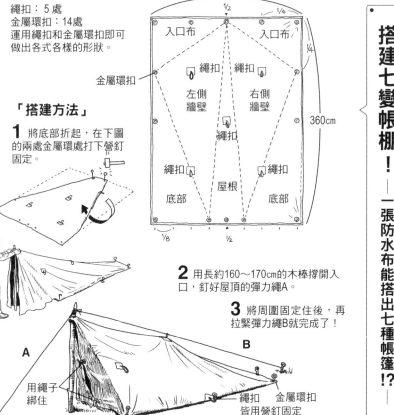

「七變帳篷的用法」

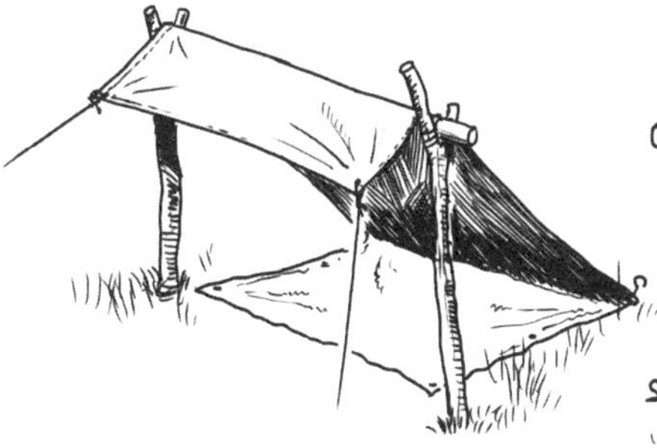

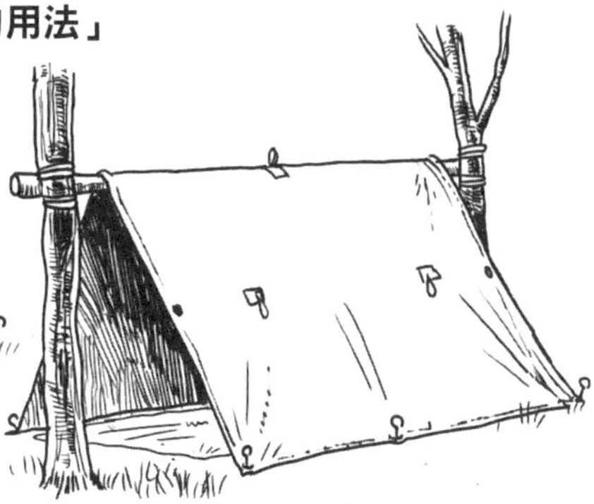

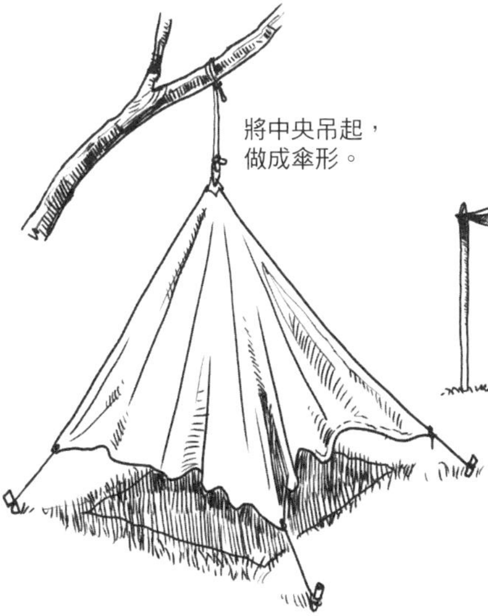

將中央吊起，
做成傘形。

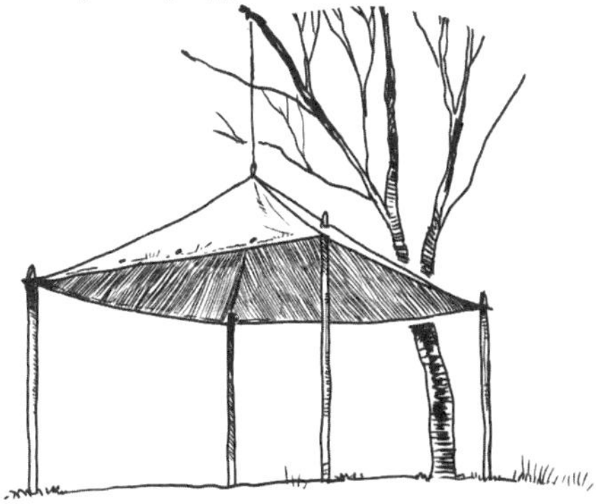

在布的縫線和兩張布之間的接縫塗上
蠟油，做好防水處理。

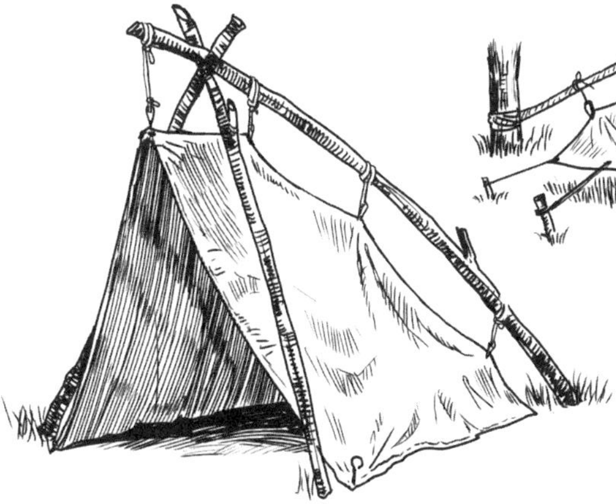

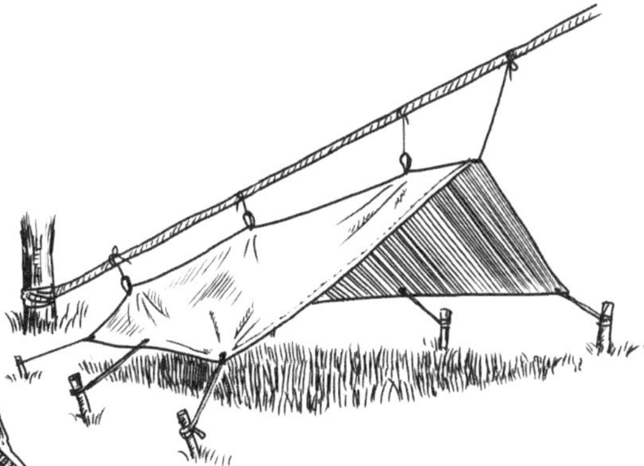

1 「在圓木上鑿出[卡槽]」

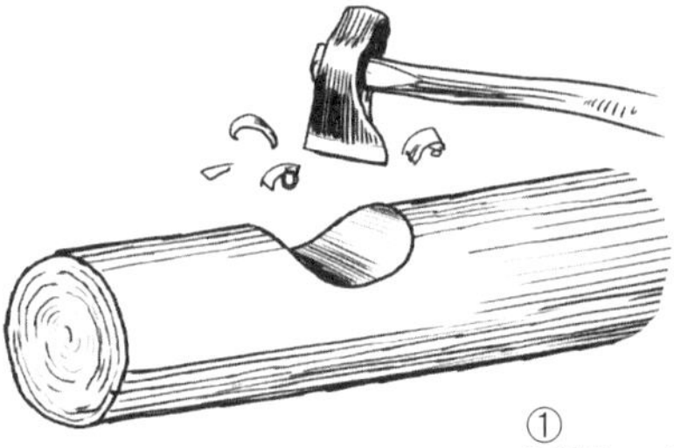

組裝圓木搭建木屋的時候，為了讓木材與木材間沒有空隙，就必須在木材上鑿出卡槽。以下介紹的就是名為「鞍槽（saddle notch）」的種類，是現在搭建木屋時最常使用的方法。

①

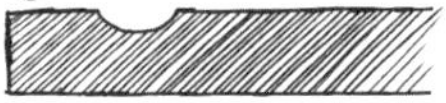

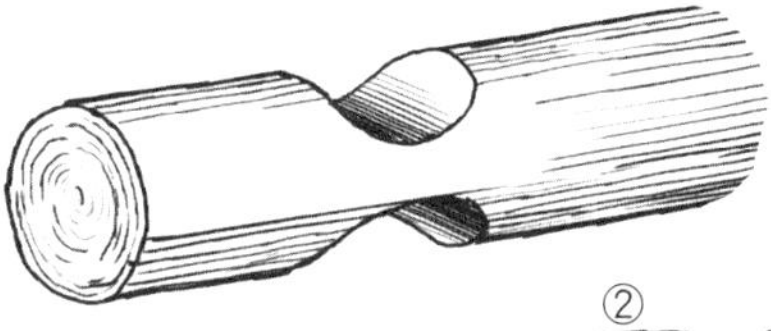

②

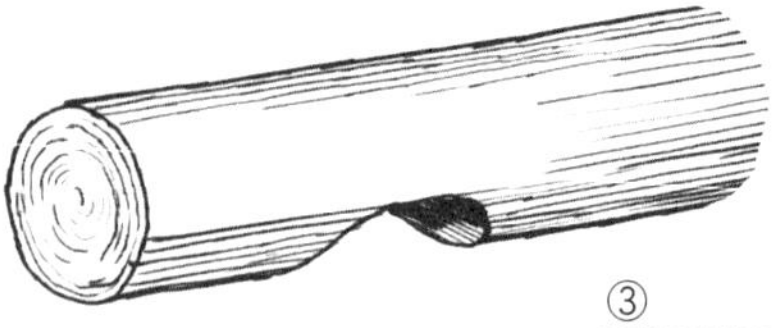

③

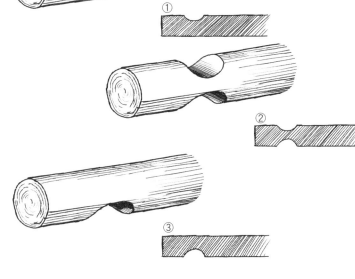

組合圓木時會用到的就是以上三種卡槽。總而言之時間很充裕，用石斧（P68）就可以鑿出來囉！

若是求生生活將演變成長期戰，如果能力許可的話，就必須建造具耐久性，可以抵抗風吹雨打的庇護所。如果是在會下雪的地區，為了維持健康狀態，甚至需要打造暖爐。

因此，如果你所在的地域剛好是可以取得大量原木的森林地帶，不需要猶豫，建議你立刻建造一間小木屋。雖然小木屋並不容易搭建，卻是一個能放心居住的避風港。也會讓人湧起生存的希望。總而言之還有時間。以一天搭建一根為目標，馬上行動吧！

2「建造木屋的地基」

首先找塊平坦的地面。將鑿有①型卡槽的圓木放置在左右，然後在上面放上②型的圓木。這個地基將決定木屋的大小。木屋不用蓋得太大，只要有睡眠和料理食物的空間就夠了。

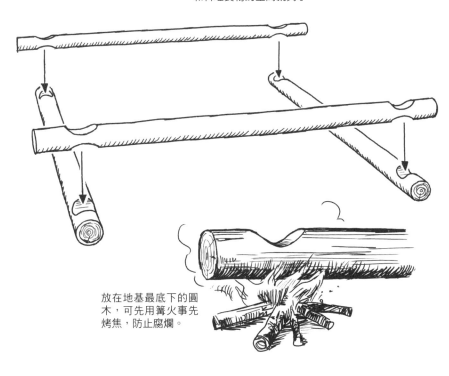

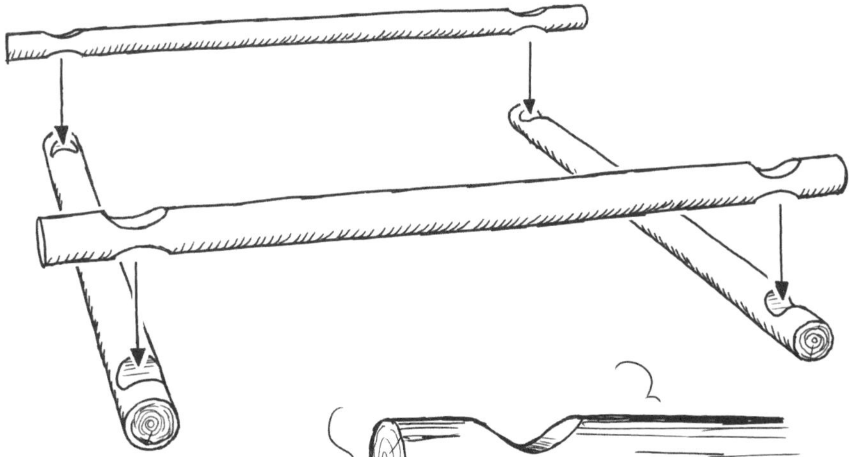

放在地基最底下的圓木，可先用篝火事先烤焦，防止腐爛。

3「組合圓木」

堆疊②型的圓木，直到希望的木屋高度。
入口的部分可先在內側豎起兩根圓木，然後再以其為支撐慢慢組起來。

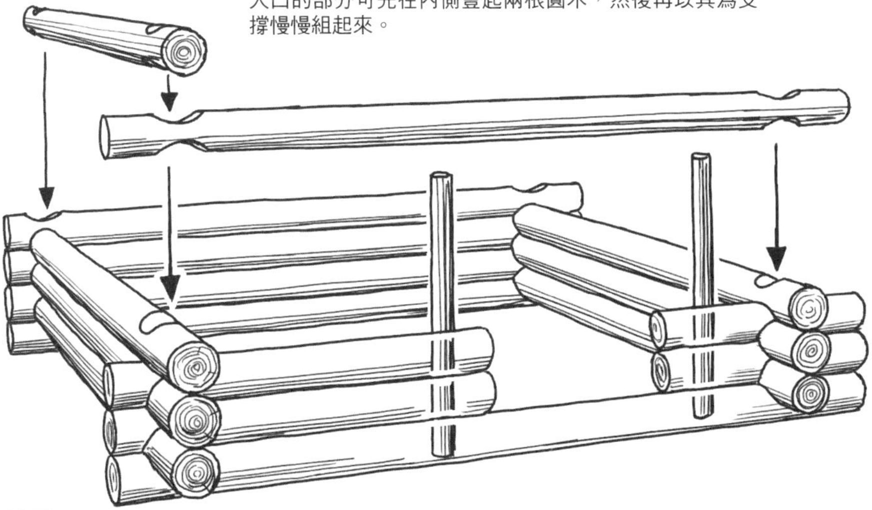

4 「建造屋頂」

以下將介紹最簡單的單斜面屋頂。屋頂的部分，只要先把短圓木一段一段疊起來、做出傾斜角度，最後再鋪上③型卡槽的圓木就行了。

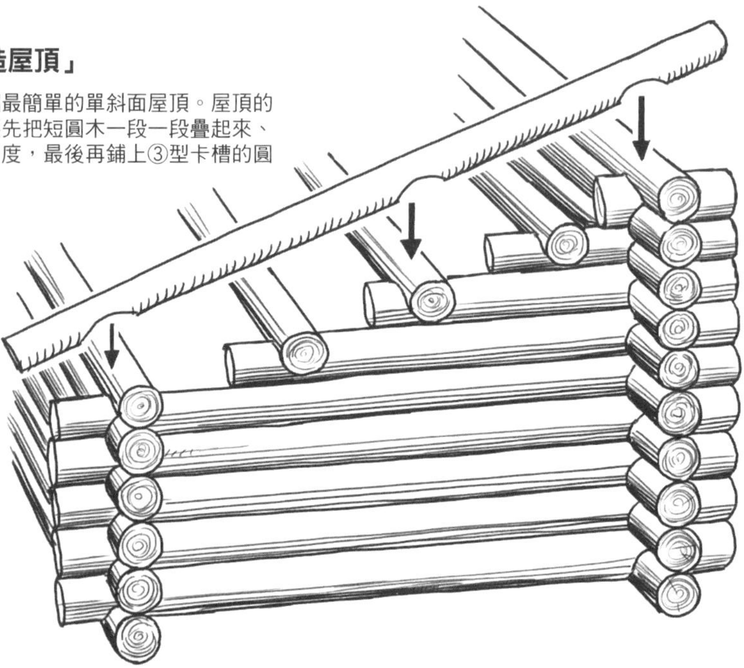

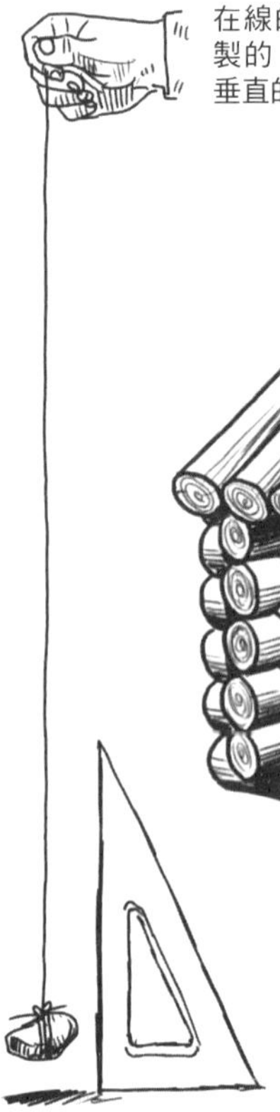

在線的尾端綁上石頭，就能用自製的「鉛錘」堆疊出與地面精準垂直的牆壁喔！

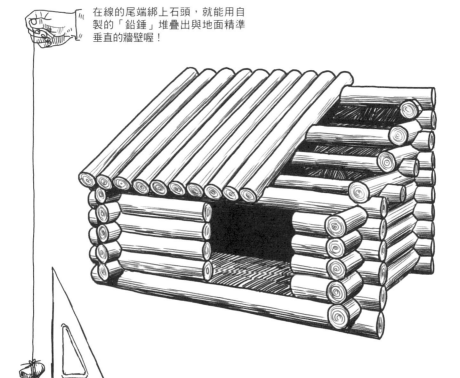

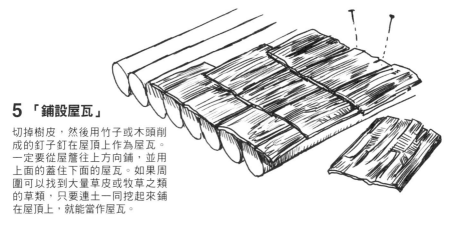

5 「鋪設屋瓦」

切掉樹皮，然後用竹子或木頭削成的釘子釘在屋頂上作為屋瓦。一定要從屋簷往上方向鋪，並用上面的蓋住下面的屋瓦。如果周圍可以找到大量草皮或牧草之類的草類，只要連土一同挖起來鋪在屋頂上，就能當作屋瓦。

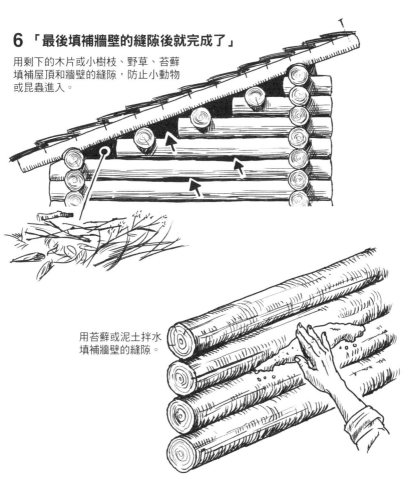

6 「最後填補牆壁的縫隙後就完成了」

用剩下的木片或小樹枝、野草、苔蘚填補屋頂和牆壁的縫隙，防止小動物或昆蟲進入。

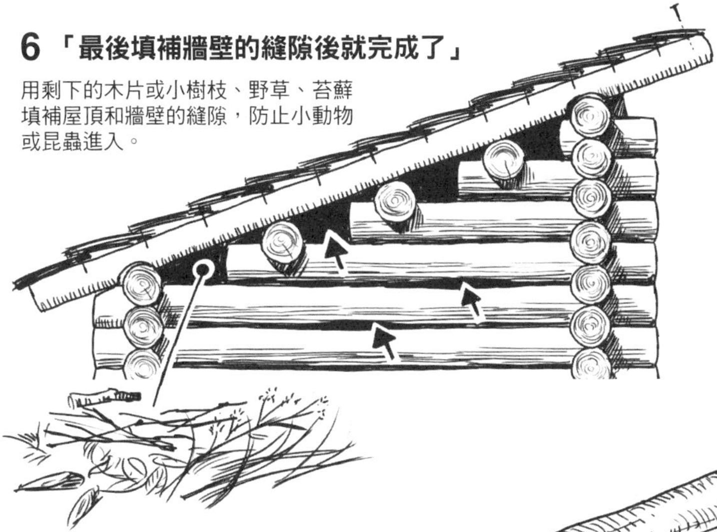

用苔蘚或泥土拌水填補牆壁的縫隙。

◉「在木屋內搭建暖爐」

接著在屋內用石頭建造一個暖爐，準備過冬吧。
首先，找幾塊扁平的石塊鋪在地上當成爐膛，決定暖爐的大小。然後用圓木架設暖爐的外框，把石頭疊在四周。接著組裝外壁用的A的石牆，最後再疊好B的內牆就完成了。如果石頭有確實堆好，就算外框的圓木被燒掉，火爐也不會崩塌喔！

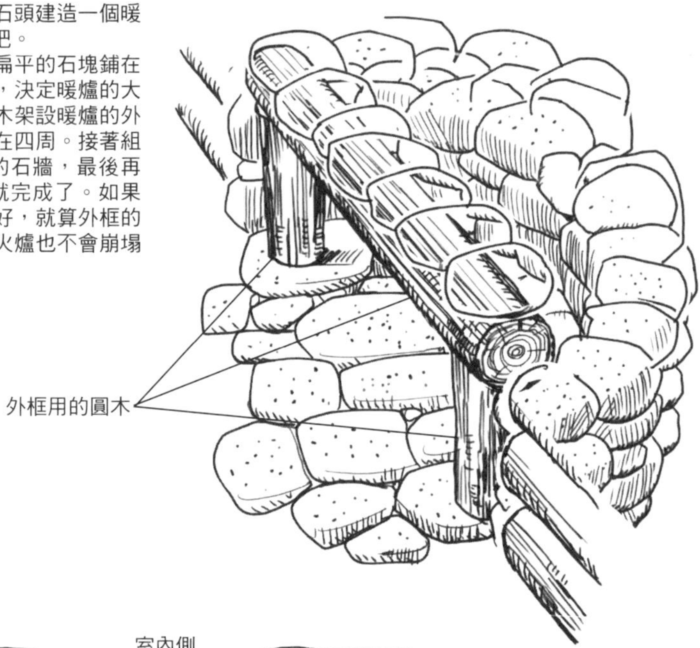
外框用的圓木

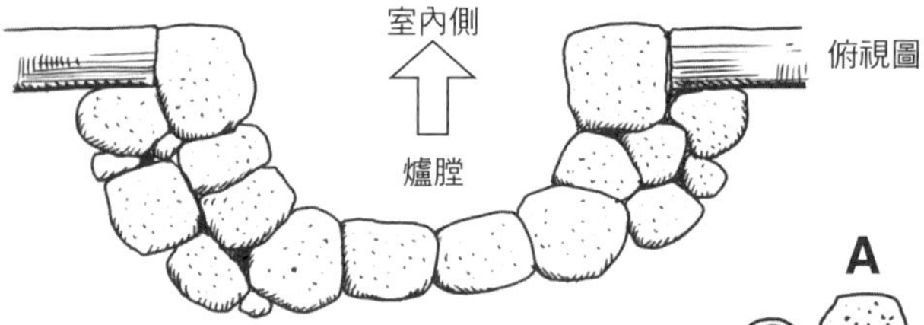
室內側
爐膛
俯視圖

A
B
煙囪
側面圖

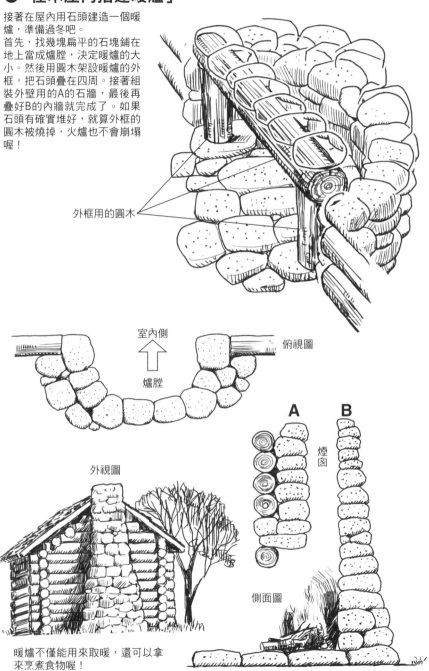

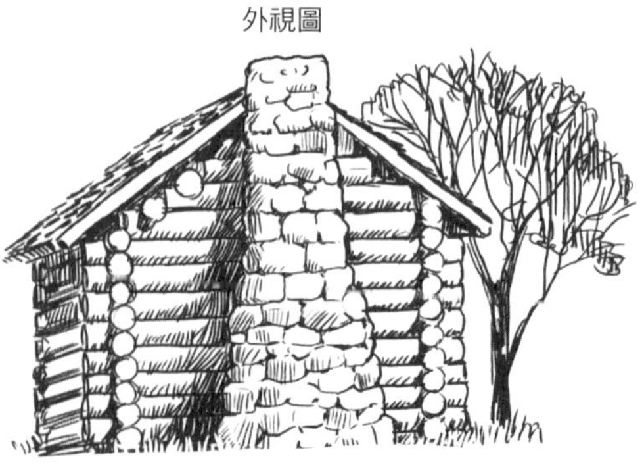
外視圖

暖爐不僅能用來取暖，還可以拿來烹煮食物喔！

※若手上有電鋸的話，即便在木屋蓋好後，也能輕鬆開鑿建造壁爐用的牆孔；但如果只有斧頭的話，就必須在一開始搭建木屋時就預留壁爐的空間。

身在雪國的話就搭建「雪屋」睡覺吧！

一起動手搭建「雪屋」！

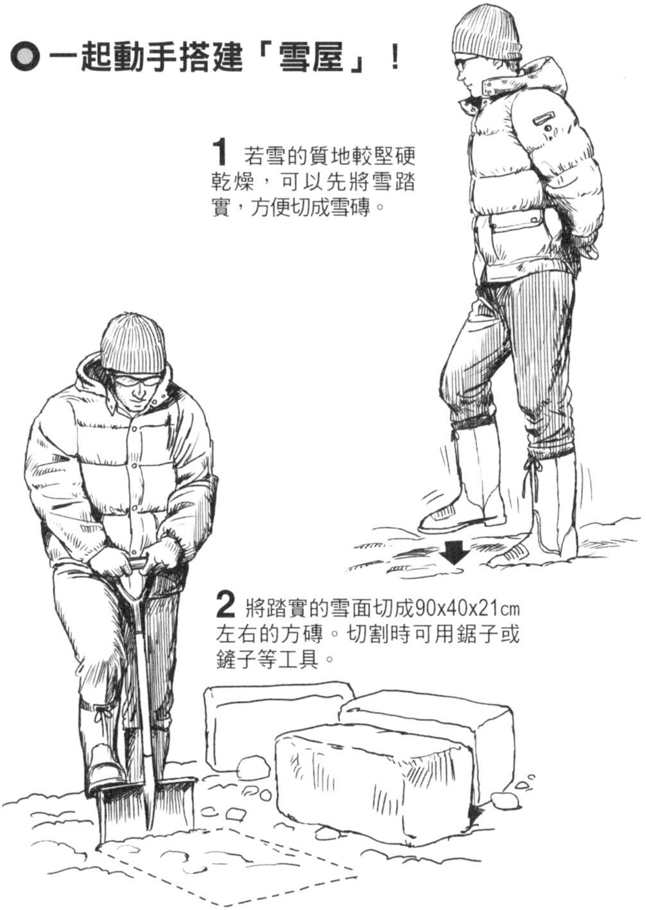

1 若雪的質地較堅硬乾燥，可以先將雪踏實，方便切成雪磚。

2 將踏實的雪面切成90x40x21cm左右的方磚。切割時可用鋸子或鏟子等工具。

萬一必須長時間待在雪中的話，便可以搭建因紐特人傳統的雪屋。雪屋的內部可以依靠人體體溫維持溫度；而壁面的部分會因內部溫度升高而暫時融化，但在接觸外面的冷空氣後又重新結凍，自然形成沒有隙縫的牆壁，是種十分優秀的發明。當然也可以睡在裡面。

此外，在森林或山中活動，卻突然遇到暴雪或大雪時，應該立即搭建遮蔽物，等候天氣恢復。因為要是慌了手腳而隨便亂跑，不僅會迷失位置，還會浪費體力，導致陷入危機。

3 在雪面上挖個直徑60～70 cm左右的地穴，然後以微微向內傾斜的方式，將切好的雪磚堆砌在地洞周圍。直到從地面往上數來第三層磚為止，皆以左圖的方式堆砌。

磚頭和磚頭間的縫隙，可用新雪代替黏著劑填補。
挖出直徑60～70 cm的地洞

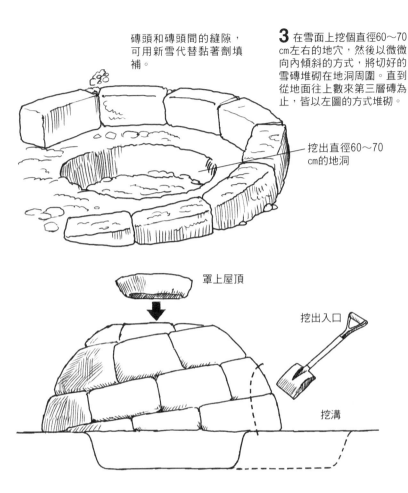

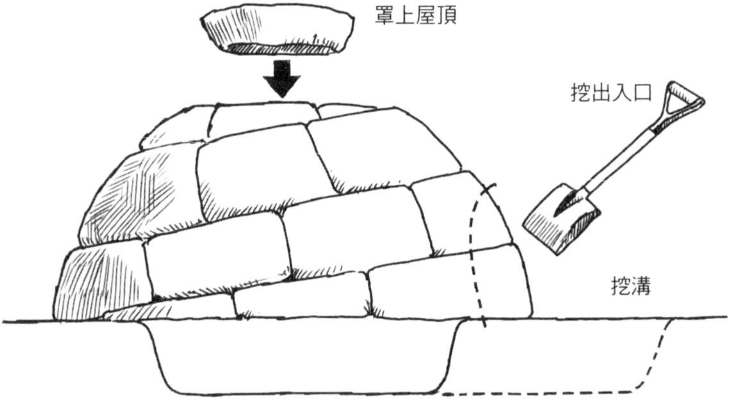
罩上屋頂
挖出入口
挖溝

4 最後挖一條溝，連接入口和屋內的地穴就完工了。

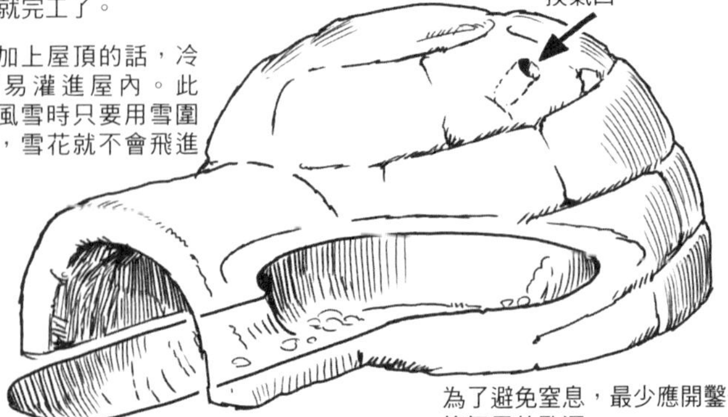
在入口加上屋頂的話，冷風就不易灌進屋內。此外，暴風雪時只要用雪圍住入口，雪花就不會飛進來。
換氣口
為了避免窒息，最少應開鑿一個換氣用的孔洞。

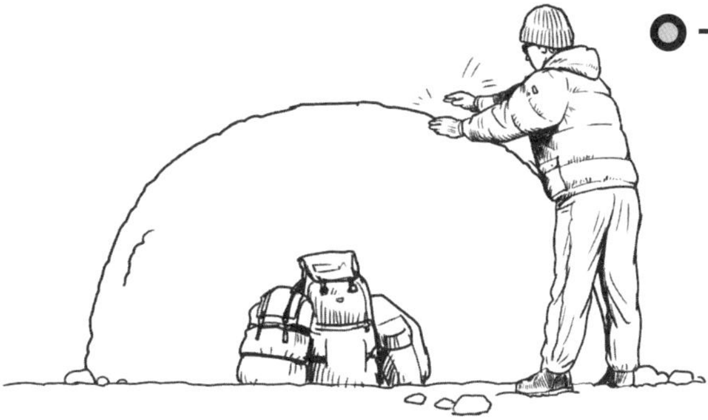

●一起動手挖鑿「雪洞」！

將登山包或紙箱擺在中央，一起來建造形狀有些奇特的小型「雪洞」吧。除了擺放在雪洞中央的物品外，還要再準備許多50～60cm的小樹枝。首先用雪蓋住背包或紙箱，將雪壓實。接著塑好形狀後靜置1～2小時，再將事先裁切好的小樹枝插滿雪山。然後用小鏟子或鐵罐罐蓋挖出入口的部分，並繼續向內挖，把雪裡的背包等物體全部挖出，直到可以看見小樹枝的末端，就大功告成了。這種「雪洞」即使在降雪量不多的地方也能搭建喔。

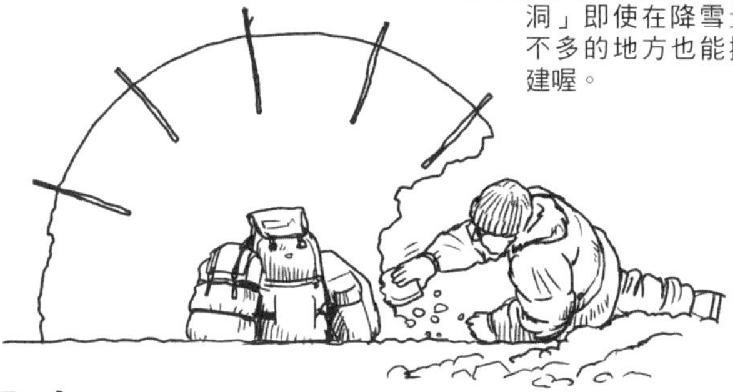

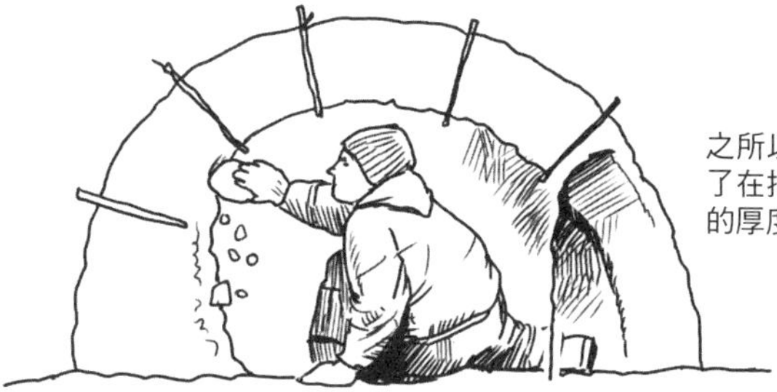

之所以插入小樹枝，是為了在挖掘時可以統一雪壁的厚度。

●「緊急避難用的遮蔽物的搭建方法」
—萬一被大雪或暴風雪困住—

在山中或森林裡，遇到讓人無法移動的大雪或暴風雪時，應立即挖個橫穴搭建避難用的雪洞，或是挖鑿如右圖般的避難用半雪洞，在裡面等待天氣恢復至可以移動的狀態。如果剛好帶著滑雪板，則可以用滑雪板當成屋頂。不過，這種狀態下絕對不可以睡著。否則可能會凍死喔！

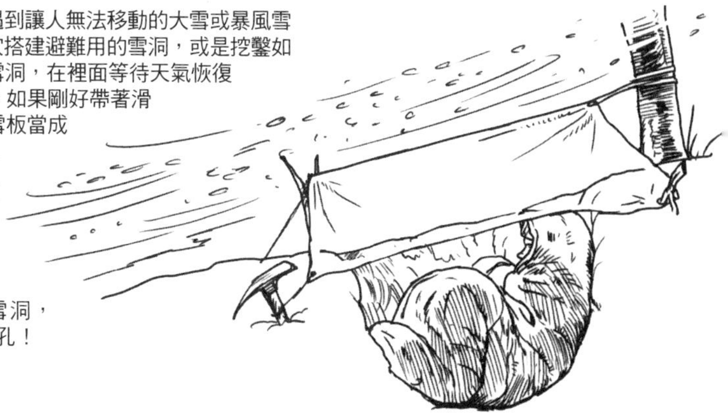

無論是雪屋還是雪洞，都要注意保留換氣孔！

災難時的「睡眠」

——在避難所一覺好眠——

當災害極大，以致必須在避難所生活的時候，如何適應那裡的生活將成為一大問題。所以，就讓我們來思考一下如何盡量讓自己睡得安穩吧。

①雖說是理所當然的，但住在避難所便意味著必須跟其他人一起生活，無法像在自己家一樣愛做什麼就做什麼。為了不讓其他同樣背負受災壓力的同胞累積更多壓力，首先一定要避免做出會讓其他人感到壓力的行為。

②如廁是最大的問題，因此所有人都要有所自覺，主動做好掃除和管理的工作。

③運用厚紙板劃出家人專屬的空間。只要做好這一動作，就能確保家人的隱私，大幅減少住在避難所的壓力。此外，提供女性更衣的空間也很重要。

④最後，就是舒眠的生活。在避難所內睡覺，只能使用毛毯和睡袋。而在地上鋪一層厚紙板再睡，可以睡得更舒服些。還有，因為避難所二十四小時都開著燈，所以可以準備眼罩和耳塞（或是代替品）。

大部分對避難所生活感到壓力的人，都是因為不知道如何在狹窄的生活空間中保有自己的隱私，為此而困擾。在這種拮据的生活環境中，我們更應該想辦法克服各式各樣的困難，成為一名積極的避難者！

◎活用「紙箱」

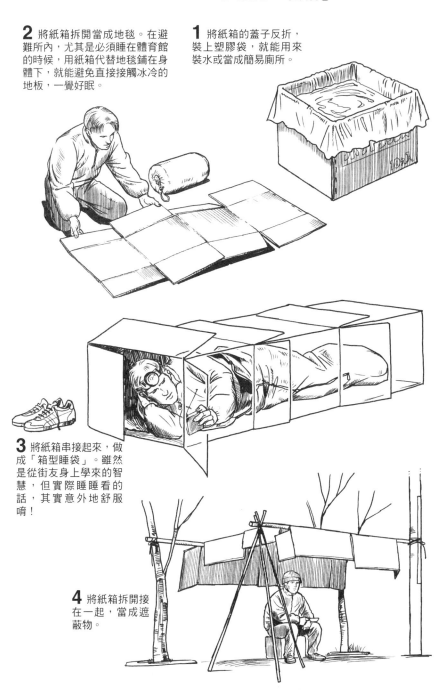

1 將紙箱的蓋子反折，裝上塑膠袋，就能用來裝水或當成簡易廁所。

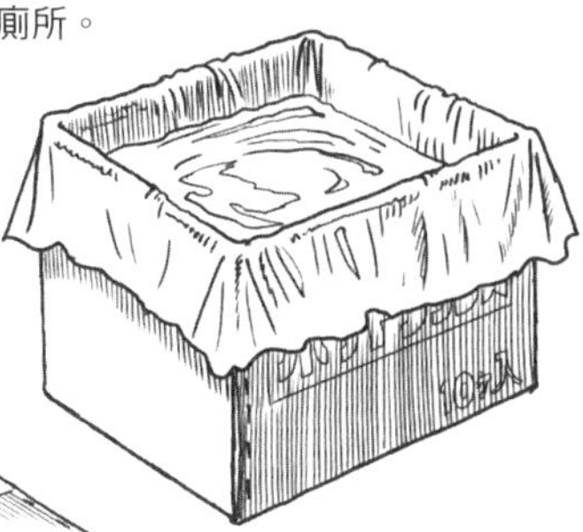

2 將紙箱拆開當成地毯。在避難所內，尤其是必須睡在體育館的時候，用紙箱代替地毯鋪在身體下，就能避免直接接觸冰冷的地板，一覺好眠。

3 將紙箱串接起來，做成「箱型睡袋」。雖然是從街友身上學來的智慧，但實際睡睡看的話，其實意外地舒服唷！

4 將紙箱拆開接在一起，當成遮蔽物。

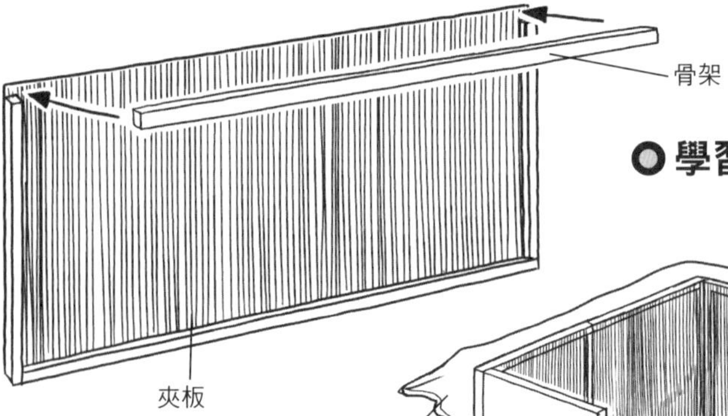
骨架
夾板

學習搭建藍皮屋

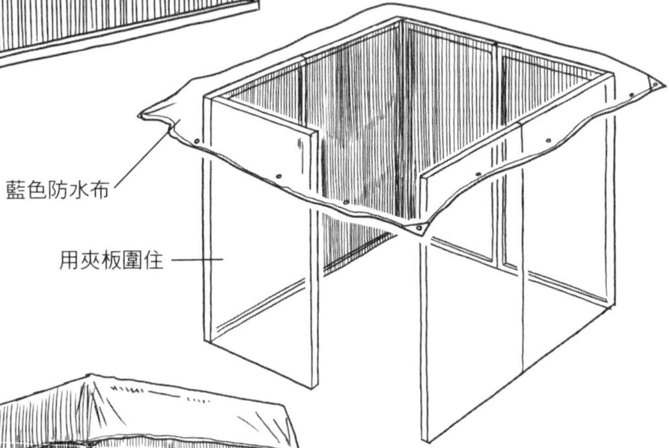
藍色防水布
用夾板圍住

將防水布固定住，
房子會更穩定

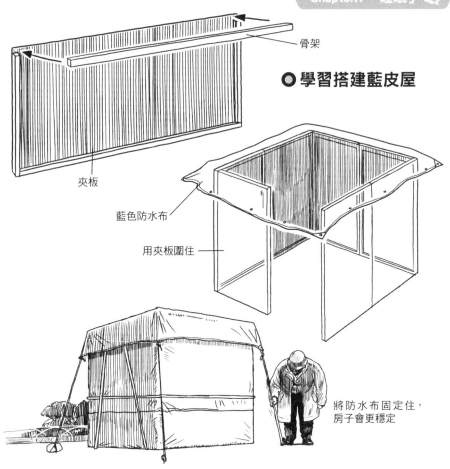

你有聽過「藍皮屋（Blue sheet house）」，也就是日本街友們居住的房子嗎？它們不僅外觀簡潔俐落得令人難以置信，實際拜託街友們讓我參觀後，其建造方式更是讓我驚豔。

藍皮屋的結構，是以90x180cm的夾板和安裝在四邊的角材骨架為基礎，將它們拼裝在一起，做成牆壁和屋頂，由此搭建而成的方形房屋。最後再用防水布覆蓋全體，並用繩子固定在周圍的欄杆或樹木上，增加房子的強度，使其不易傾倒。門當然不用說，有的甚至連玄關屋簷和上開式或側拉式的窗戶都有。

發生萬一的時候，他們的房子應該能成為很不錯的參考範本吧。

※用夾板和角材組裝房屋的構思，據說是發想自舞台劇用的背板（畫有背景的板子），以及學生運動興盛時，用來書寫訴求的抗議看板。此外還有一種說法認為是由框式構架（framing）發想而來。

Chapter.8

排泄

為了守護健康的生活

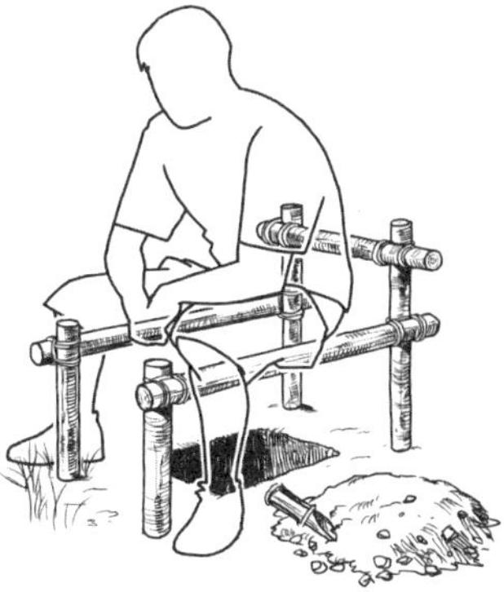

「野外如廁」的正確禮儀

你曾經在野外「如廁」過嗎？

在我開始野外生活的40幾年前，包含露營區在內，所有的野外活動場所都沒有像現在這樣的衛生設施。就算有也非常稀少，而且都簡陋到你們根本用不下去的程度。所以，大多數的戶外運動者都是在藍空下「解放」的。那感覺真是十分爽快。

那麼，回到「野外如廁」的話題。其實不只是以前，這件事直到現在對於在山林活動的人而言，仍是每天都會遇到的問題。因此，也有著嚴格的規範。

例如挖茅坑的時候，至少要遠離河川或湖泊等水源50ｍ以上，選擇水位上升或氾濫時，不會汙染到河川的場所。會汙染河川和湖泊等水源的，除了糞便本身之外，還有會附著寄生蟲的東西。此外，為了讓排泄物可快速被土壤中的細菌分解，茅坑的理想深度應為20㎝以上。

另外，若使用衛生紙的話，用完後一定要自己帶回去。因為衛生紙不易在土中分解，所以必須放入紙袋，拿回垃圾回收場，或是用篝火燒掉。

要是因為忍便而影響健康，甚至導致嚴重疾病的話，在野外是會丟掉性命的。那麼，你也來試著挑戰在野外如廁吧！

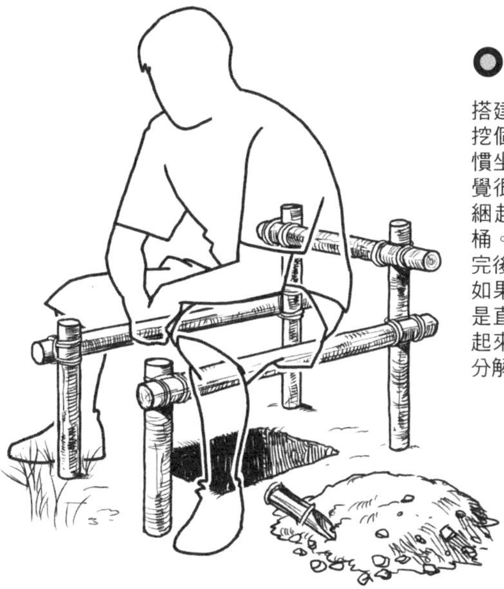

在野外建造廁所！

搭建廁所最簡單的方法，就是在地上挖個洞，然後擺上兩片木板；但對習慣坐式馬桶的大多數人而言，恐怕感覺很不舒服。因此，我們可以把木頭綑起來，建造如左圖所示的簡易馬桶。為了下一個使用者的方便，使用完後再蓋上一層樹葉和薄土即可。
如果有使用衛生紙的話，使用完後不是直接丟進茅坑，應該用紙袋等收集起來燒掉。因為衛生紙屬於不易自然分解的東西。

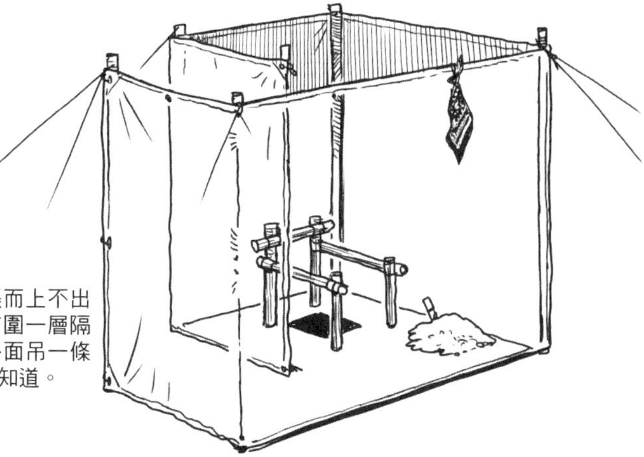

若是會因為緊張而上不出來，就用防水布圍一層隔間。使用時在外面吊一條絲巾，讓其他人知道。

自然界中有很多可以代替紙的東西

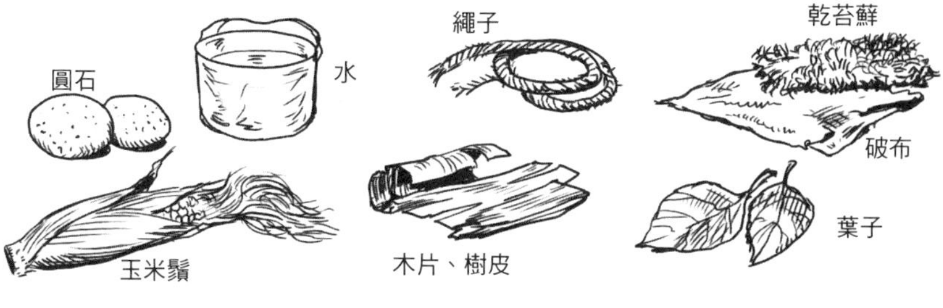

災難時的「排泄」

——災難時最大的問題就是如廁——

「災難來臨時，最大的難題既不是飲水也不是食物，更不是電氣和瓦斯，而是廁所」，這是一位在神戶的受災戶親口所說的話。被當成避難所的學校，廁所常常沒過幾天就一片狼藉，流動廁所也因為使用者操作不當，往往一下子就壞掉無法使用。男性或許還能勉強解決，但對女性而言卻相當困擾。甚至還有人為了上個廁所，一路跑到大阪去。

就算地下水管運氣好沒有損害，勉強有水流通，但在地下管線完全修復之前，最好不要把衛生紙沖進馬桶裡。因為每一戶的用水量皆有限制，無法隨心所欲地大量用水沖馬桶，所以衛生紙很容易阻塞排水管。尤其在公寓或國宅等集合住宅，一定要讓全體住戶徹底遵守衛生紙使用後放入紙袋，集中燒掉的規定。

此外，如果不上廁所的話，人體便無法吸收水分，可能引發脫水症狀和血栓症，演變成心肌梗塞、腦梗塞、經濟艙症候群等症狀，甚至導致死亡。因對大地震的恐懼而引起的心理動搖；避難所生活導致的壓力；不穩定的三餐飲食；以及如廁問題……。所以我們必須從平日就未雨綢繆，思考遇上最壞情況時的解決方案，進行準備。為了不被排便打敗！

※ 某實驗研究發現，約需5～8公升的水，才能將一人份的糞便從家裡的馬桶沖到汙水管線。因此四人家庭的話，以每人每天上一次廁所計算，一個星期總共需要140公升的水。若將洗澡水回收再利用的話，還勉強夠用。

用壞掉的椅子和紙箱製作馬桶

準備一張壞掉、只剩外框的椅子，還有紙箱、塑膠袋，就能做出一個馬桶。

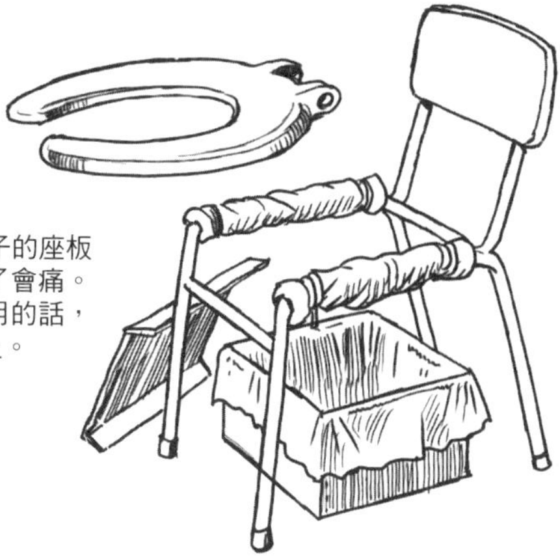

1 首先，製作座椅的部分。在椅子的座板外框部分鋪上布料，以免屁股坐了會痛。如果家裡的馬桶原本就壞了不能用的話，也可以直接拆下便座，裝在椅子上。

為了避免臭味，紙箱上一定要加蓋，並準備除臭劑。

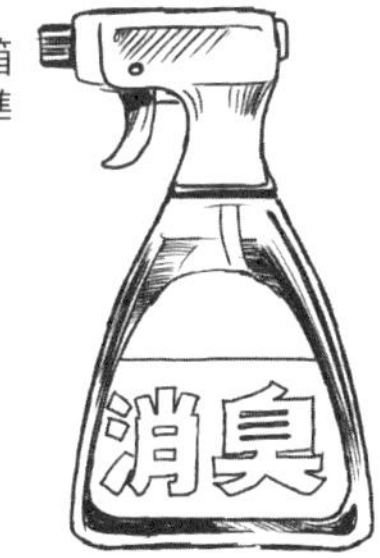

2 在紙箱內裝入垃圾袋，然後放在椅子底下，準備就完成了。此外也可以用紙板或布圍住椅腳，遮住紙箱。

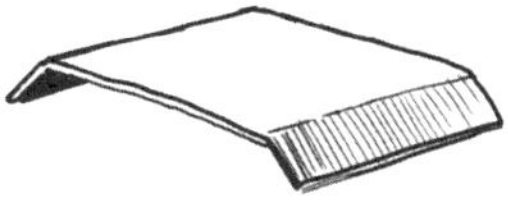

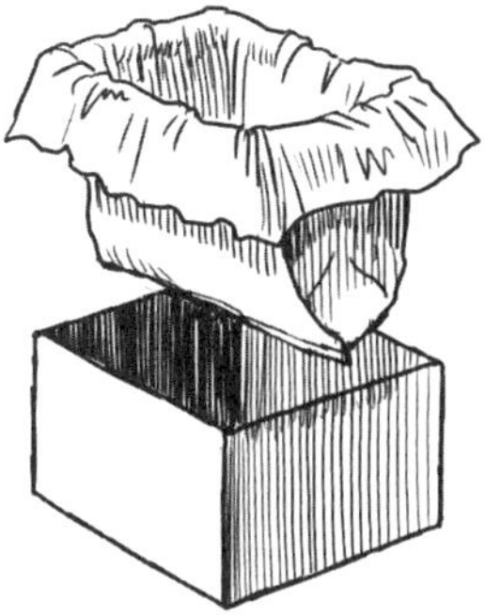

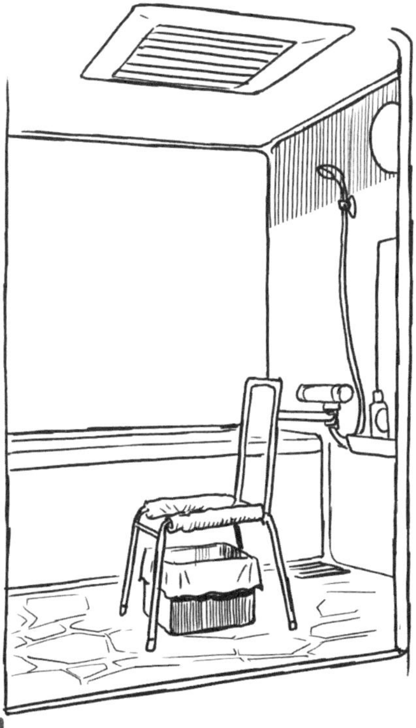

跟一般的沖水馬桶不一樣，這種臨時馬桶的臭味很重，所以如果浴室還使用的話，就放在那邊使用。或者放在陽台或靠窗的區域，用窗簾圍起來也是一種方法。垃圾袋裝滿至一定程度後，就把袋口仔細綁緊。回收垃圾時各地區的規定可能依災害狀況有所不同，請務必遵守。

用壞掉的椅子和塑膠桶製作馬桶

雖然跟「野外茅坑」一樣，直接在地上挖個洞如廁很方便，但要復原場地時卻很麻煩。所以，我們可以利用大型的塑膠垃圾桶，自己造一個馬桶。
作法非常簡單，只要挖一個可以讓大垃圾桶的桶口剛好露出地面的地洞就可以。接著把垃圾桶塞進地洞內，再罩上一個大容量的垃圾袋，馬桶的雛型就完成了。再來可以選擇擺上兩片木板當成緊急廁所，或是擺上前一頁介紹的馬桶椅也行。
雖然也可以自己建一個有屋頂的圍欄，但若身邊剛好有露營用的帳篷，直接用那個就沒問題了。

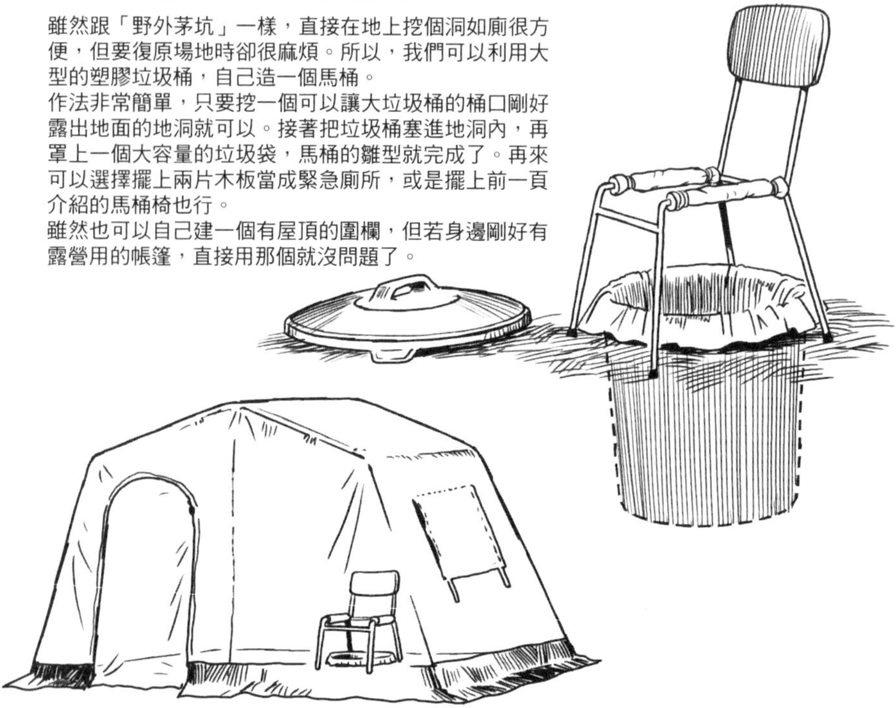

利用下水道人孔打造廁所

若公寓或國宅等集合式住宅的廁所通通不能用，也無法設置臨時廁所，緊急而迫不得已的情況下，還可以利用下水道的人孔當成廁所。只要在人孔放上兩片板子，然後把周圍圍起來，就能當成廁所使用。總而言之，只要有個可以使用的廁所，精神上就會輕鬆許多喔！

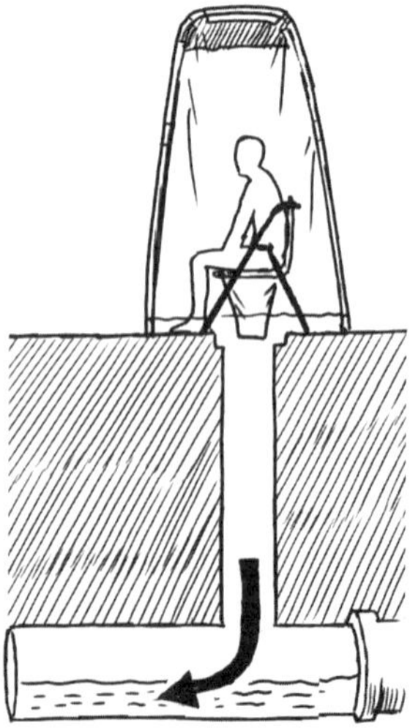

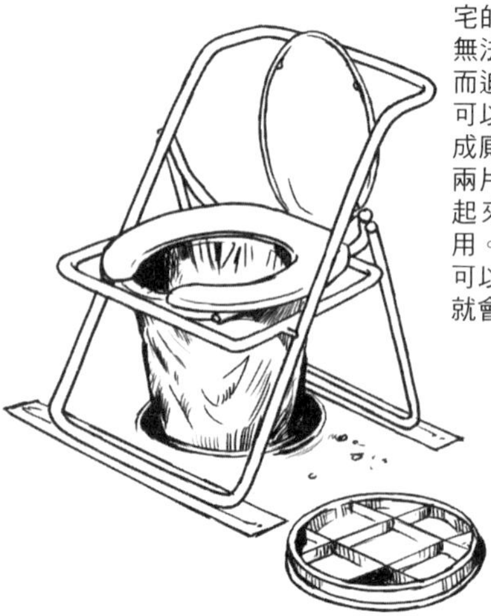

※ 近年在行政上，作為災難應變政策的一環，日本開始推廣那種只要拆掉人孔蓋，接上管子就能充當臨時廁所的設備。如果全國都配備此類設施的話，災難時的如廁問題便可大幅改善。

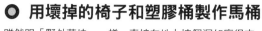

Chapter.9

行走

求生用的移動術

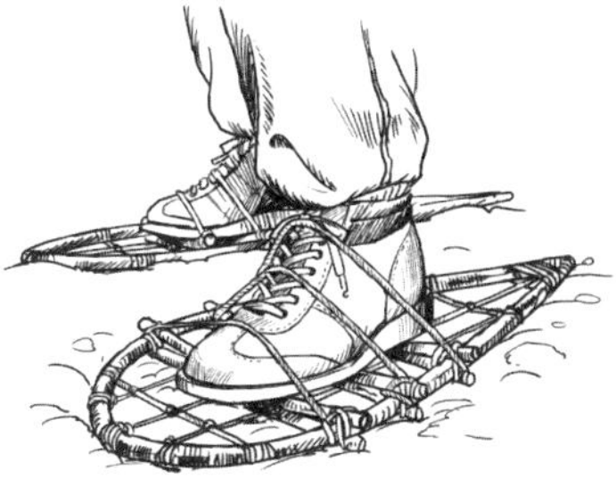

如果此刻所處的環境並不安全，該怎麼辦？

雖然聽起來是句理所當然的廢話，但人類只要移動，就有發生危險的可能性。

萬一，你處於十分嚴峻的狀況下，那就更是如此。與其漫無目的地隨意移動，留在原地反而更加安全。同時，長久待在同一個地方，也較容易被搜救隊發現。

然而，當發生森林大火或雪崩，或其他不得不離開目前所在地的狀況時，我們就非移動不可了。屆時，你必須從身上攜帶的裝備中，審慎選擇適合在目前環境移動的用具或服裝；若沒有的話，則得自行製作。

例如在沙漠地帶移動時，一定要慎選服裝。沙漠的白天十分酷熱，但夜晚的氣溫卻會急速下降，是種冷熱變化相當激烈的環境。在那種環境下，身上的服裝必須要能應對氣溫改變；再考慮到沙暴和強烈的太陽直射，為了保護身體，能夠覆蓋全身的服裝會比較有利。同時，因為不用擔心下雨，所以白天涼爽、夜晚保暖的可穿脫式衣物是很好的選擇。當然還需要帽子或其他類似功能的東西，保護頭部不被陽光直射。只要知道必須考量的條件，便能採取應對措施。

最適合的鞋種、收納道具的袋子、可攜帶大量行李的背包、可橫渡河川的小船；請用自己的「雙手」和「用雙手製造的工具」，克服眼前的難關，努力活下去吧！

用一條布製作簡易「布囊」

移動時，如果身邊剛好沒有可裝東西的包包，可以用90cm見方的方巾（浴巾或床單也可以）、兩顆小石頭、和一條繩子，製作簡單的後背包。若用防水布料的話就更可靠了。

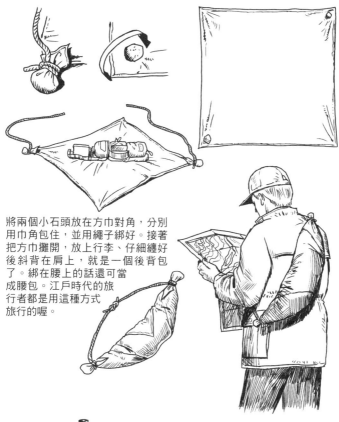

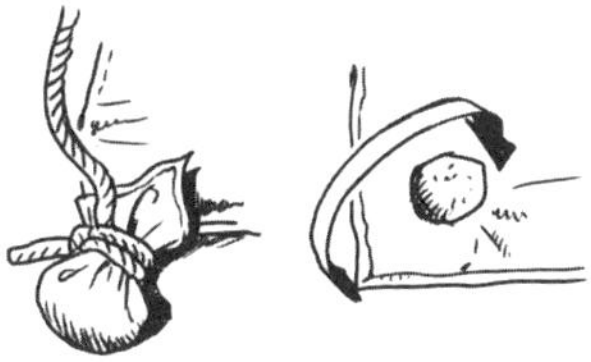

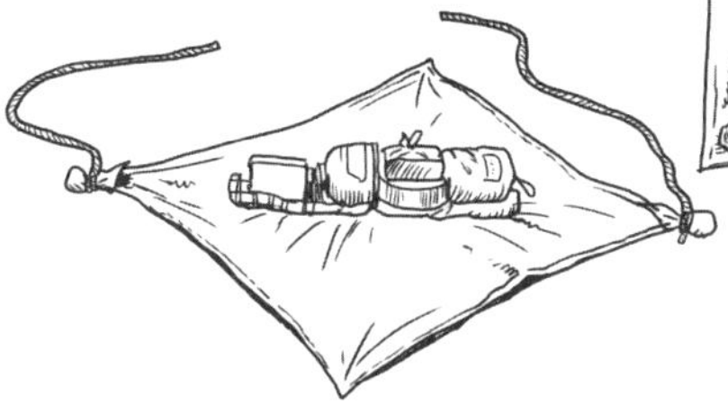

將兩個小石頭放在方巾對角，分別用巾角包住，並用繩子綁好。接著把方巾攤開，放上行李、仔細纏好後斜背在肩上，就是一個後背包了。綁在腰上的話還可當成腰包。江戶時代的旅行者都是用這種方式旅行的喔。

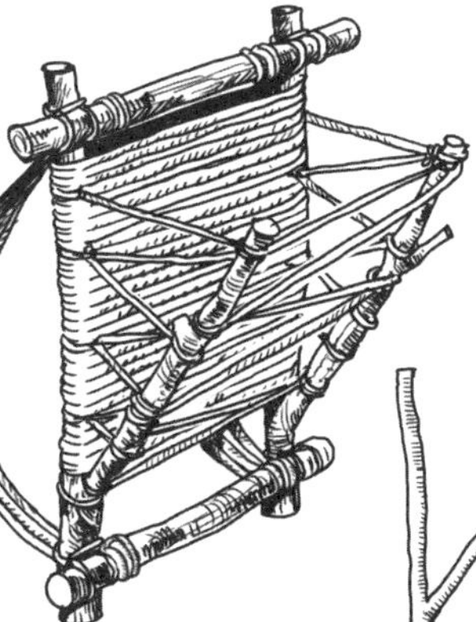

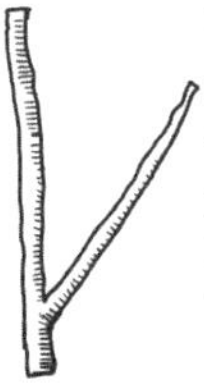

用樹枝製作可背負大量行李的「背負子」(註)

如左圖所示利用兩根Y形的樹枝，一起來製作箱型的背負子吧。首先用方回結（參照P83）在Y形樹枝上綁上橫棒，做出基本外型。然後用繩子製作背墊，再裝上布或繩子當成肩背帶。最後用繩索或布料做出容納行李的空間就完成了。樹枝的部分，用生枝製作會比用枯枝更加牢固。

註：日本古時候運送物資用的後背式支架。

◯製作移動用的「鞋子」

「移動」的第一步就是動腳；沒有鞋子的話就無法移動。利用身邊找得到的材料，一起來製作一雙鞋子吧！

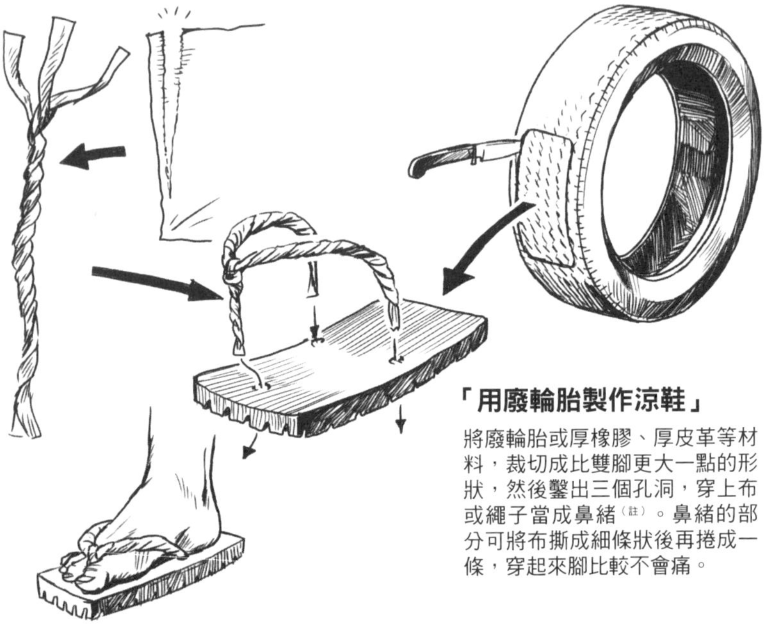

「用廢輪胎製作涼鞋」

將廢輪胎或厚橡膠、厚皮革等材料，裁切成比雙腳更大一點的形狀，然後鑿出三個孔洞，穿上布或繩子當成鼻緒（註）。鼻緒的部分可將布撕成細條狀後再捲成一條，穿起來腳比較不會痛。

「沒有任何材料就用布裹足」

如果手邊只有布的話，可以將正方形的布巾對折，包在腳上代替鞋子。腳和布之間若放入厚紙板或海綿，走起來會更輕鬆。

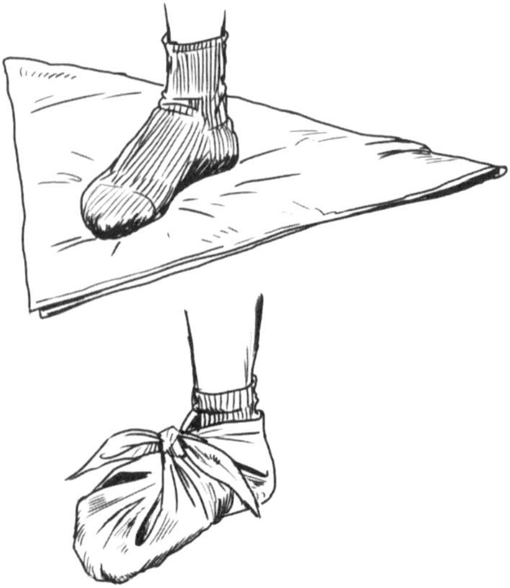

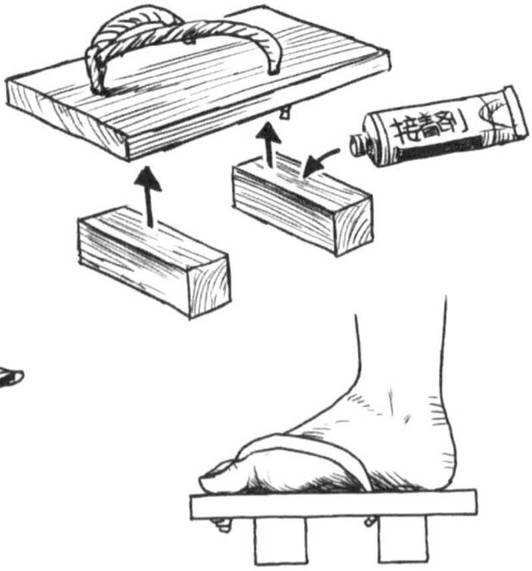

「用兩片木板製作木屐」

在木板下方釘上兩根角材當做「齒」，或是用橡膠代替也可以。鼻緒部分的製作方式就跟涼鞋一樣。

註：日式涼鞋（木屐）的布質腳帶。

◎製作智慧的結晶「莫卡辛鞋」

一起動手製作北美原住民在草原、岩地、沙漠、和沼澤等各種地形活動時穿的萬能鞋子，智慧的結晶「莫卡辛鞋」吧！

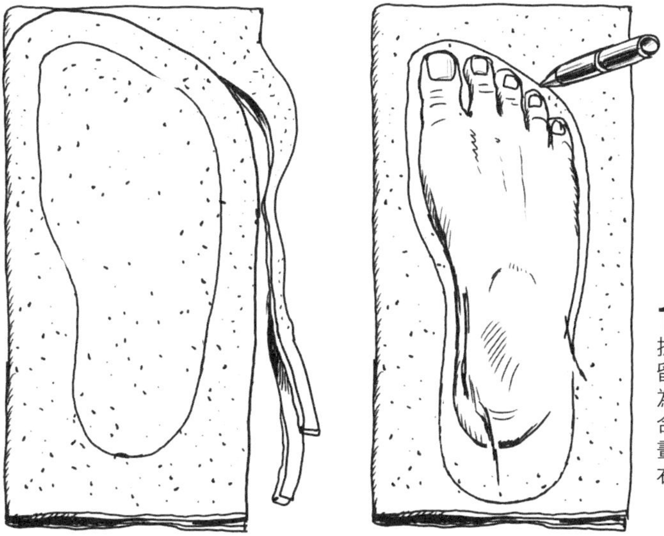

1 將柔軟的皮革對折，放上腳掌，保留 1～2 cm（腳跟為 3～4 cm）的縫合部分，用麥克筆畫出基本鞋形。左右腳各畫一次。

2 保留縫合的部分將皮革剪下，在腳背側切開一道T形開口。

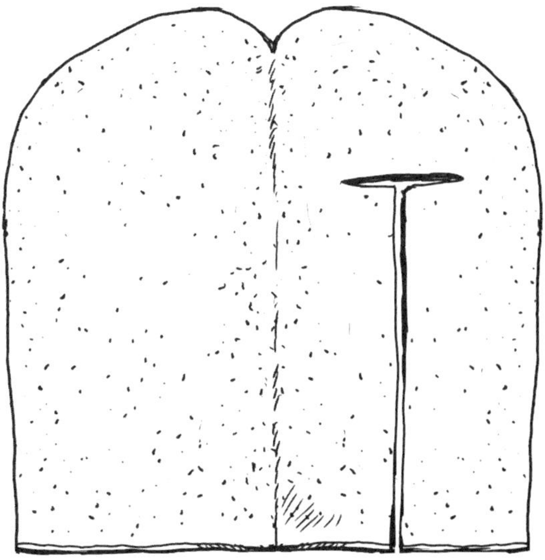

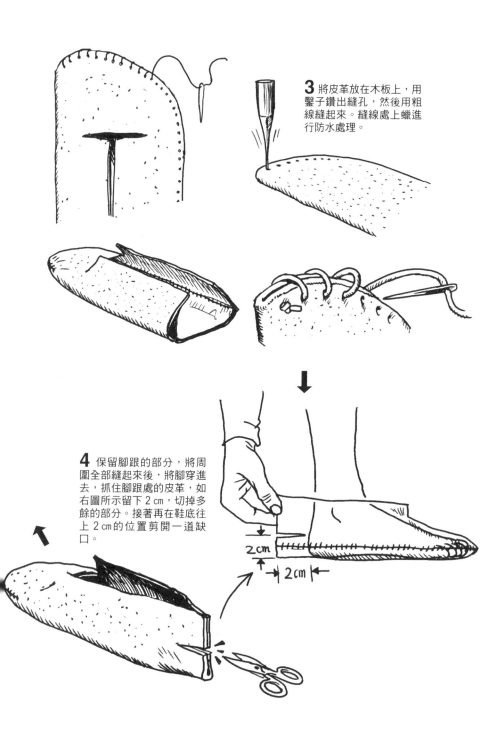

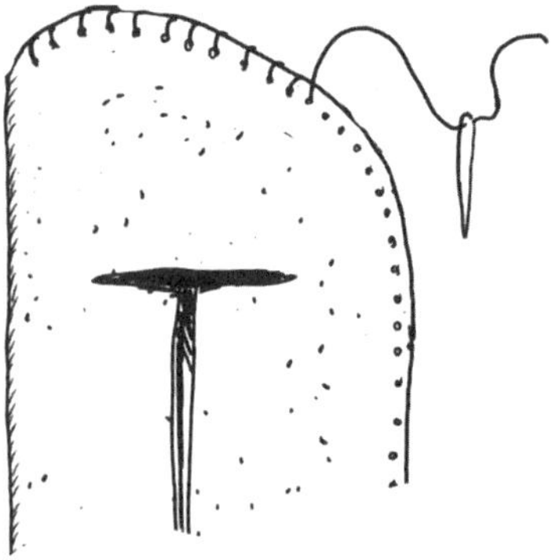

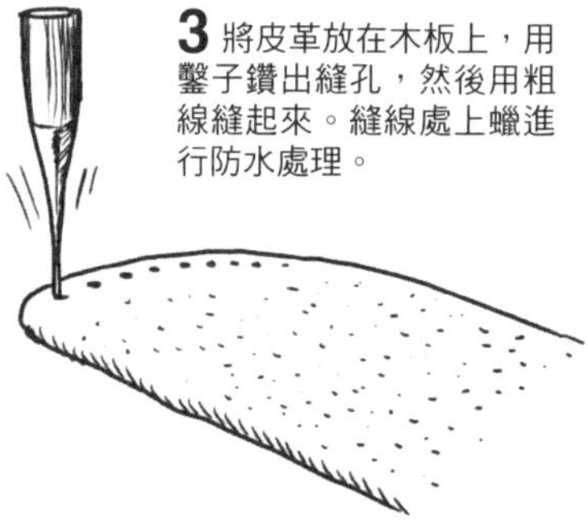

3 將皮革放在木板上，用鑿子鑽出縫孔，然後用粗線縫起來。縫線處上蠟進行防水處理。

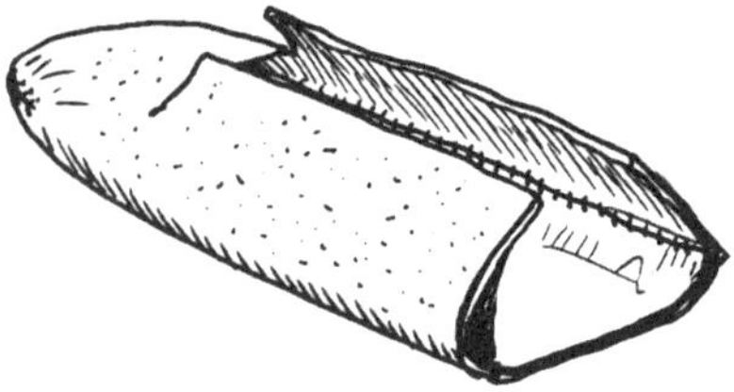

4 保留腳跟的部分，將周圍全部縫起來後，將腳穿進去，抓住腳跟處的皮革，如右圖所示留下 2 ㎝，切掉多餘的部分。接著再在鞋底往上 2 ㎝的位置剪開一道缺口。

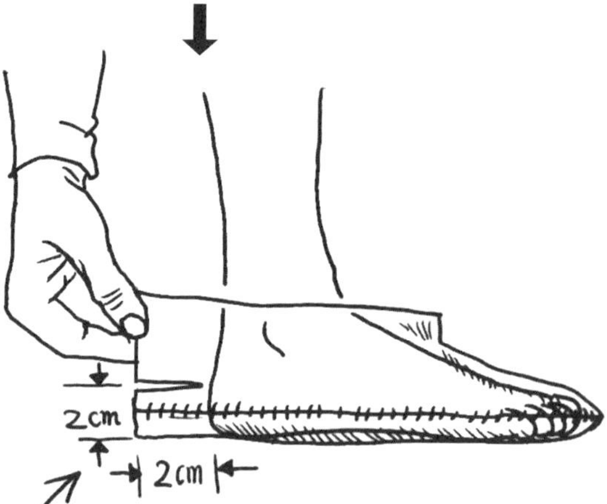

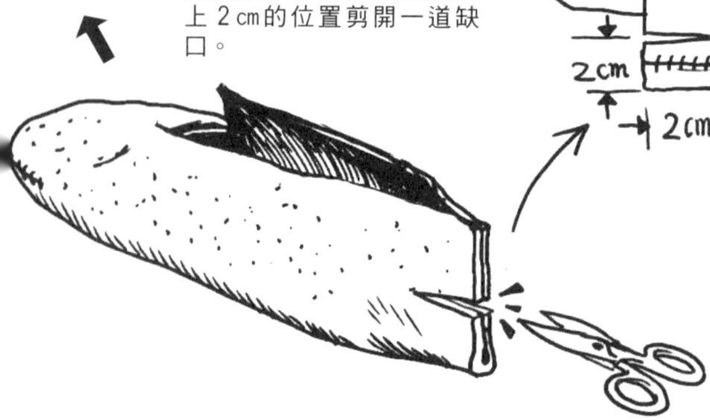

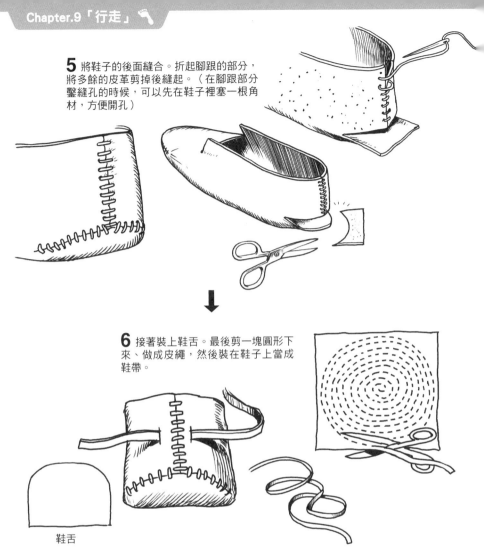

5 將鞋子的後面縫合。折起腳跟的部分，將多餘的皮革剪掉後縫起。（在腳跟部分鑿縫孔的時候，可以先在鞋子裡塞一根角材，方便開孔）

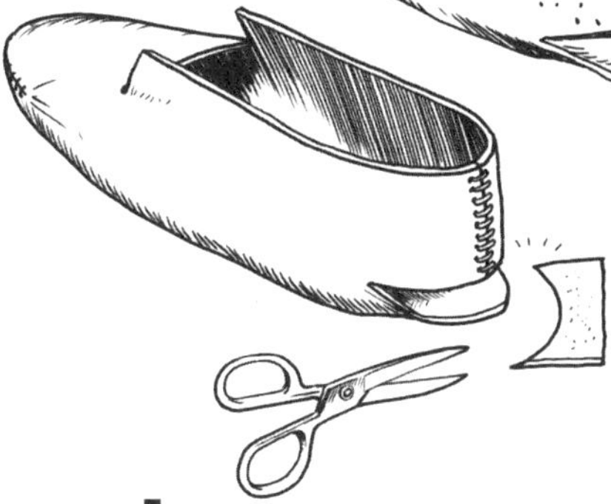

6 接著裝上鞋舌。最後剪一塊圓形下來、做成皮繩，然後裝在鞋子上當成鞋帶。

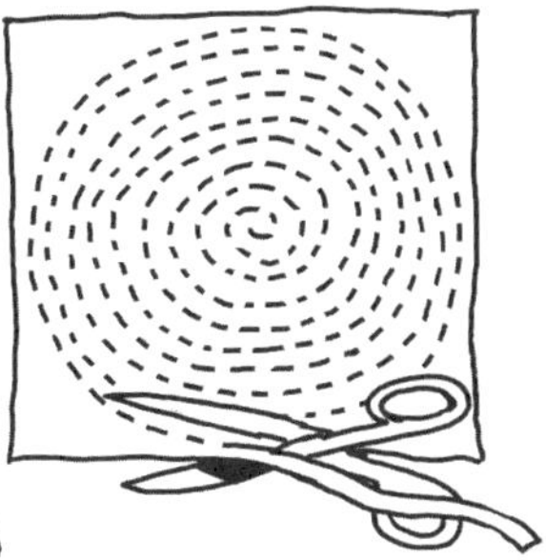

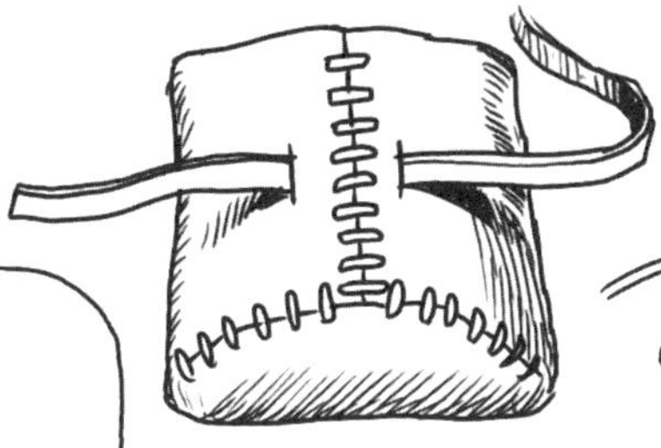

鞋舌

將鞋帶的鬆緊調整至合腳就大功告成！

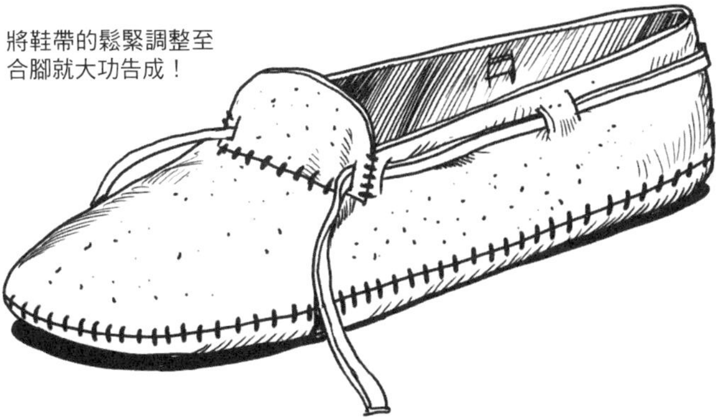

○製作踏雪板

只要有一雙踏雪板，即使剛下完雪的地面也能移動自如。

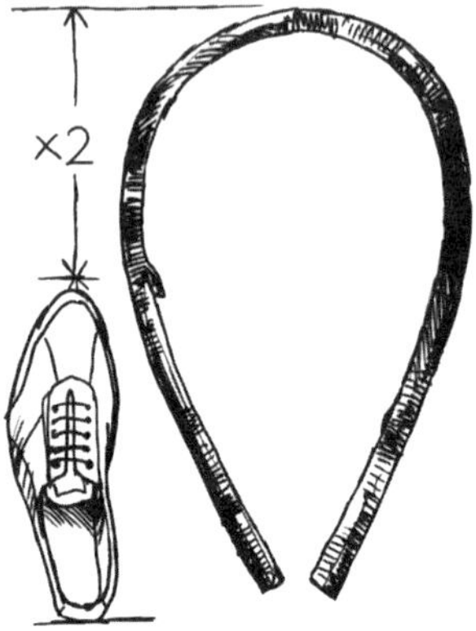

1 將樹枝輕輕折彎，做出兩組基本的外框。前後長度大約為鞋子的 2～3倍左右。

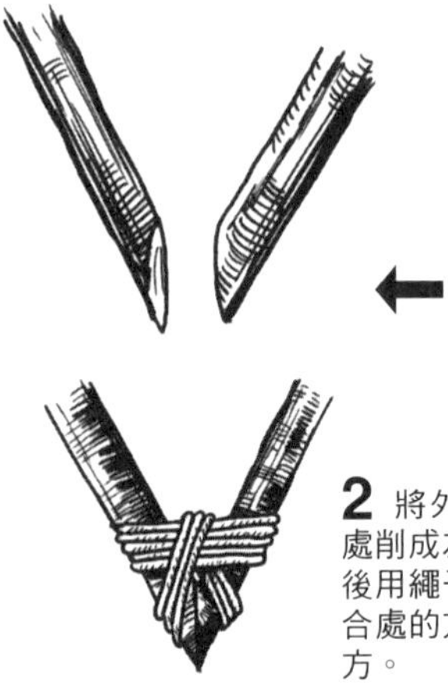

2 將外框兩端的接合處削成左圖的形狀，然後用繩子牢牢固定。接合處的方向即為腳的後方。

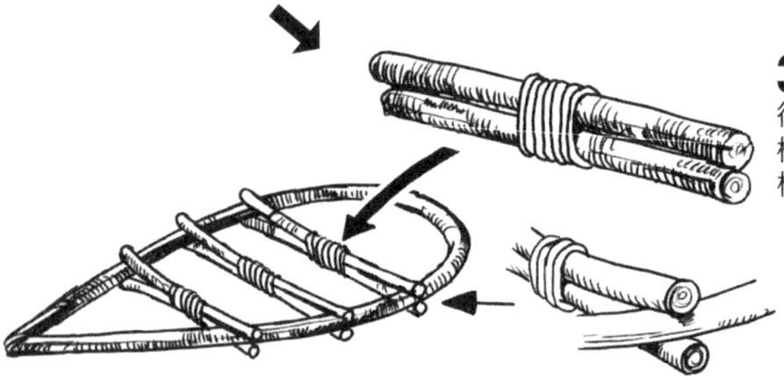

3 將樹枝如左圖所示從中央綁起，夾住外框，在外框上做出三條橫桿。

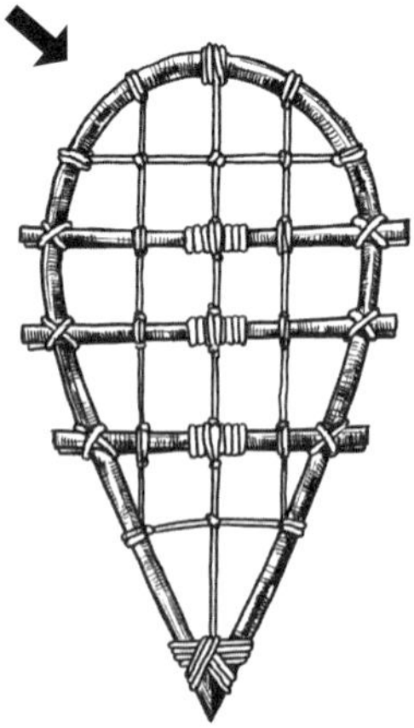

4 縱向綁上三繩子，繞住三條橫桿將其固定；然後再橫向於橫桿上下綁上 2～4 條繩子強化整體結構後，就大功告成了。

用繩子將踏雪板牢牢綁在鞋子上

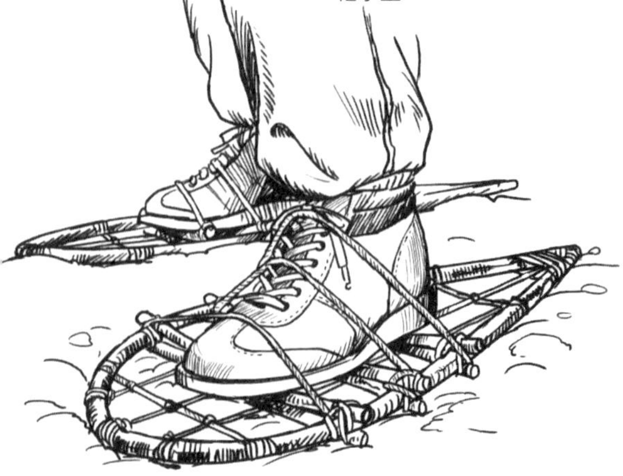

製作簡易小艇進行移動

「圓木雙體舟」

童軍時代時，我們以美國雜誌的插畫為藍本自己製作的小舟。雖然吃水有點深，但划起來意外地平穩，是種很好用的小艇。（後來我才知道這種小艇是參考『THE AMERICAN BOYS HANDY BOOK：Daniel Beard』中介紹的曼福萊迪號（Man-Friday）而來的）

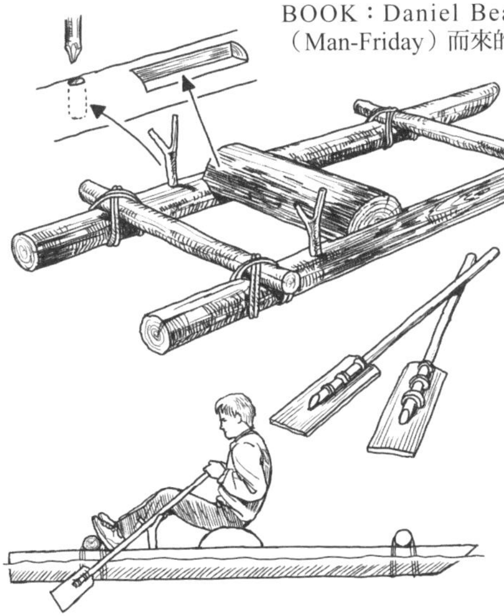

將兩根250cm左右的圓木（船艄部分切成斜面）以90cm的間距平行排好，在中央的位置挖好用來放置座椅的卡槽。前後用釘子釘上兩根橫木，再用細繩綑綁補強。然後將由粗圓木從中劈成兩半製成的座椅放上去，再裝上用來放置划槳的Y形生樹枝就完成了。划槳可用拖把的柄和頭製作。

「碗形皮艇」

航海冒險小說的名著，羅伯特・路易斯・史蒂文森的「金銀島」中就有這種碗形皮艇。現在世界上如愛爾蘭和英格蘭等地，仍有人使用這種小艇。亞洲多以竹子為材料，在越南又被叫做「簸箕船」。

用柳枝等柔軟的樹木製作骨架，外側包覆牛皮或布（塗上煤焦油防水）即可製作。基本的大小為直徑150cm、深40～50cm、重15～20kg。以前我曾用竹子和PVC管、防水布做過一次。如果穩定性不夠的話，可以在腳邊放幾個裝滿水的寶特瓶當成壓艙物。

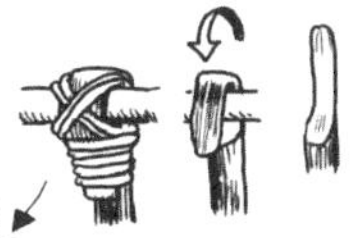

將木頭前端削薄，折彎勾住骨架，然後再用繩子固定。

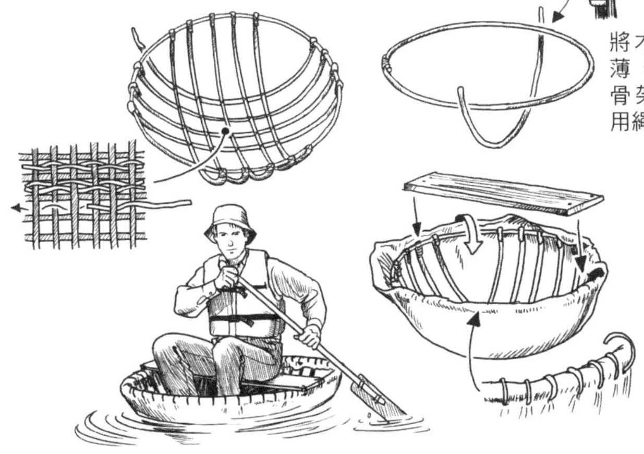

※除非是緊急或特殊場合，否則乘坐小艇時務必要穿著救生衣！

有河川或湖泊的話，就造「木筏」移動

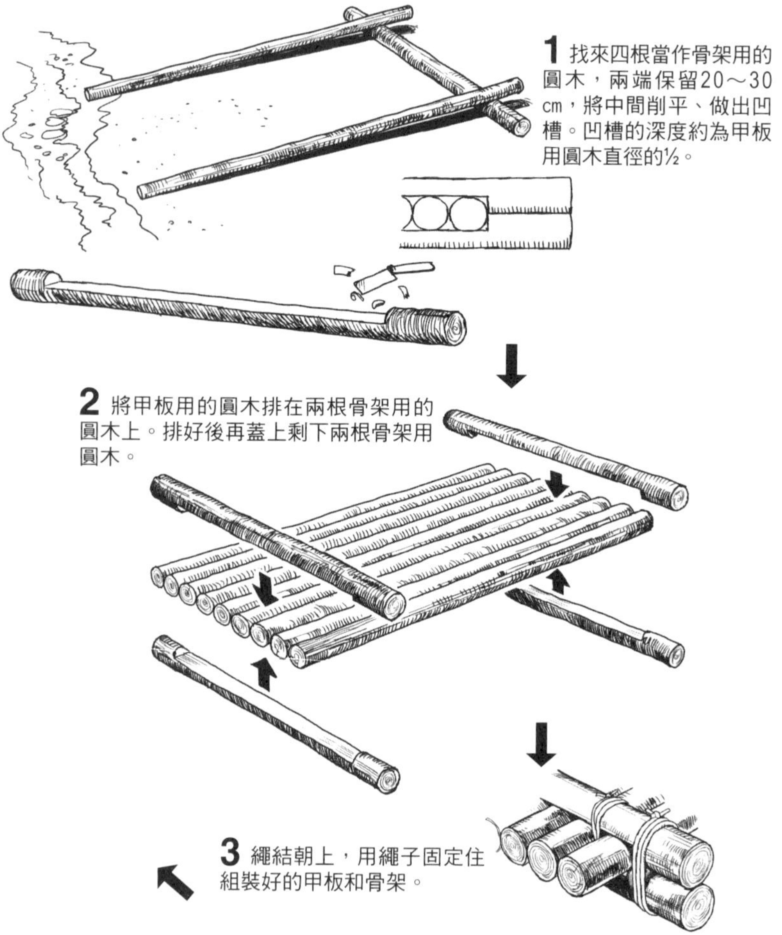
1 找來四根當作骨架用的圓木，兩端保留20～30 cm，將中間削平、做出凹槽。凹槽的深度約為甲板用圓木直徑的½。
2 將甲板用的圓木排在兩根骨架用的圓木上。排好後再蓋上剩下兩根骨架用圓木。
3 繩結朝上，用繩子固定住組裝好的甲板和骨架。

移動時，若遇到非越過河川、湖泊或海的情況，便只能選擇建造船隻或木筏。船隻由於材料的問題很難打造，而木筏卻還有機會。

最簡單的木筏，只要用繩子將圓木或竹子綁在一起即可完成。若是水流和緩的河川或海，這種木筏就足夠了。有的人可能會覺得應該要有桅杆和船帆，但能休息遮陽的船艙其實更加實用。若河川很長，必須長時間待在船上，再加個能烹調簡單食物的爐灶會更方便。爐膛的部分只要參考「直立式爐灶」（參見P85！）就沒問題了。

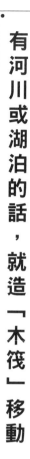

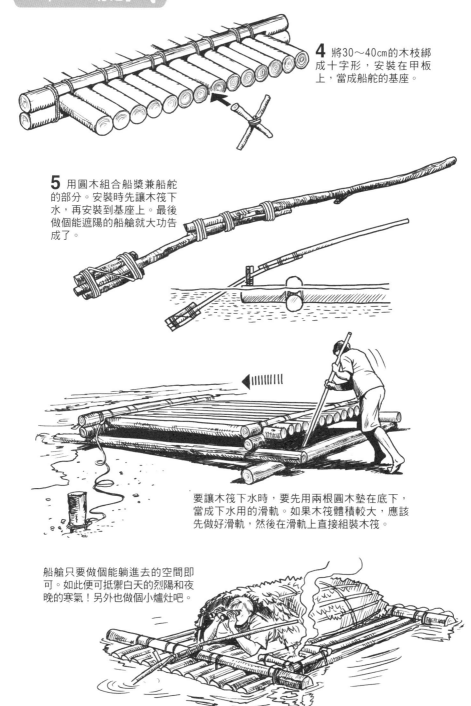

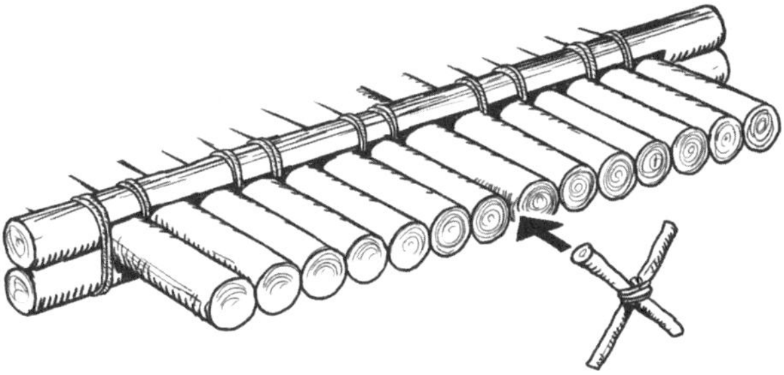

4 將30～40cm的木枝綁成十字形，安裝在甲板上，當成船舵的基座。

5 用圓木組合船槳兼船舵的部分。安裝時先讓木筏下水，再安裝到基座上。最後做個能遮陽的船艙就大功告成了。

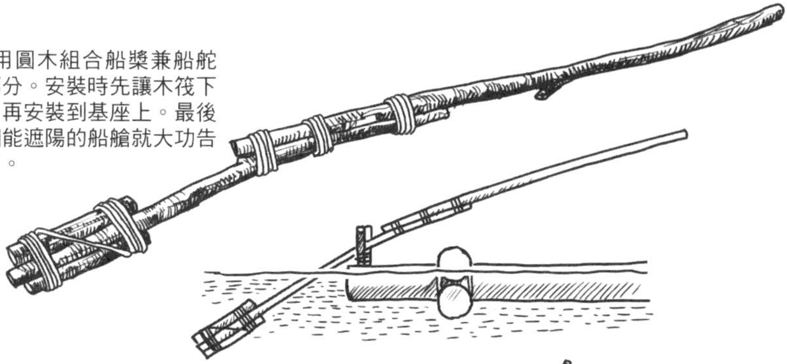

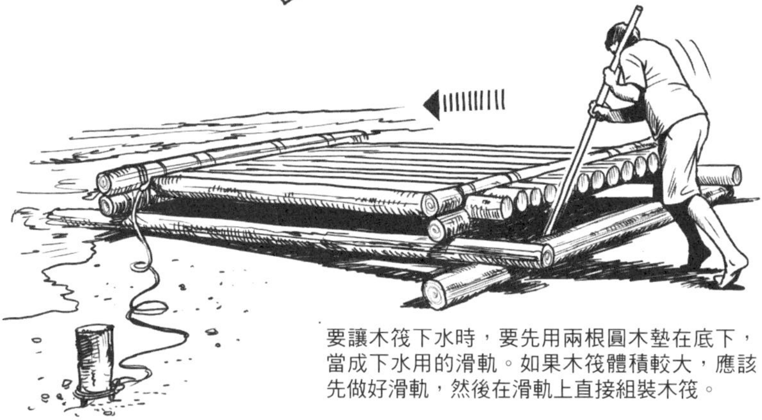

要讓木筏下水時，要先用兩根圓木墊在底下，當成下水用的滑軌。如果木筏體積較大，應該先做好滑軌，然後在滑軌上直接組裝木筏。

船艙只要做個能躺進去的空間即可。如此便可抵禦白天的烈陽和夜晚的寒氣！另外也做個小爐灶吧。

要打造正統的船隻非常困難，但如果是本頁介紹的這種小艇，你一個人也能做得出來。製作時的訣竅，是讓底板不要有縫隙，並仔細塗滿油漆。以前我自己做的成品，就完全沒有進水過喔。

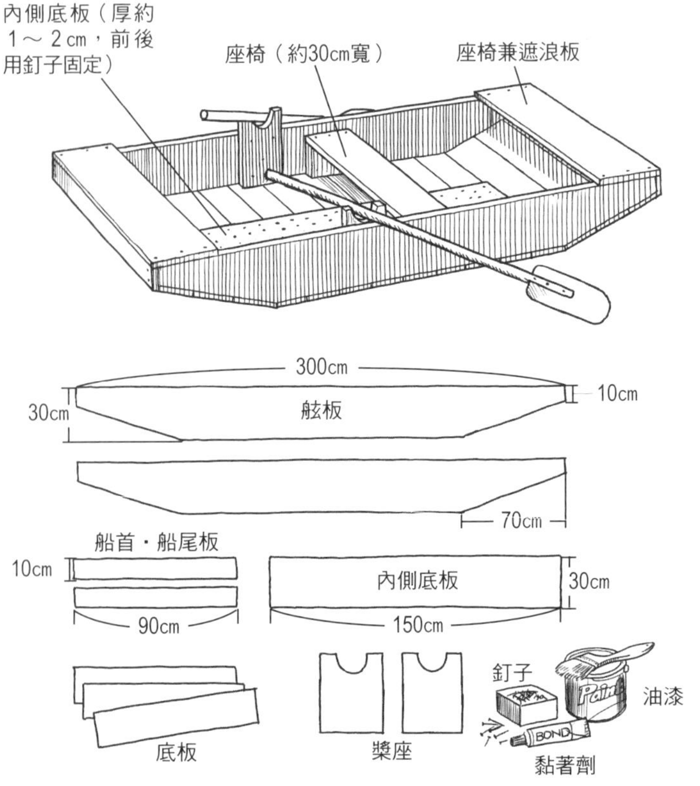

內側底板（厚約1～2cm，前後用釘子固定）
座椅（約30cm寬）
座椅兼遮浪板
300cm
10cm
30cm
舷板
70cm
船首・船尾板
10cm
90cm
內側底板
30cm
150cm
釘子
油漆
底板
槳座
黏著劑

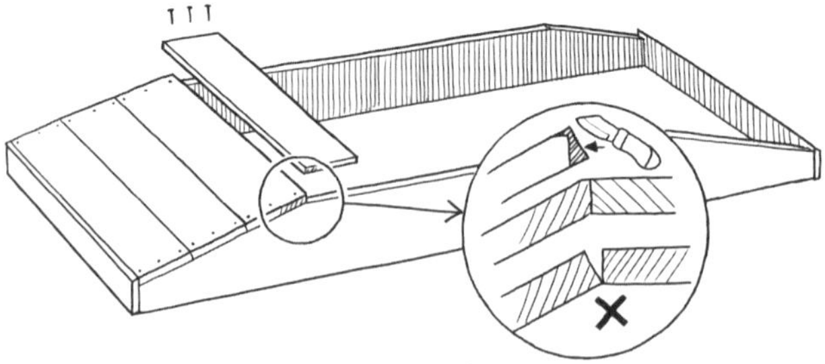

3 保持舷板90cm的間隔，釘上底板。底板所用的木板為1.5～2cm厚，可用單手握持的大小即可。不過，木板間必須完全密合，不可有縫隙。釘到船首和船尾時，應將步驟2釘好的木板凸出的部分以斜面裁掉，緊密貼合。

1 首先，用兩片300x30cm（厚1.5～2cm）的木板製作舷板。

2 用10x90cm、厚1.5～2cm的木板製作船首和船尾。

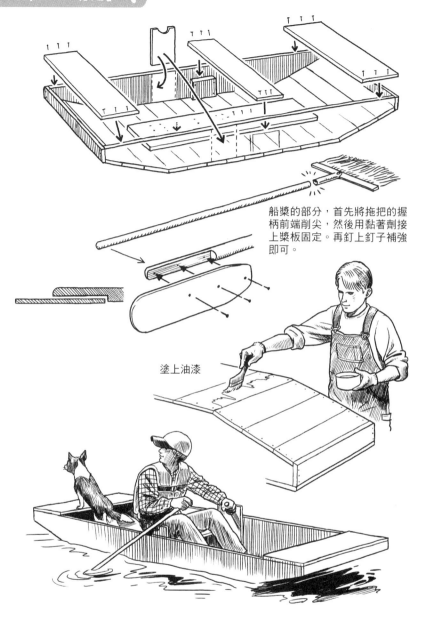

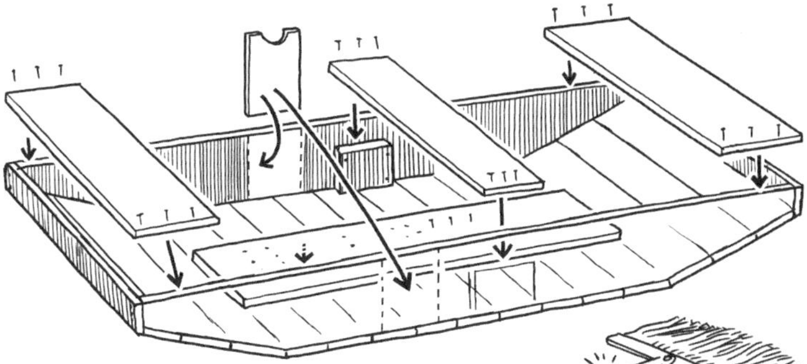

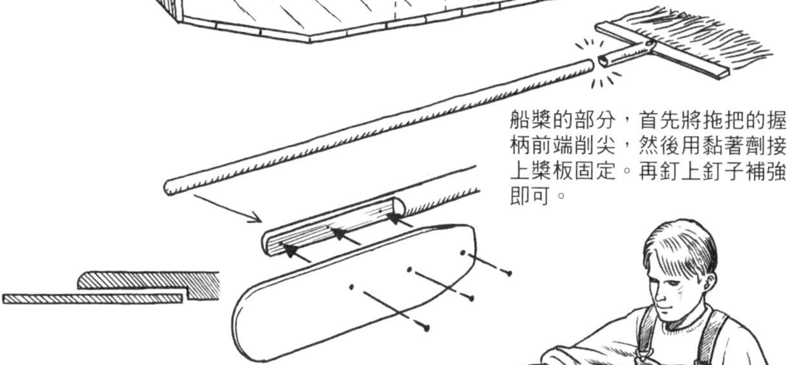

船槳的部分，首先將拖把的握柄前端削尖，然後用黏著劑接上槳板固定。再釘上釘子補強即可。

4 將船身倒過來，貼上內側底板（150x30cm左右的木板）。如此可以強化整體船底。

5 最後安裝槳座和座椅，再釘上船首船尾的遮浪板兼座席即完成。安裝槳座用的木板時可先用黏著劑固定，然後再多打幾根釘子，以免鬆脫。

6 在船體內外塗上兩層油漆，最後底部再塗一次，就大功告成。

災害時的「移動」
—關於求生路線—

為了預防萬一「應該每天攜帶的必需品」

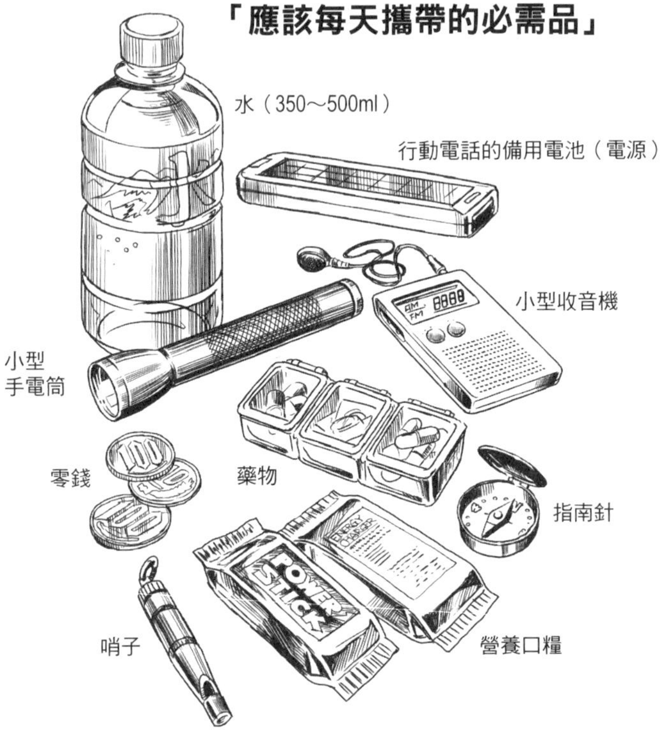
水（350～500ml）
行動電話的備用電池（電源）
小型收音機
小型手電筒
零錢
藥物
指南針
哨子
營養口糧

災害發生的時候，我們不見得一定是待在家中。假如是在外面遇到災難，交通系統停擺，無法利用交通工具移動時，很多人根本沒法返回自家。這些人就稱為歸宅困難者。根據日本內閣府公布的數據，假如關東發生大地震，首都圈的歸宅困難者將達到650萬人左右。如果你也是其中之一，該怎麼辦？

而為了預防這類狀況，可以在平日就先試著從遠方的學校或公司徒步走回自家，預演災難來臨時的「求生路線」。也就是事先用地圖規劃安全且最短的路線，親自走一遍。實際進行時，由於在夜間行動比較危險，所以應該在白天移動。如果你平時都是坐電車上學的話，建議可以嘗試一次。如此一來，你對防災的認知應該也會有所改變才對！

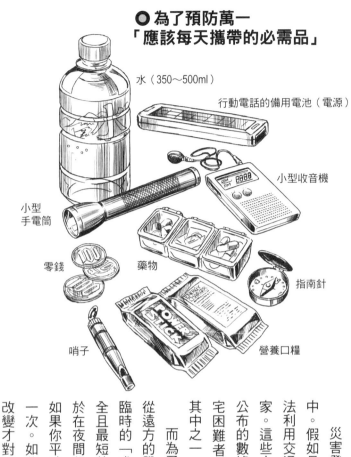

Chapter.10

傳遞訊息

讓他人知道自己的位置・所在地

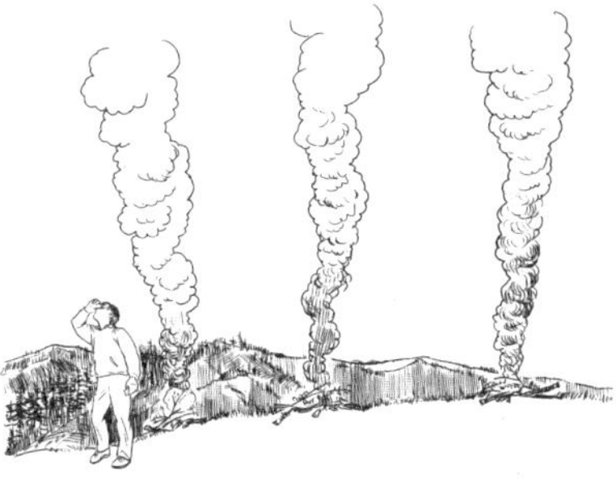

光是揮揮手，別人是分不出你在說「救命！」還是「再見」喔！

假設今天你獨自漂流到一個無人島上。就在沒有半點水糧，以為已經不行的時候，一艘大型船艦突然出現在島嶼附近。於是你拚命揮手，而其中一個船員終於發現了你。你滿臉笑容，幾乎要揮斷了手。結果船員也看著你，笑著對你揮了揮手，然後繼續回頭工作，而船隻也漸行漸遠……。

這種時候，如果你知道世界共通的求救訊號『SOS』的話，就能得救了。而能不能得到救援的關鍵，就在於你能否「讓對方知道你的存在」，以及是否懂得「任何人都看得懂的暗號」！

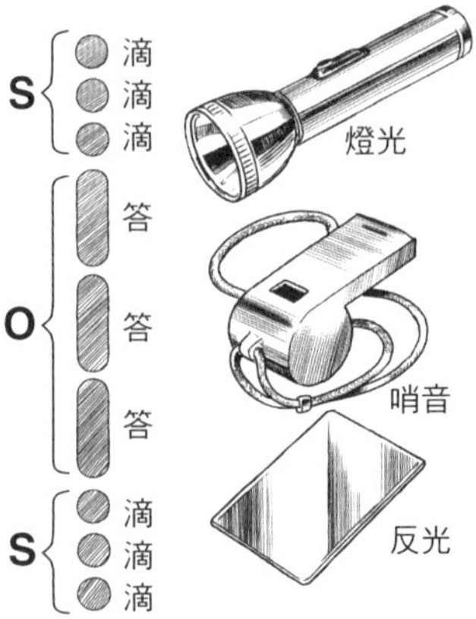

發出世界共通求救訊號「SOS」！

無線通訊的摩斯密碼是一種可以用「·（滴）」和「—（答）」兩種符號的組合，來表達英文字母和數字的通訊代碼。而『SOS』即是「Save our Souls＝救救我們」的意思。無論用燈光或哨音都行得通。唯有這個「SOS」的摩斯密碼，請一定要背下來！

三道煙也能表示「SOS」求救訊號

燃燒輪胎或生木頭，升起三道煙，也一樣可以當成「SOS」信號。採用此方式的重點是每道煙的距離要相隔夠遠，使其從不同角度都能看出是三道煙。

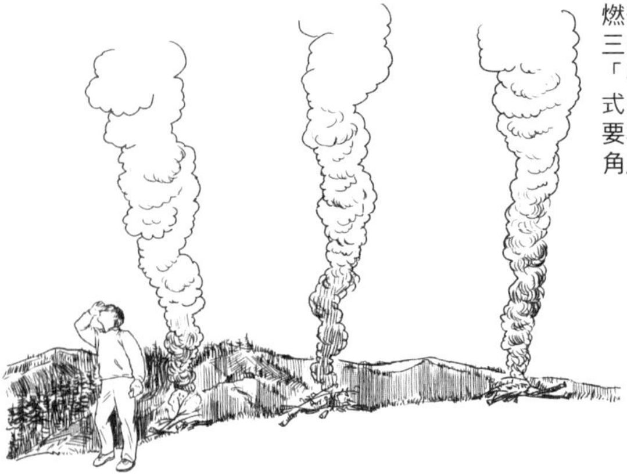

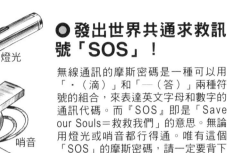

向前來搜索、救援的飛機（救難機）發送求救訊號

如果是駕駛員是日本人，或在日本國內尋求救援時，就直接在地面（以日文）寫上大大的「沒有水，救命」即可。但如果不是的話，就必須使用國際共通的求救訊號。那就是「國際民用航空組織對空訊號」！

「國際民用航空組織對空訊號」

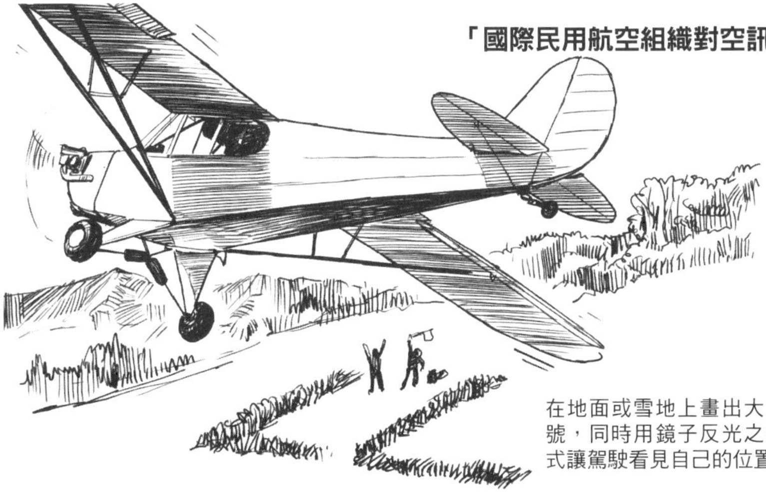

在地面或雪地上畫出大大的訊號，同時用鏡子反光之類的方式讓駕駛看見自己的位置！

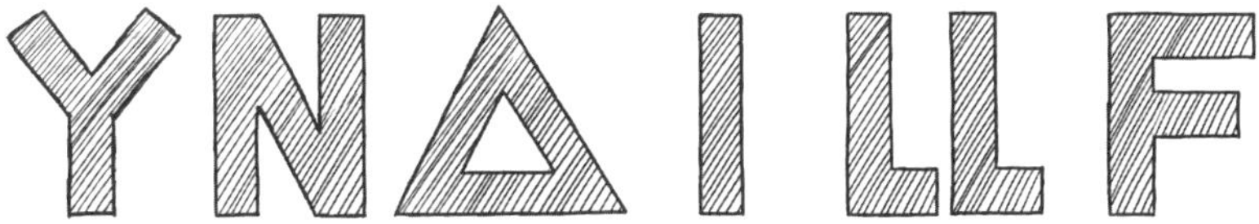

YES　NO　可降落　需要醫生　全員平安　需要水和食物

你身上的CD光碟可以當成信號反射鏡，告訴飛機或船隻「自己的所在位置」。

利用身邊的事物尋求救援 用CD當成信號反射鏡！

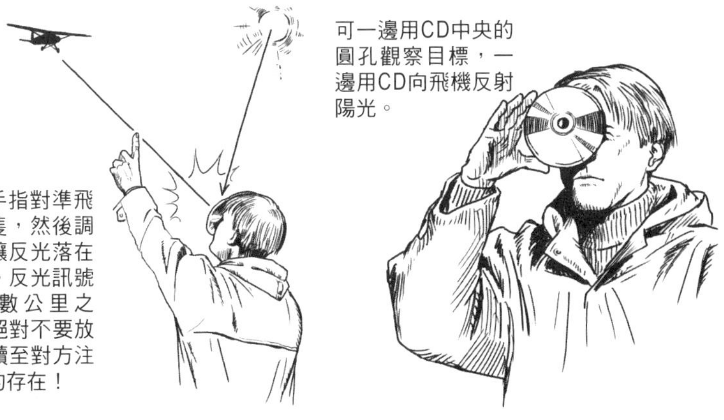

可一邊用CD中央的圓孔觀察目標，一邊用CD向飛機反射陽光。

用左手手指對準飛機或船隻，然後調整鏡面讓反光落在指尖上。反光訊號可傳播數公里之遠，故絕對不要放棄，持續至對方注意到你的存在！

災難時的「通信方法」

——向家人報平安——

●「利用災難用留言號碼・171 ！」

遇到災難時，可以撥打「171」來確認家人安危。
首先，要留言的話，便用電話撥打「171」，然後遵循語音指示按「1」。接著繼續按照指示操作，就能成功留言。操作方法十分簡單。
而如果要聽失散家人的語音留言，就撥打「171」後按「2」，然後依照語音指示操作，就能聽到家人的留言。不過──

・留言時間每通不可超過30秒
・每通留言的保存時間僅限留言後兩天內（48小時）
・每個電話號碼的總留言數限於1～10通（視災難規模調整）

此外，從受災地區的公共電話即可免費使用這項服務。
※台灣的報平安留言平台為「1991」。

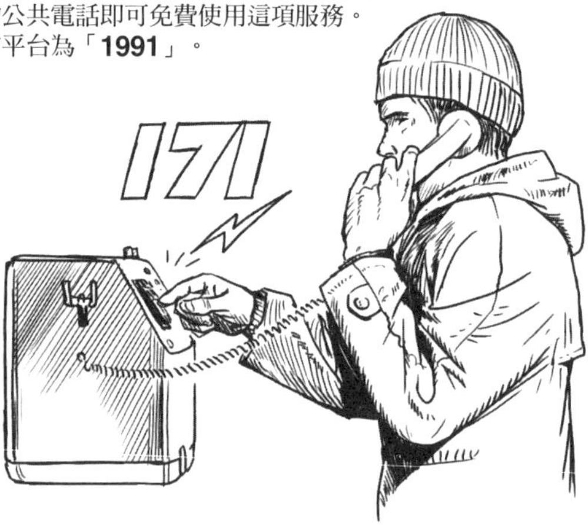

災難發生的時候，大家都會想要確認家人的安危。同時，也想告訴家人自己平安無恙。現代雖然已有行動電話這種方便的工具，但在地震等大災難發生時，包含一般電話在內，大部分的電話線路都會受到管制，很難連通。這種時候，就可以用以下兩種方式確認家人的安危。

第一種方法，是以沒有受到波及的遠方親戚為中繼站，間接確認彼此平安的「親戚中繼法」。雖然這種方法比較花時間，卻十分可靠，而且也能順便讓親戚知道自己平安無事。

另一種方法，就是上面已詳細介紹的「171災難用留言號碼」（限日本）。

但無論用哪一種方法，都必須讓家裡所有人都知道該方法的存在才有用處。因此，請先和家人充分溝通吧！

※災難發生後，政府會優先修復公共電話系統，並可於指定的受災地區免費使用公共電話（但實際規定會因受災的輕重程度而異，有時也可能會先收取10日圓的費用。若有收取費用的話，服務結束後將退還該費用）。

Chapter.11

測量

為了了解自己身在何方

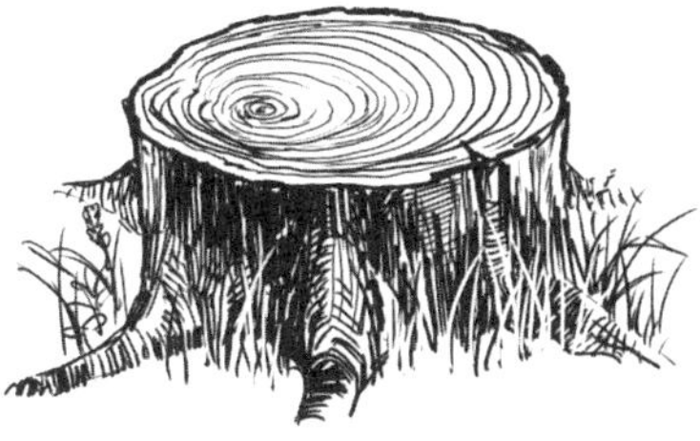

不知道自己身在何處，就無法尋求救援！

所謂的「遇難」，並不是只要遇到危險就算在內。好比說，今天你坐的車在沙漠的正中央拋錨；但如果你很確定十公里之外就有一座村莊，那麼這種情況便不算是遇難。然而，雖然附近確實有座村莊，可你卻不知道這件事，那麼從你的主觀意識來看，就跟被人丟在撒哈拉沙漠中央沒兩樣。從水、食物、燃料，乃至求援、防身的方法，以及接下來該何去何從……你的腦中肯定十分恐慌。而這種連自己身在哪裡都不知道，完全無法得知所在位置的情況，就是標準的「遇難」。

在野外行動時，雖然平常不太會意識到，不過「了解自己的所在位置」這件事，可以讓人安心地採取下一步行動，是非常關鍵的一件事。所以包含天候在內，時時留意周圍的環境，在野外是很重要的。

萬一，你真的遇上什麼意外而遇難了，首先絕對不能亂跑，應該待在原地等待救援。若是白天的話就發出「求救訊號」，可以提高被發現的可能性。

唯有在救援前來的可能性極低，身處最壞的情況時，才可以開始移動。這種時候，必須先查清楚東南西北的方位，然後沿著固定方向移動。而剩下的，就是祈禱自己得到幸運女神的眷顧了！

※慣用腳：如同慣用手一樣，每個人走路時踏地的力道也有左右的差異。而在沙漠等看不到基準物的地方長距離移動時，人會一點一點地往踏地力道較強的那隻腳的反方向偏移。在極端的情況下甚至會繞圈，在同一個地方一直無限打轉。

用手錶尋找「南方」(在北半球遇難的話)

如果有戴手錶又看得到太陽的話，就可以判斷方位。首先，將錶面放平拿好，將時針對準太陽。此時時針與錶面12點的夾角中線，大約就是「南」的方位。

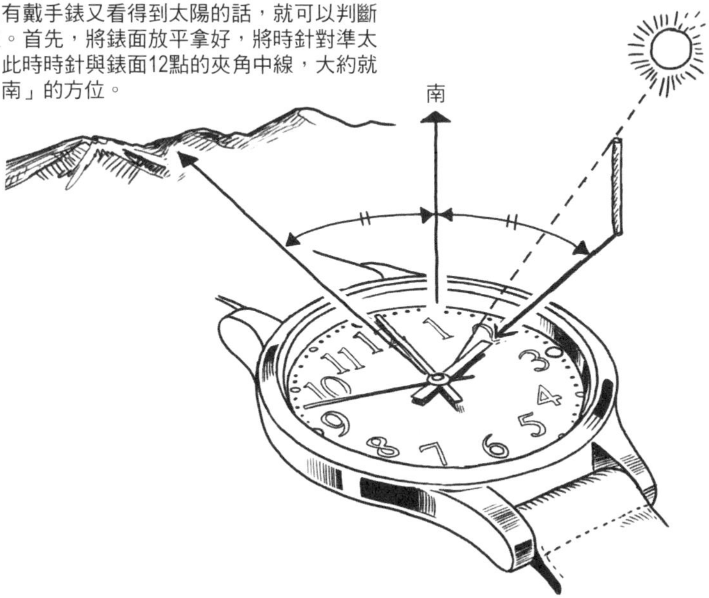

用手錶尋找「北方」(在南半球遇難的話)

跟尋找南方的方式一樣，在南半球也能用同樣的方式判斷方位。首先把錶面放平，將12點的位置對準太陽。此時12點位置與時針的夾角中線，大約就是「北」的方位。

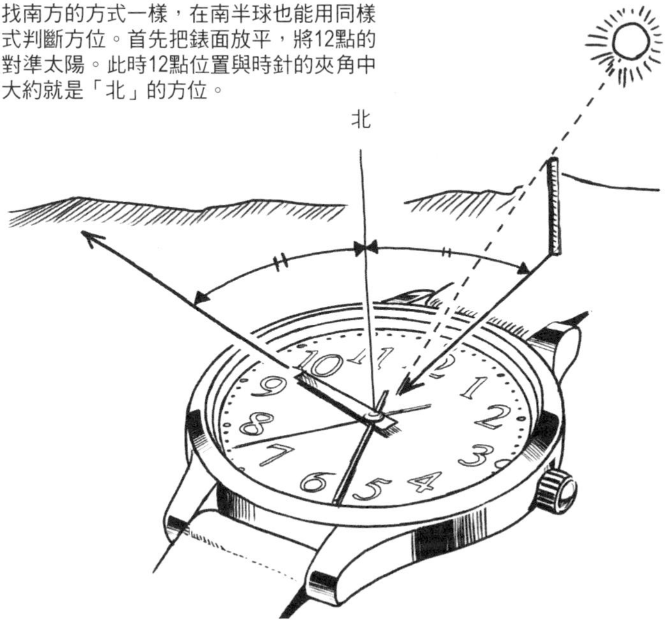

※如太陽的位置太高，可以在地上插一根木棒，用棒影確認太陽的位置後再使用上述方法，便可判斷方位！

◎用星星尋找「北方」（北半球）

在滿天星斗中，有顆星的位置是唯一不動的。那就是北極星。在北半球，只要看看北極星就能得知「北方」在哪裡。首先，在夜空中尋找勺子形的「北斗七星」。而從勺子部分的第二顆星直線延伸出去，就能在與第一顆星間距的五倍距離外找到「北極星」。由於北極星在北極的正上方，故北極星所在的方位即是北方。

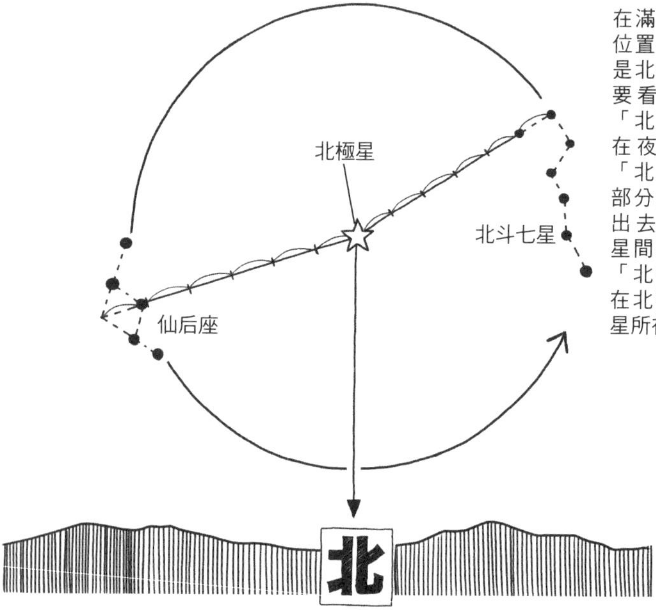
北極星
北斗七星
仙后座
北

◎用星星尋找「南方」（南半球）

南半球的夜空沒有像北極星那樣方便的星星。相對地，卻有「南十字星」的存在。十字線的縱線下方大約四倍距離處，大約就是「南」的位置。如果要再更精確點，可以在南十字星下的兩顆星（人馬座α星和β星）的中間畫個垂直線；這條線與南十字星縱線的交點，就是天空的南極，而其下方便是「南」的方位。

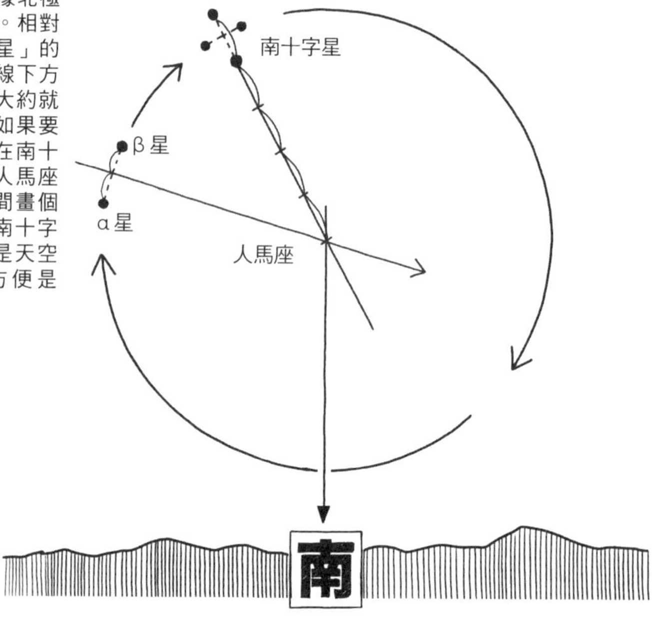
南十字星
β星
α星
人馬座
南

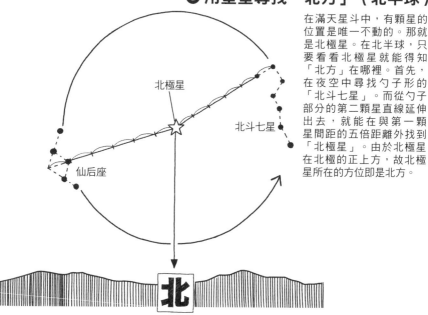

在自然界中判斷方位的方法

除了利用太陽和星星外，只要觀察草木，也能大致掌握方位。雖然這種方法只能掌握「大概」，但在天候惡劣或緊急時刻時仍十分有效。請大家把它當成其中一種判斷方位的方法，預先學起來吧！

「觀察樹形」

繞著樹木走一圈，整體分枝較少較短的那面就是「北方」。

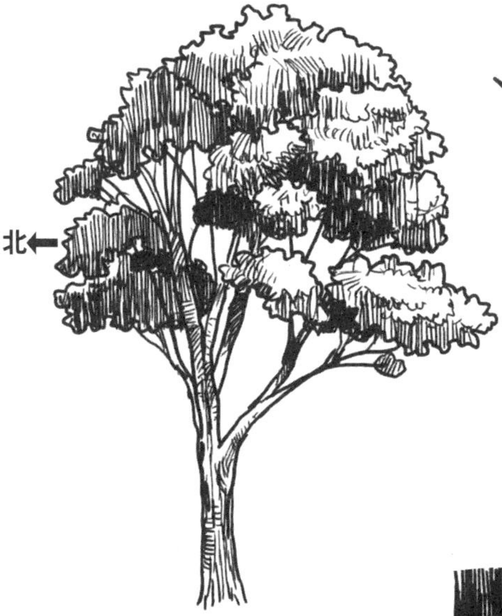

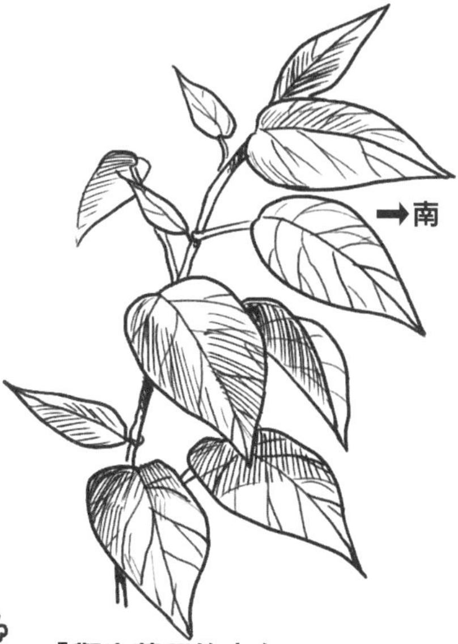

「觀察葉子的方向」

葉片長得較大、較多的那面，大致就是「南方」。

「觀察生長在樹木和石頭下的苔蘚」

觀察樹木或大石頭底下，青苔較多的那面，就是「北方」。

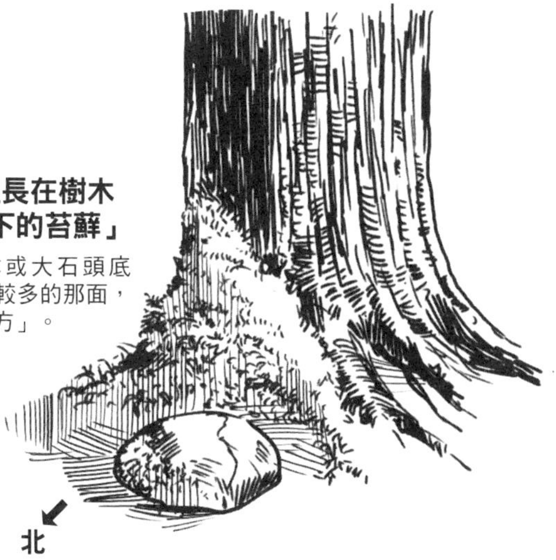

◎用縫衣針當羅盤!?

讓帶有磁性的金屬片處於可自由活動的狀態，金屬片就會被地球的磁場自然地牽引，指向南北方。這也就是指南針和羅盤的運作原理。因此，只要能讓金屬片產生磁性，然後使之處於可自由活動的狀態，就能做出一個羅盤！

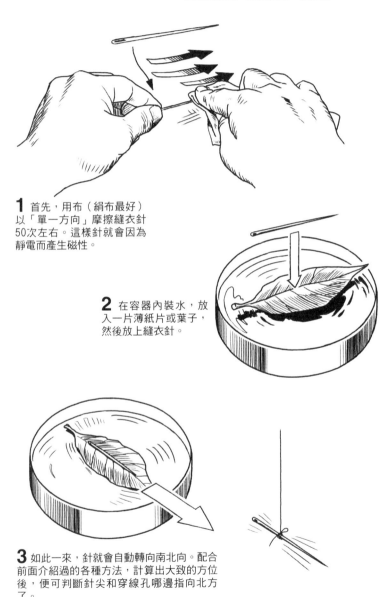

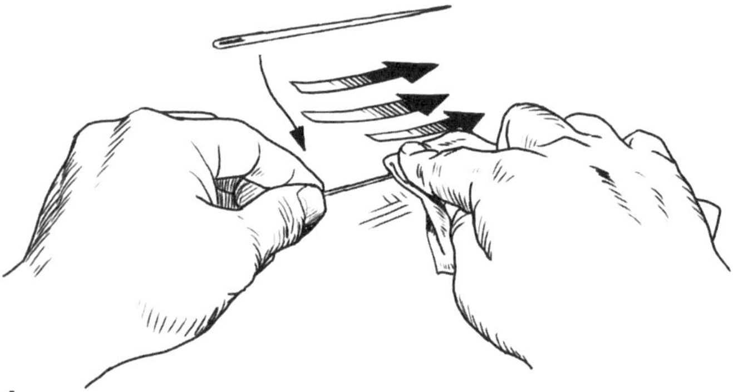

1 首先，用布（絹布最好）以「單一方向」摩擦縫衣針50次左右。這樣針就會因為靜電而產生磁性。

2 在容器內裝水，放入一片薄紙片或葉子，然後放上縫衣針。

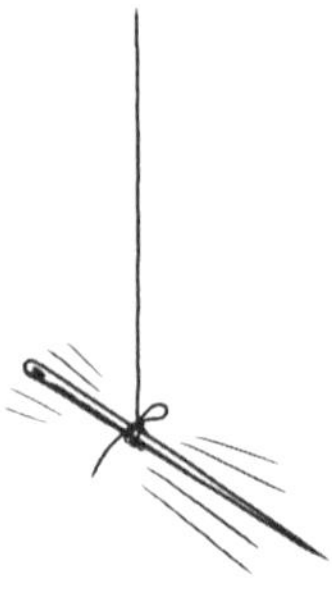

3 如此一來，針就會自動轉向南北向。配合前面介紹過的各種方法，計算出大致的方位後，便可判斷針尖和穿線孔哪邊指向北方了。

羅盤不是指向正北!?

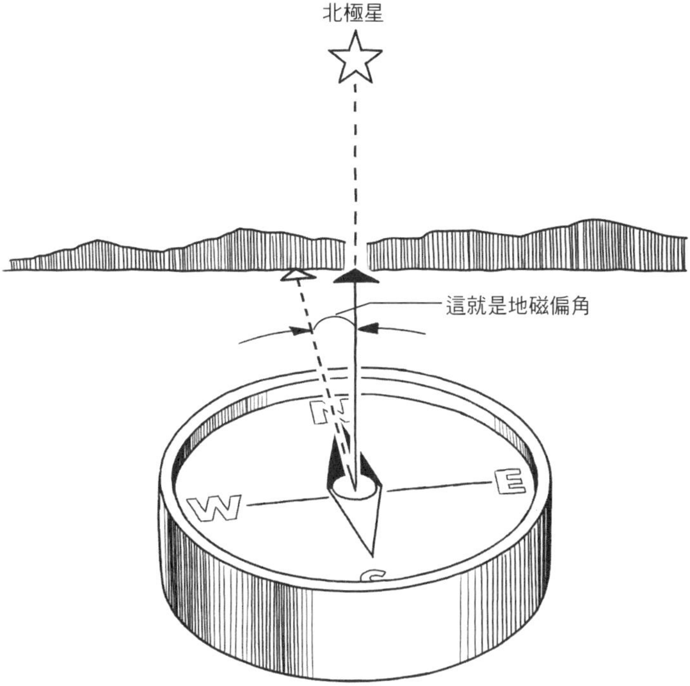

羅盤是判斷方位非常便利的工具，但卻有一個弱點。那就是地球磁場的「N極」實際上不在北極，所以羅盤所指的「N」並非正確的「北方」（地理上的北方、真北、北極星的正下方）。而這個偏離的角度就稱為「地磁偏角」，在日本本州附近使用羅盤的話，「N」的位置向東偏移6度，即是真正的北方。

此外，緯度愈高的地方地磁偏角就愈顯著，所以在北極圈探險的冒險家不會使用羅盤，而是用手錶來判斷方位。

※日本國土地理院發行的地形圖上，每張都會加上地磁偏角；所以買了地圖後，只要整張地圖上以等間隔畫出地磁偏角的線，使用上就會非常方便。

利用遠方目標物判斷自己身在地圖上何處的方法

就算拿著地圖，要是不知道自己身在哪裡，就無法朝下個目標移動。但只要使用羅盤，以山峰之類的兩個遠方目標物作為地標，便能輕鬆找出自己的所在位置！

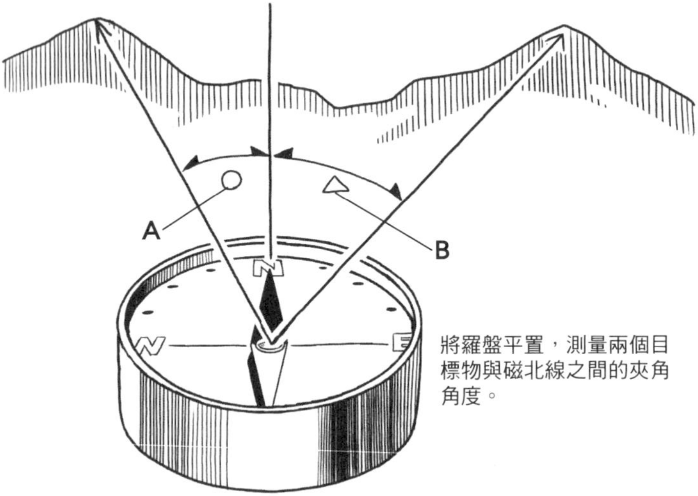

將羅盤平置，測量兩個目標物與磁北線之間的夾角角度。

在地圖上按照測量出來的角度畫出直線，兩條直線的交點便是自己的所在位置。

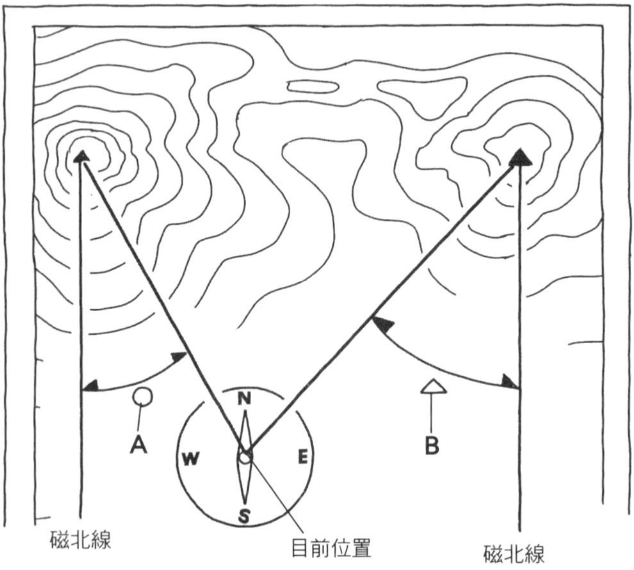

利用日晷和月晷判讀時間

◉「製作日晷判斷時間」

精度高的日晷，必須仔細計算觀測地的精度才能做出來，因此本處要介紹的是只能顯示大致時刻的日晷。在野外求生的時候，這種日晷應該就很夠用。

找個日照佳的平坦地面，垂直插上一根棒子，從日出到日落，在不同時刻於棒影末端放上一顆小石頭。

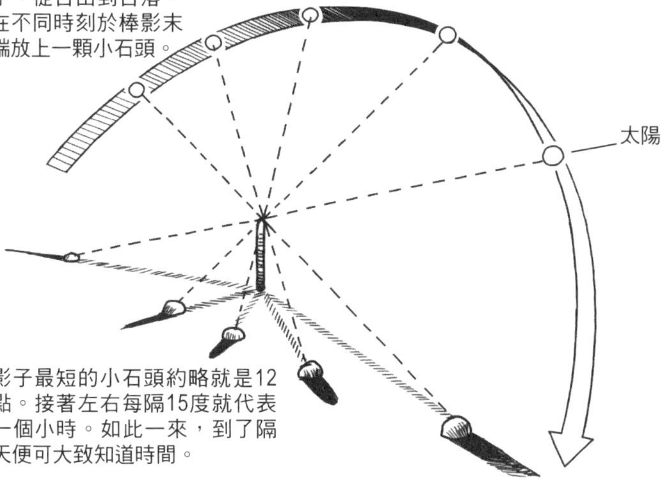

影子最短的小石頭約略就是12點。接著左右每隔15度就代表一個小時。如此一來，到了隔天便可大致知道時間。

◉「月晷—從月亮的位置判斷時間—」

透過滿月、上弦月、下弦月等月形和月亮的位置，配合不同的判讀方法，便可得知大略的時間。

滿月的判讀法

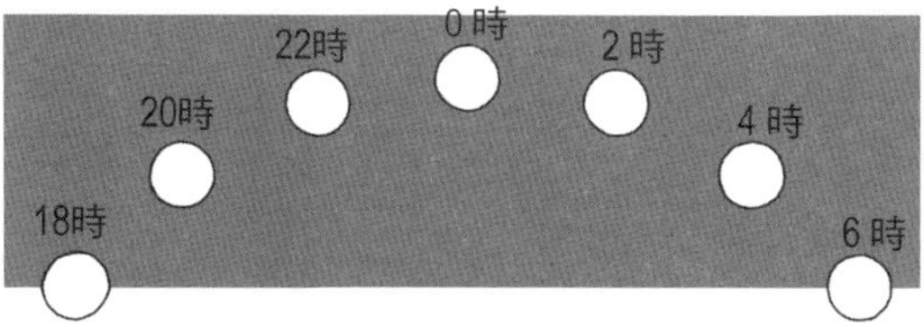

上弦月的判讀法

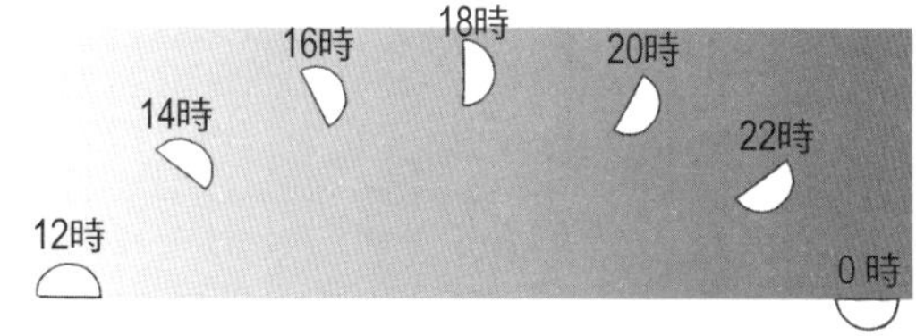

下弦月的判讀法

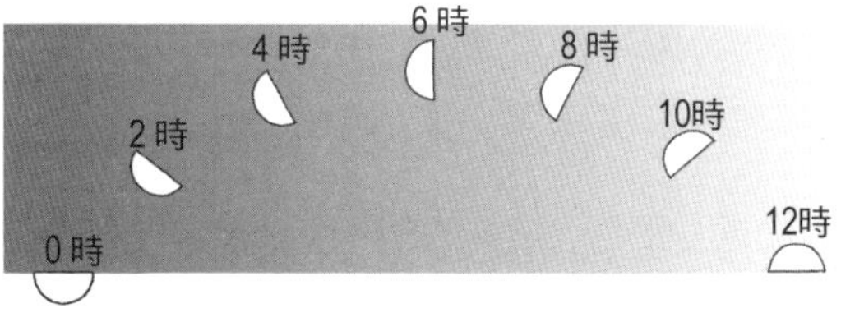

※月亮下沉時，弓弦部分朝上的月形即是「上弦月」。

●「觀察天空預測天氣」

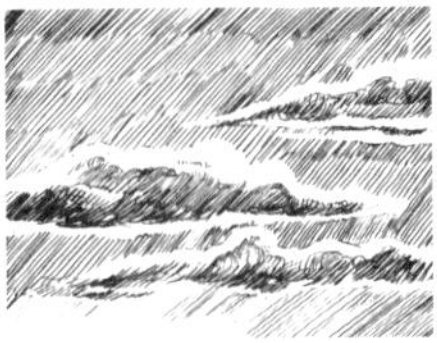
朝霞則雨，
晚霞則晴

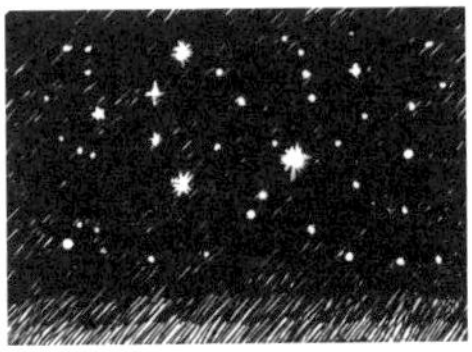
星光閃動代表會
有強風

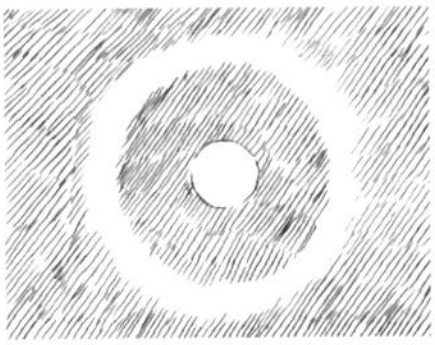
看到日暈或月暈
代表會下雨

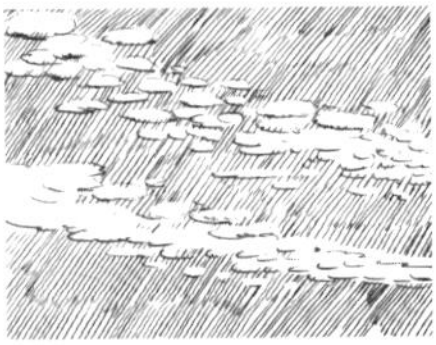
空中魚鱗天，
不雨也風顛

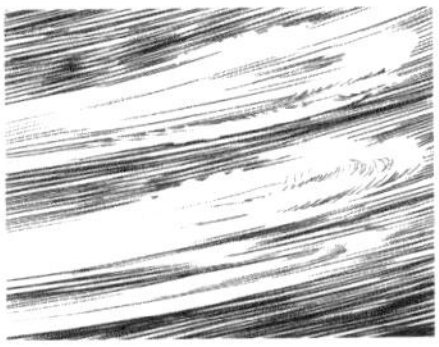
早晨棉絮雲，
午後必雨淋

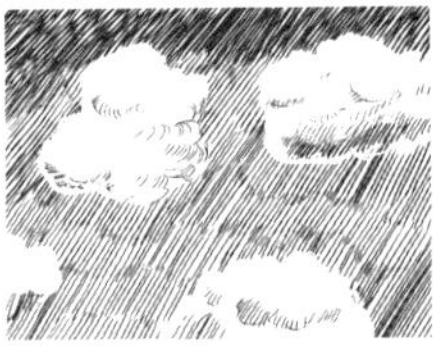
綿雲則晴

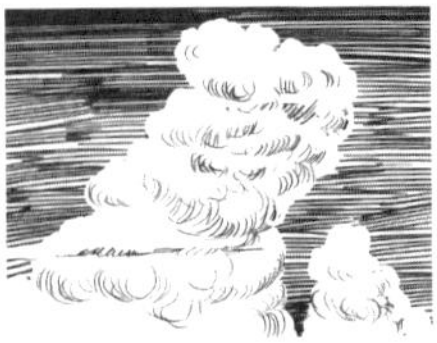
天有城堡雲，
地上雷雨臨

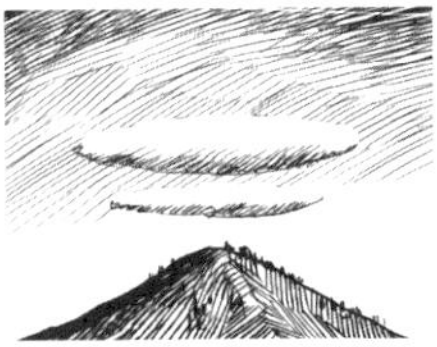
波雲乃強風的
徵兆

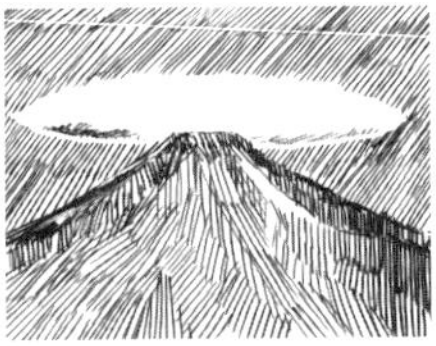
傘雲則雨

所謂的「觀天望氣」，就是從大自然的徵兆預先判讀未來的天氣變化。在還沒有氣象預報的時代，人們都是透過觀天望氣來旅行及從事農林漁牧。這不是茶餘飯後的天氣預報，而是一旦失敗便會直接影響到生計，為了求生而發展出來的技術。誕生自長時間的經驗法則的觀天望氣智慧，甚至不輸用氣象衛星與電腦，不需要直接觀測天空的現代天氣預報。為了不在野外丟掉小命，請好好學會這項技能吧！

「從大地的變化預測天氣」

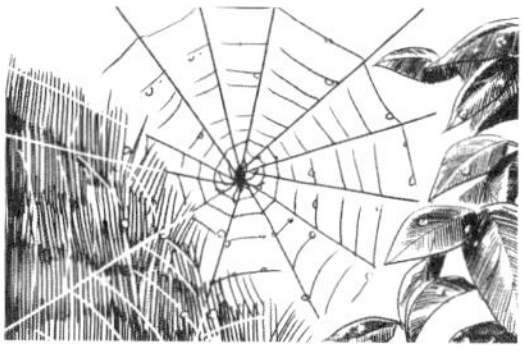

蜘蛛網上結露
代表晴天

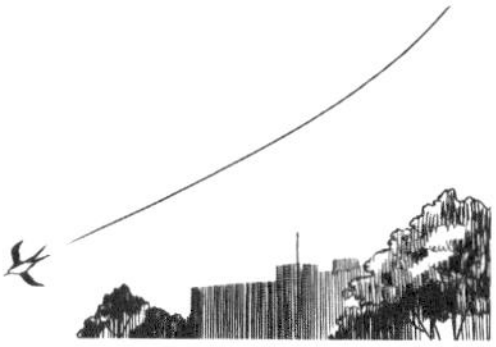

燕子低飛代表會下雨

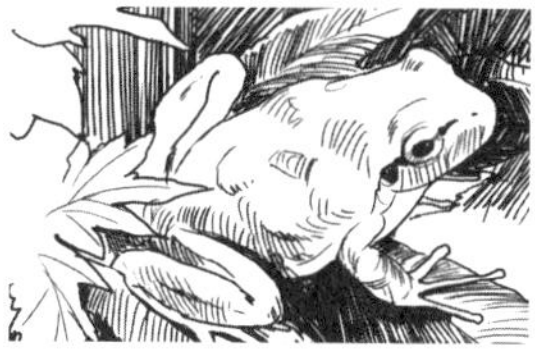

看到雨蛙代表會下雨

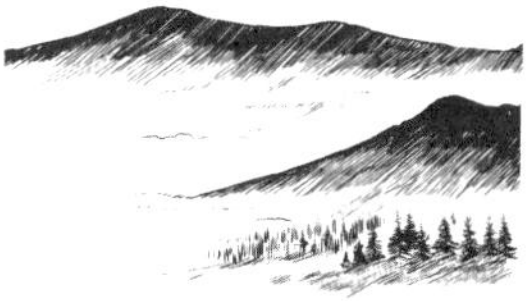

清晨有霧代表放晴

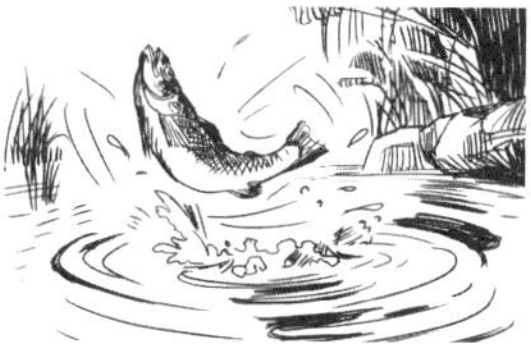

魚躍出水面代表下雨

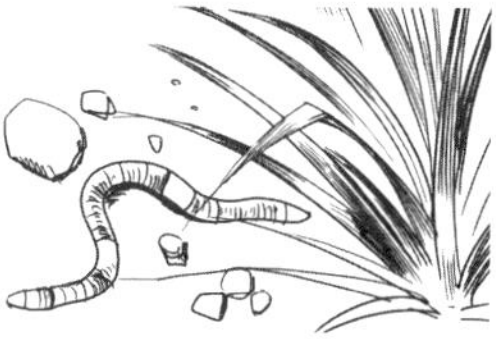

蚯蚓鑽出土代表下雨

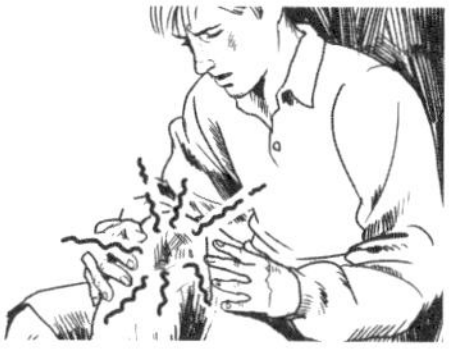

舊傷發疼代表下雨

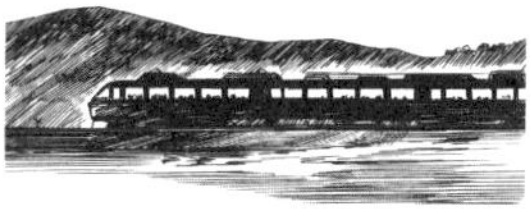

可以清楚聽見遠方的聲音
代表下雨

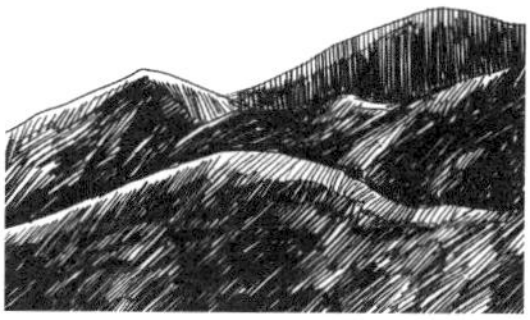

群山看起來很近代表
會下雨

天氣的變化除了觀察天空外，也可以在自然生物等各種不同事物上找出跡象。

例如「燕子低飛代表快要下雨」，便是因為當天氣變壞，氣壓下降、濕度上升時，昆蟲會貼著地表飛行，所以燕子也飛到下面來捕食昆蟲。此外，各地方自古流傳，看到山上的殘雪呈現馬或佛像的形狀，就代表可以開始播種，也是類似的原理。

古人的這些智慧，你不覺得很厲害嗎！

避開雷擊的方法

如果在沒有掩蔽處的草原遇上打雷，應盡量保持低姿勢。就算被雨淋濕也不能站起來！

「趴下」

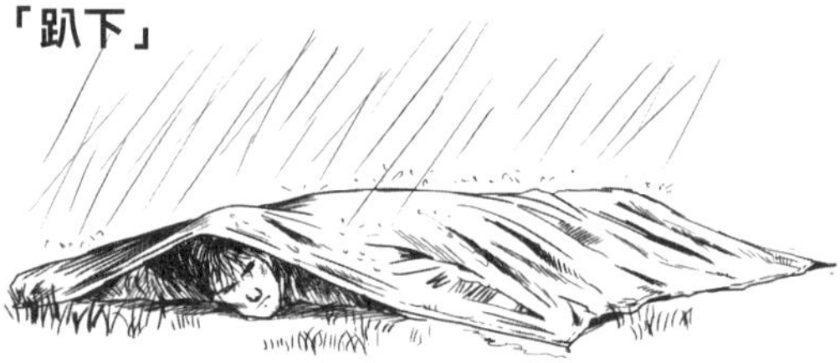

「彼此遠離5m以上」

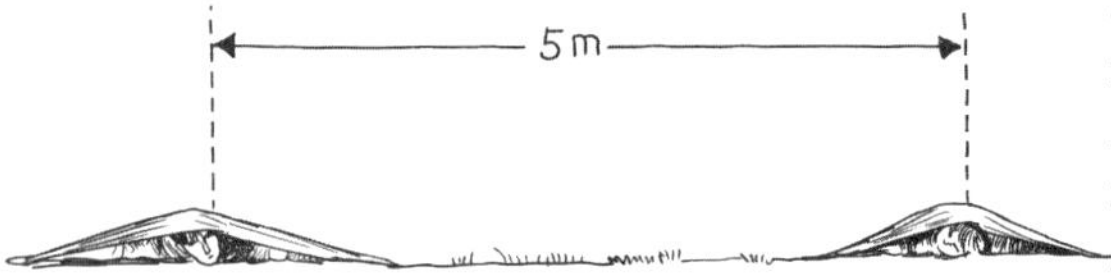

若是數人同時身在沒有任何掩蔽物的地方，應彼此保持5m以上的間隔後再趴下。如此就算有人不幸遭到雷擊，也不會殃及其他人，還有救助的機會。

遇到打雷時應先把帳篷攤平，等待雷雲過去

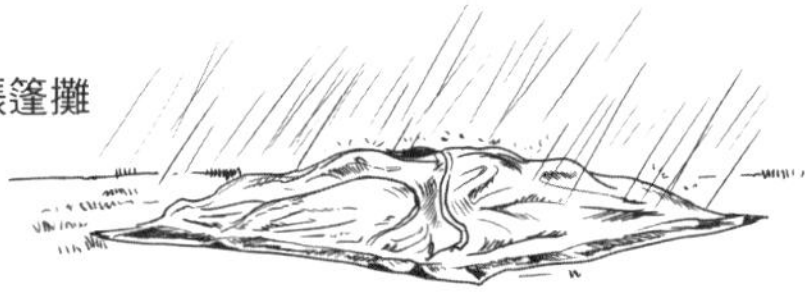

「不要靠近樹木」

在有避雷針的地方，站在避雷針45度角的範圍內是相對安全的。但如果是大樹的話，樹下反而是最危險的地方。若附近有樹木，應站到45度角抬頭剛好可仰望樹頂的距離外躲避。

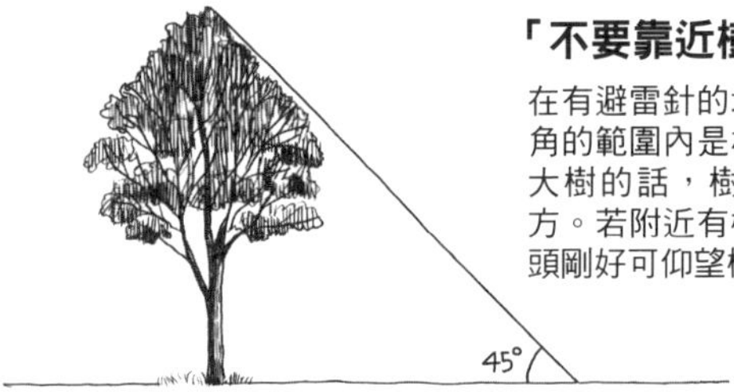

沒有人可以準確預測雷擊的落點。在山中，閃電有時更會以水平方向甚至從下方「落下」。如果是在帳篷中，應立刻把帳篷攤平，躲避雷擊。而且，不只是在山中，有的時候就連衝浪都會被雷打到。

從事野外活動時，絕對不能小看雷擊。尤其近幾年天氣常常發生無法預料的驟變，而且還是地區性的；從前沒問題的常識，近幾年已不再適用。所以只要聽到天空轟隆轟隆地開始打雷，就要立刻「避難」！

※如果附近有車子的話，就馬上躲進去。打雷時躲在車內算是比較安全的。

Chapter.12

救護

為了保住自己的性命，
也為了拯救自己重要的人

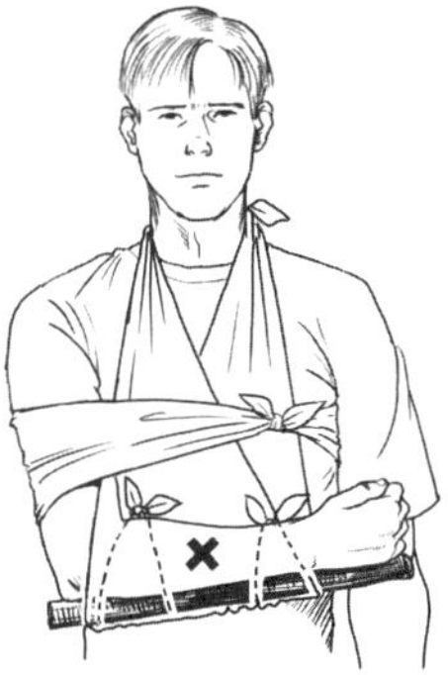

在野外受傷可能會送命！——急救的基礎知識——

沒有人能確定自己何時會遇到重大事故。當然，更不會每次事故發生時都會有醫生在場。而就算是木刺插入指頭，或是腳趾紅腫等微不足道的小傷，如果不治療的話，症狀也可能會惡化，導致無法行動，在野外甚至會因此喪命。

還有，當同伴陷入「心跳停止、呼吸停止」等最糟糕的狀態時，即使馬上呼叫救護車，如果不懂得急救，在救援到來前，我們就只能眼睜睜看著同伴痛苦的模樣。何況有時可能會遇到救護車無法過來的狀況。因此，我們才需要學習急救技巧。

急救的目的，乃是「救命」、「防止症狀惡化」、以及「減輕痛苦」。而第一步要採取的行動，就是冷靜地觀察病人或傷者的情況。這點對於自己受傷或生病時也是一樣的。

如果遇到患者倒地不動的緊急事態，應先確認「是否有嚴重出血」、「是否還有意識」、「是否還有呼吸」、以及「是否仍有脈搏」，然後迅速採取止血措施、人工呼吸、心肺復甦術等急救手段，同時連絡救護車或醫療機構。周圍的人也一樣不要慌亂，應冷靜地行動，大聲鼓勵受傷的同伴。

如果那時候這麼做就好了——為了避免將來如此後悔，請各位確實學會如何在救難隊或醫生到來前為患者「急救」的知識。同時也是為了讓自己活下去！

※心跳停止3分鐘，呼吸停止10分鐘，以及大量失血30分鐘的死亡率，都是50%（根據Cara M.的「黃金時間原則（golden hour principle）」）。順帶一提，救護車從打電話至到達所需的時間，全日本平均約為5～6分鐘。

緊急時刻就使用以下方法！
—首先，用以下姿勢讓患者休息—

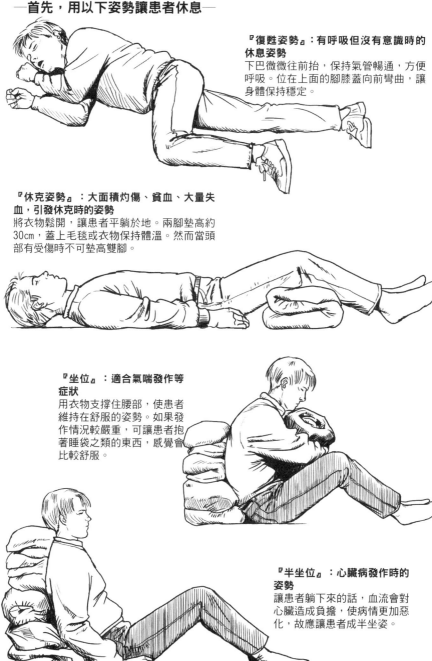

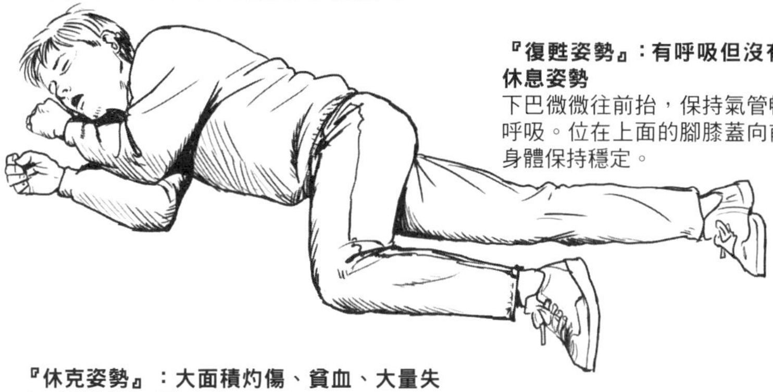

『復甦姿勢』：有呼吸但沒有意識時的休息姿勢
下巴微微往前抬，保持氣管暢通，方便呼吸。位在上面的腳膝蓋向前彎曲，讓身體保持穩定。

『休克姿勢』：大面積灼傷、貧血、大量失血，引發休克時的姿勢
將衣物鬆開，讓患者平躺於地。兩腳墊高約30㎝，蓋上毛毯或衣物保持體溫。然而當頭部有受傷時不可墊高雙腳。

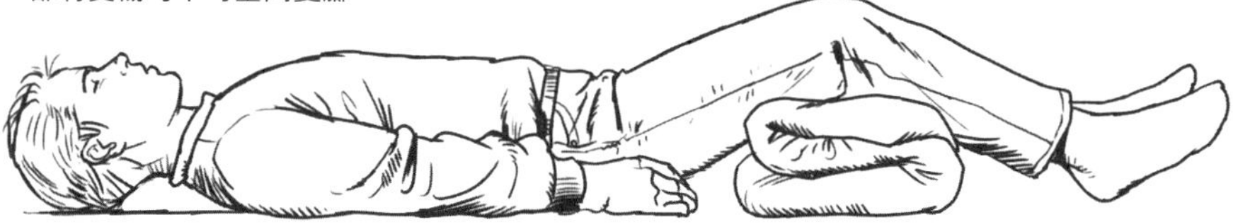

『坐位』：適合氣喘發作等症狀
用衣物支撐住腰部，使患者維持在舒服的姿勢。如果發作情況較嚴重，可讓患者抱著睡袋之類的東西，感覺會比較舒服。

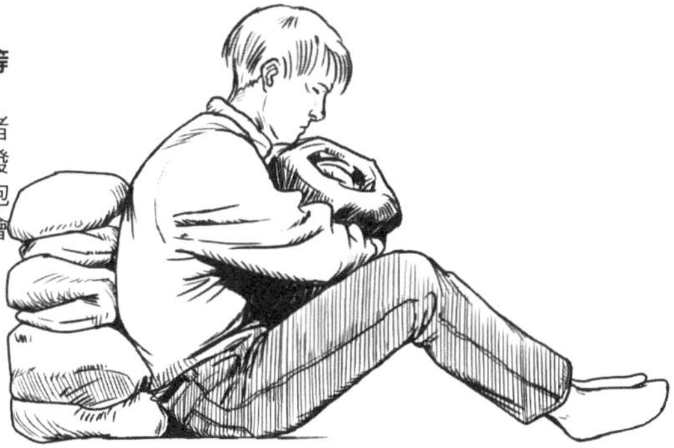

『半坐位』：心臟病發作時的姿勢
讓患者躺下來的話，血流會對心臟造成負擔，使病情更加惡化，故應讓患者成半坐姿。

※「腦中風」時應讓患者仰躺，墊高上半身。要注意只墊高頭部的話會導致呼吸困難。另可冰敷頭部。如「吐血」的話，則應墊高雙腳，使患者仰躺，並冰敷胃部。

◎「大量出血」時的「止血法」

如患者大量出血的話，總而言之第一要務便是盡快止血。否則會有生命危險。人體一旦流失血液總量的三分之一，就有可能喪命（人體血液總量約為體重的13分之1。以50kg的人而言便是四公升左右）。

止血最基本的方法，就是用乾淨的紗布或絲巾直接按壓傷口的『直接加壓止血法』。如布料較薄，只要對折增加厚度即可。此外，用三角巾等布料按壓並用繃帶包紮傷口的話，效果會更好。

若是這樣仍無法止血，那就更用力以繃帶或三角巾綁緊傷口。

萬一血還是流個不停，那麼就必須尋找出血部位和心臟中間的動脈，用手掌或手指把血管用力按向骨頭，採用『止血點止血法』。

止血之後，如果傷者已出現「休克症狀」（兩眼無神、呼吸快而淺、全身冒出冷汗、嘴唇發紫、身體顫抖等），應立即讓傷者以「休克姿勢」（見P199）休息。而若沒有出現休克，就讓傷口維持在比心臟更高的位置。不過，若是傷口位在頭部，就不能採取休克姿勢，同時應盡量不要移動到頭部。

而當傷口十分嚴重，用以上所有方法皆無法止血時，應立即使用『止血帶止血法』，用繃帶綁住傷口旁靠心臟一側的部位，並在結眼內插入木棒，扭轉到血液不再流出為止。然而，「止血帶止血法」是最後迫不得已時的手段，只能在有生命危險時使用。

「全身的主要止血點」

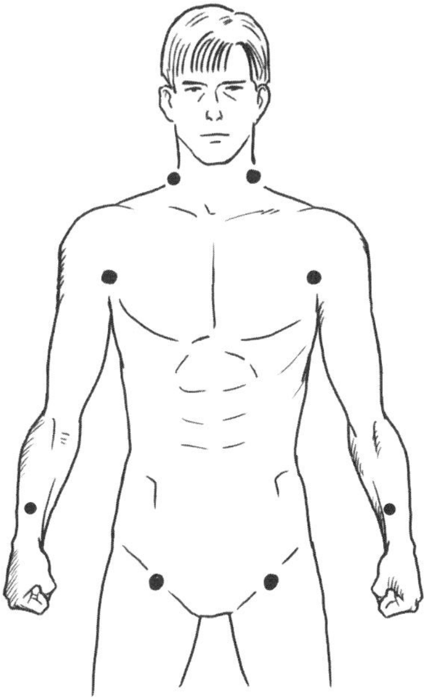

「直接加壓止血法」

用乾淨的紗布或手帕等按壓出血部位（緊急時可將布料用打火機烤過殺菌後再用）。

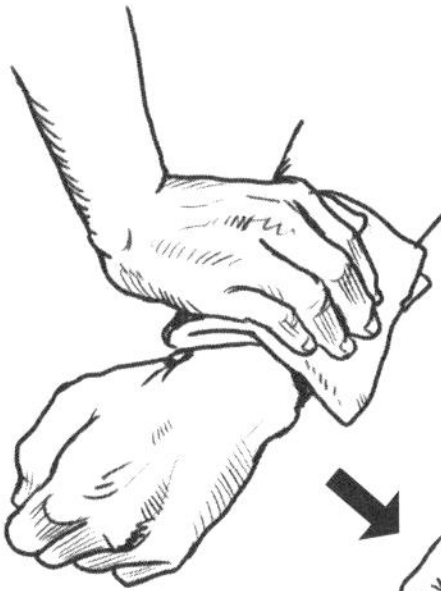

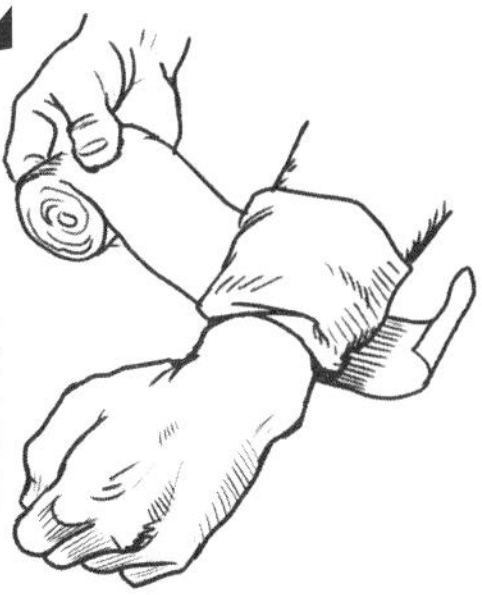

將布料折疊增加厚度後，按壓在出血部位上，然後再用繃帶或三角巾包住，可增加止血效果。

「止血帶止血法」

在出血部位（傷口）靠近心臟側的位置用繃帶捲起，然後用棒子轉緊。

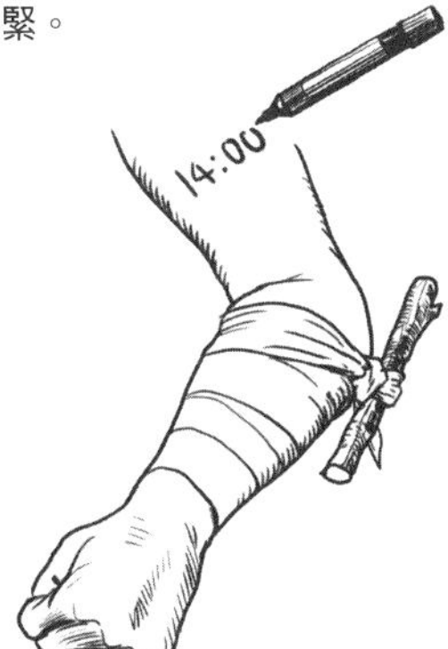

一定要在身體寫上綁上繃帶的時間！
萬一救援隊或醫生來得較晚，應定時鬆開木棒（否則出血部位以下的肌肉組織將會壞死）。

「止血點止血法」

用力按壓出血部位和心臟中間的「止血點」，阻斷血流的止血方法。

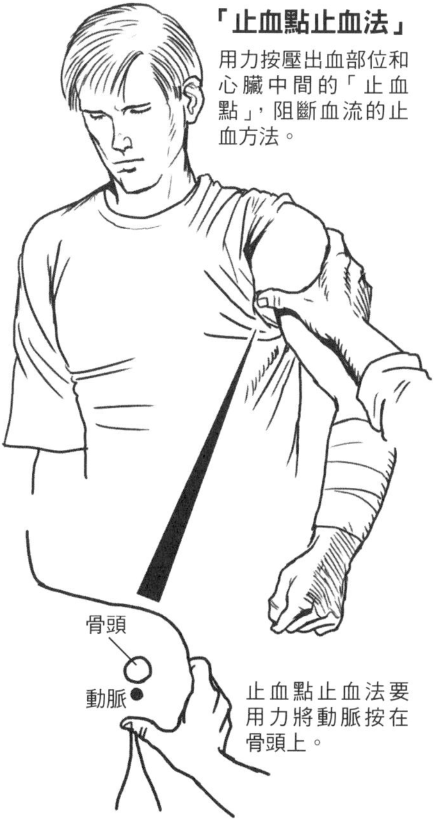

止血點止血法要用力將動脈按在骨頭上。

◎「骨折」時的處理方式

如果受傷的部位嚴重紅腫，痛得無法移動，且不自然地變形，就有可能是骨折。

在野外骨折的話，往後所有的行動都會受影響；只有自己一個人的時候，更可能危及生命。因此希望各位至少能記住如何處理和用夾板固定自己的骨折。

「骨折的急救方法」

①維持骨折後的狀態（不要移動受傷部位），以夾板固定。

②骨折部位若有出血，應先「止血」後再用夾板固定。搬運至醫院的時候，應盡量平穩移動（搬運方法和簡易擔架的製作法請見P226！），以免動到骨折的部位。

「自己一個人固定夾板的方法」

①夾板是用來夾住骨折部位前後關節的東西，應選擇強度高的材質。各位可以參考下頁介紹的能當成夾板的物品，選擇身邊找得到的東西代替。

②需要止血的時候可參考前頁的內容。若沒有繃帶或三角巾，就用繩子固定夾板。確實固定好的話，視情況也有可能能夠自行移動。

至於剩下的，就看你的運氣了！

「前臂骨折的時候」

夾板應使用比骨折部位前後關節更長的物體。

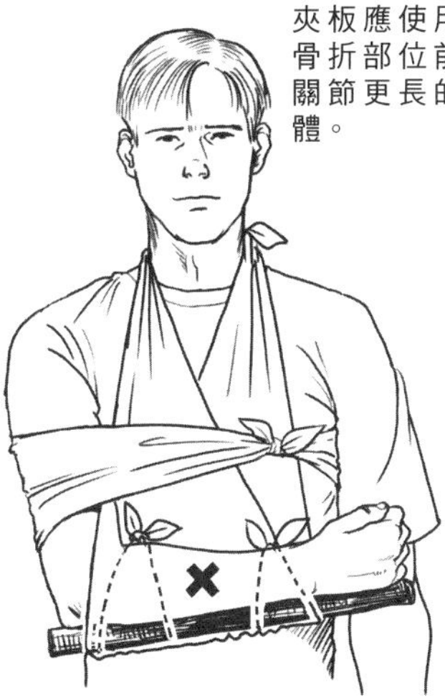

「上臂骨折的時候」

綁上夾板，用三角巾吊起骨折的手，然後固定在身體上。

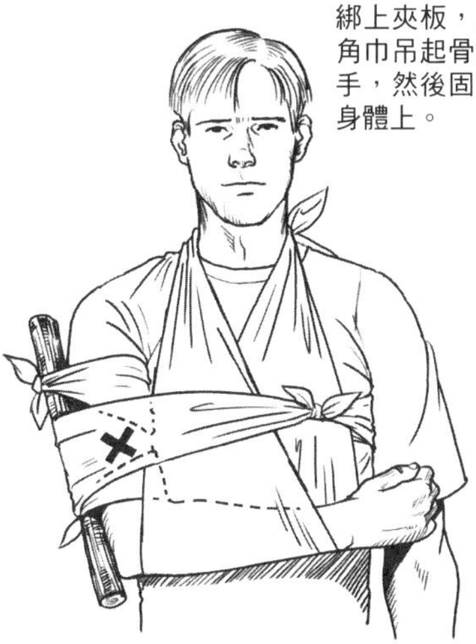

「手指骨折的時候」

利用免洗筷或湯匙固定骨折的部位。

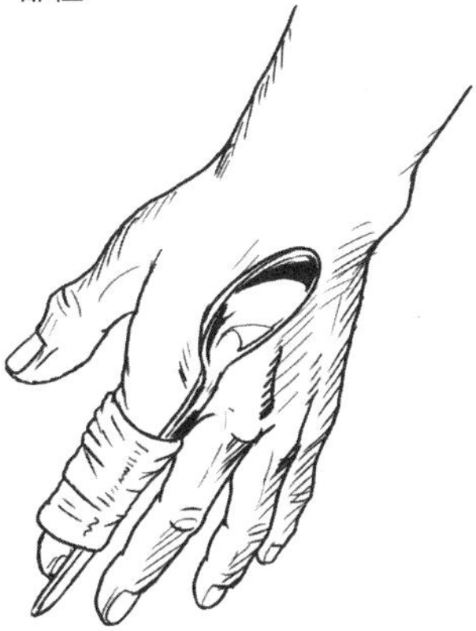

「腳骨折的時候」

脛骨骨折的情況，要用夾板固定整條腿。

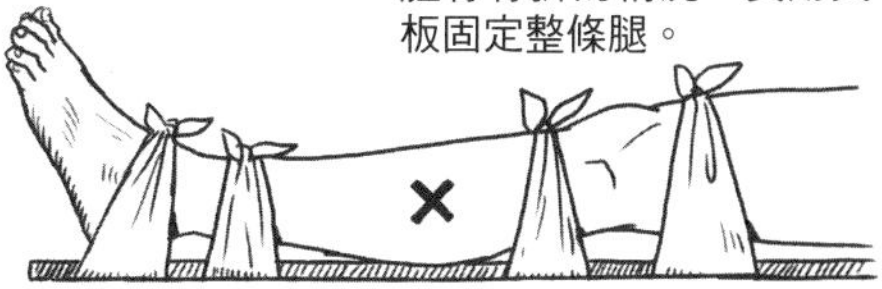

「膝蓋骨折的時候」

將布捲起來墊在膝蓋下，用夾板固定時小心不要壓迫到患部。

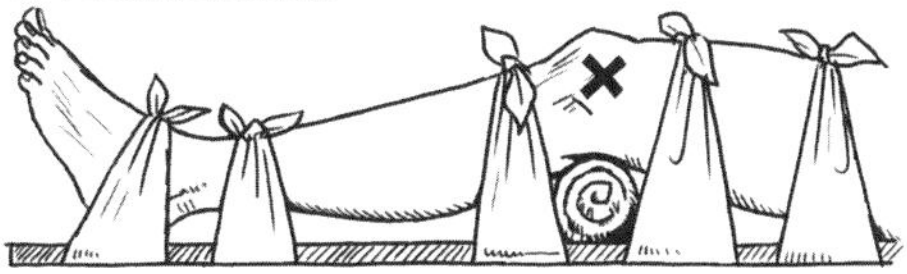

「可當成夾板的東西」

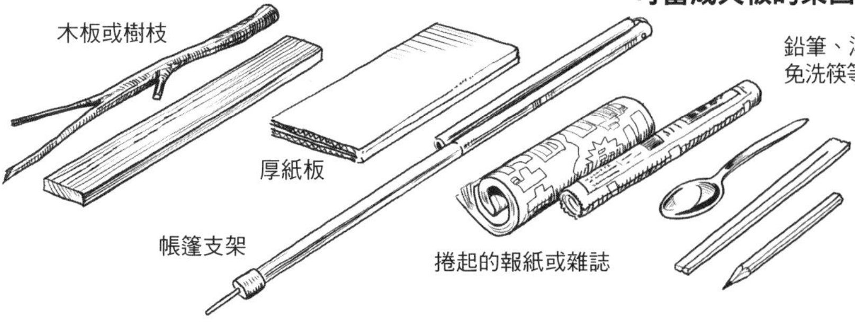
木板或樹枝
厚紙板
帳篷支架
捲起的報紙或雜誌
鉛筆、湯匙、免洗筷等

◉受到「外傷」時的處理方式

出血較多時，無論傷者或施救者都必須承受很大的心理壓力；但處理外傷的時候，最重要的就是保持冷靜，用乾淨的水清洗傷口，檢查傷口的類型。外傷可粗略分為「開放性」（皮膚下層的組織外露）和「非開放性」（皮膚下層未受損）兩種。而本節我們將介紹需要進行急救的「開放性」外傷。

挫傷 因摩擦造成皮膚表面破損的傷口。若是在不乾淨的地方受傷時，可能會引發細菌感染。

刺傷 釘子或魚鉤等尖銳物體造成的傷口。若刺破皮膚的物體受到汙染，可能感染傷口，所以就算是小傷也不能輕忽。

割傷 被小刀等銳利物品切到時的傷口。視受傷部位不同，有時可能會傷及神經，必須謹慎處理。

裂傷 因玻璃等物品刺入皮肉深處，留下複雜傷口的外傷。如附近有醫療機構的話，應送往醫院治療。

撕裂傷 整塊皮膚遭到剝離的傷口。通常出血量大，不易治療。如附近有醫療機構，應立即送去治療。

外傷關係到的不僅僅是傷口的治療，還有細菌感染的問題，應迅速進行適當的治療！

※感染病：因病原體侵入體內、大量繁殖而引發的疾病。可分為流行性感冒等透過人際傳染的傳染性感染病，以及像破傷風和恙蟲病等透過昆蟲、動物以及傷口等傳染的非傳染性感染病。

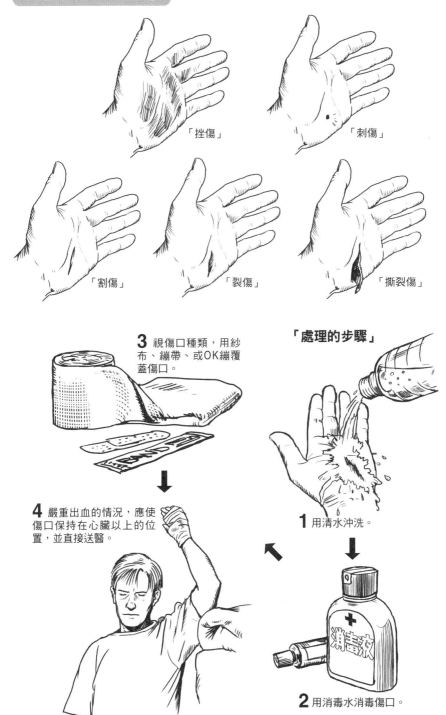

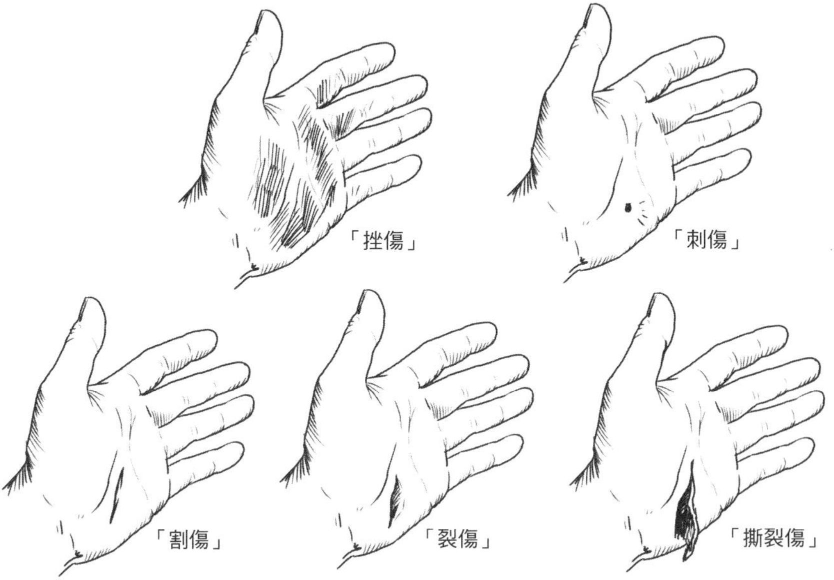

「處理的步驟」

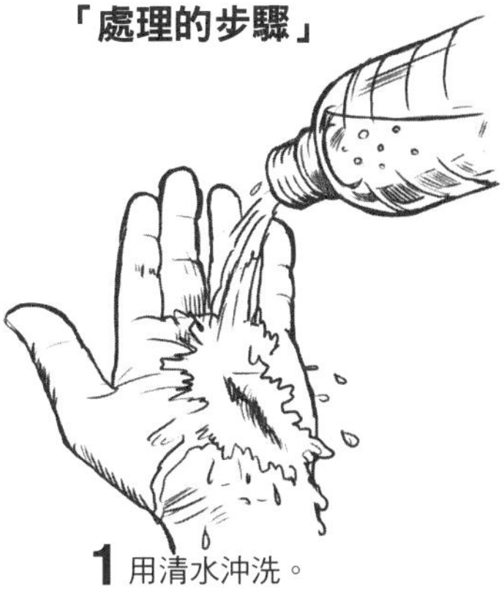

1 用清水沖洗。

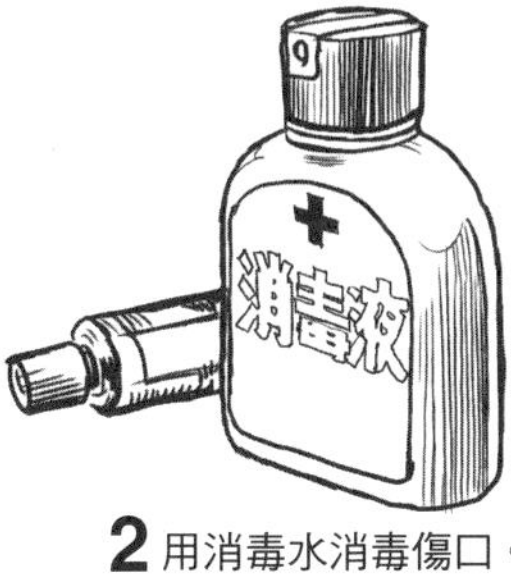

2 用消毒水消毒傷口。

3 視傷口種類，用紗布、繃帶、或OK繃覆蓋傷口。

4 嚴重出血的情況，應使傷口保持在心臟以上的位置，並直接送醫。

※實施急救的時候，如傷者有出血的情況，應配戴醫療用手套或橡皮手套，並對雙手進行消毒，以防感染傷口。

灼傷可以依據皮膚受傷的狀態分為以下三種等級。處理時應冷靜地判斷，並盡快採取適當的救護措施。

●皮膚發紅，感到輕微辣痛為一度灼傷。

●灼傷深至皮膚下層的真皮，且出現水泡和潰爛，有發燙和燒痛感的話，則為二度灼傷。

●皮膚發黑或發白，傷口周圍的部位比灼傷部位更加疼痛，則為三度灼傷。

而急救的部分，若以受傷者手掌的面積為1％，一旦「二度灼傷面積達30％以上」、「三度灼傷面積達10％以上」、或是「顏面三度灼傷」的話，則視為嚴重灼傷，可能有生命危險，一定要立即送醫。

至於「手腳一度灼傷」或「小範圍二度灼傷」的情況，應迅速用水龍頭或寶特瓶的水沖洗患部。時間至少15分鐘，以患者不再感到灼熱或辣痛感為標準。絕對不可以隨便上藥膏。若在覆蓋衣物的情況下灼傷，應保留衣物，直接隔著衣物沖洗傷口。

萬一不幸地受到大面積二度或三度灼傷，應用乾淨的床單等布料包住身體，火速就醫治療！

「灼傷時迅速沖水冷卻就對了」

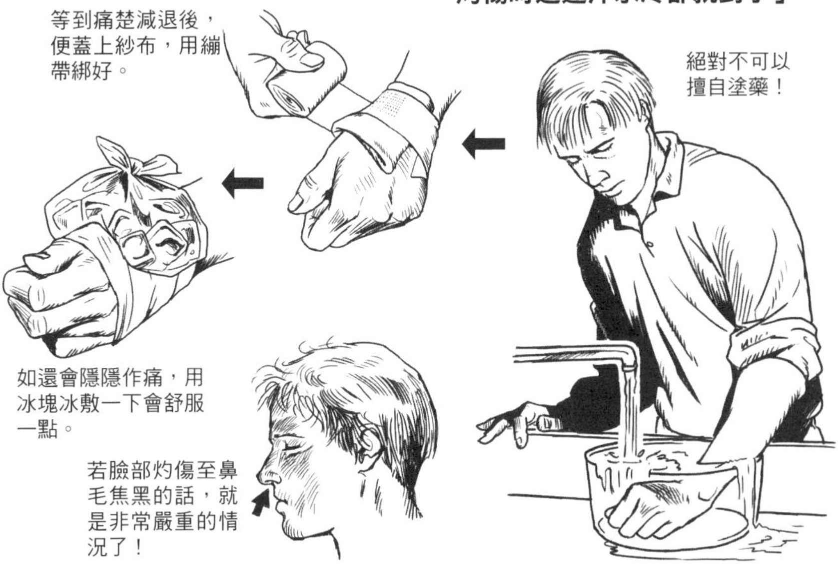
等到痛楚減退後，
便蓋上紗布，用繃
帶綁好。
絕對不可以
擅自塗藥！
如還會隱隱作痛，用
冰塊冰敷一下會舒服
一點。
若臉部灼傷至鼻
毛焦黑的話，就
是非常嚴重的情
況了！

「適用於成人的9%法則」

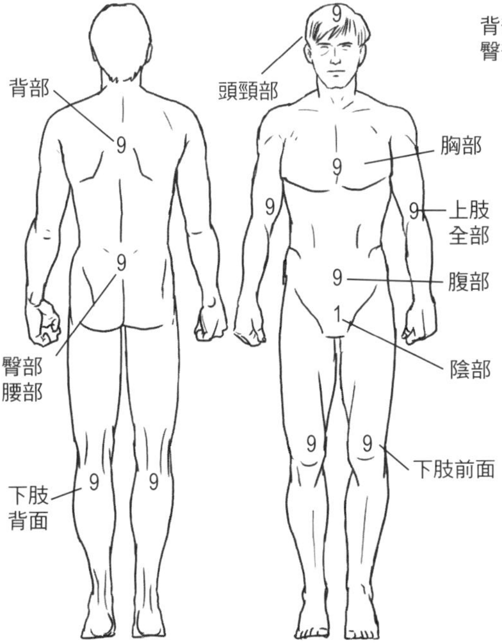
背部
9
頭頸部
9
胸部
9
9
9
上肢
全部
9
9
腹部
1
陰部
臀部
腰部
9
9
下肢前面
下肢
背面
9
9

「了解燒燙傷的5%法則」

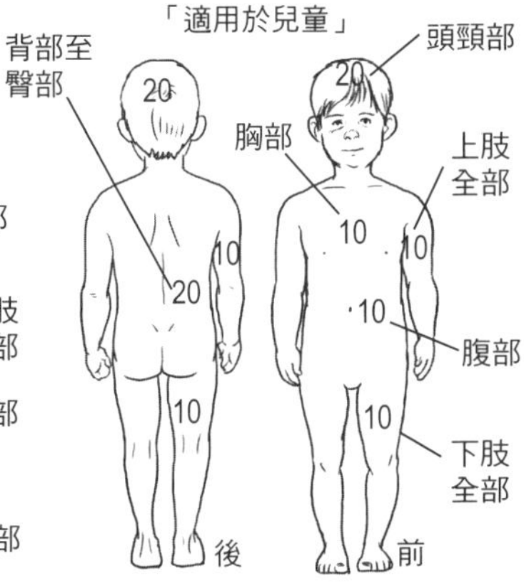
「適用於兒童」
背部至
臀部
20
頭頸部
20
胸部
10
上肢
全部
10
10
20
10
腹部
10
10
下肢
全部
後
前

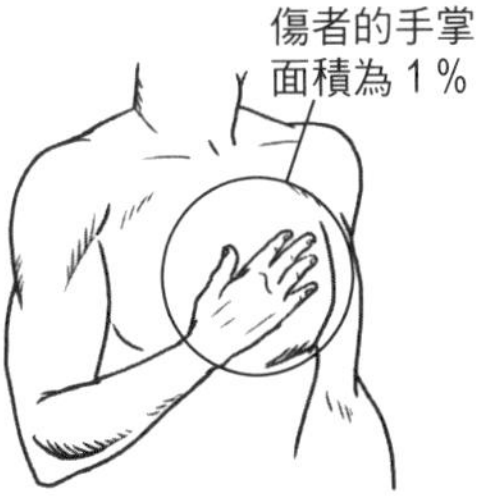
傷者的手掌
面積為 1 %

※成人用「9法則」，幼兒則用「5法則」，計算灼傷部位佔人體表面積的比例（%）。然後再配合皮膚的狀態判斷嚴重程度。

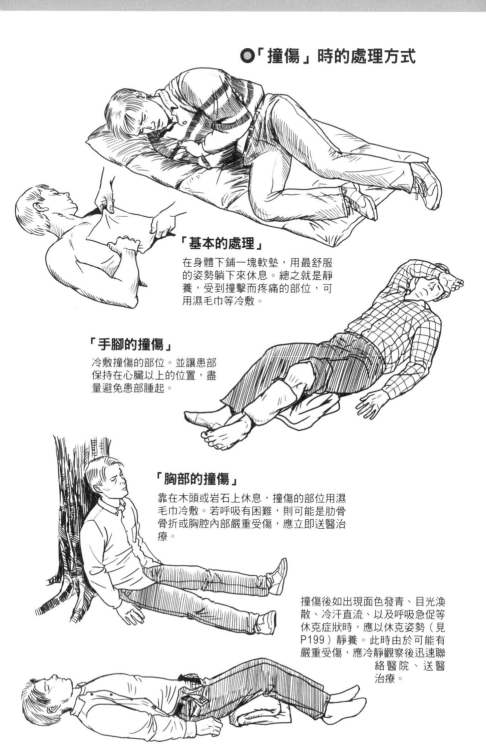

◎「撞傷」時的處理方式

「基本的處理」

在身體下鋪一塊軟墊，用最舒服的姿勢躺下來休息。總之就是靜養，受到撞擊而疼痛的部位，可用濕毛巾等冷敷。

「手腳的撞傷」

冷敷撞傷的部位。並讓患部保持在心臟以上的位置，盡量避免患部腫起。

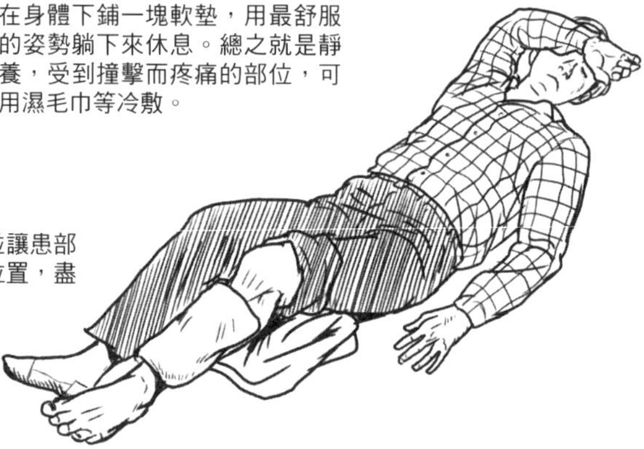

「胸部的撞傷」

靠在木頭或岩石上休息，撞傷的部位用濕毛巾冷敷。若呼吸有困難，則可能是肋骨骨折或胸腔內部嚴重受傷，應立即送醫治療。

撞傷後如出現面色發青、目光渙散、冷汗直流、以及呼吸急促等休克症狀時，應以休克姿勢（見P199）靜養。此時由於可能有嚴重受傷，應冷靜觀察後迅速聯絡醫院、送醫治療。

※如「頭部、面部、胸部、腹部」受到強烈撞擊，可能會有生命危險。尤其是頭部受到撞擊後如有耳鼻出血、意識不清或痙攣、嘔吐等症狀，應立即送醫治療！

◎「凍傷」時的處理方式

「基本的處理」

如皮膚呈乳白色且沒有感覺的狀態（凍結），應用40度左右的熱水（微熱的泡澡水）浸泡。可以的話可加入少量消毒用酒精，預防感染症狀。如浸泡時產生劇痛，亦可施予止痛藥。皮膚「解凍」後會長出很大的水泡，戳破的話會有細菌感染的風險。應用乾淨的毛巾蓋住溫敷，注意全身的保暖，直到患部恢復血色為止。如果有暖暖包的話，也可以一起放進衣物內保暖。

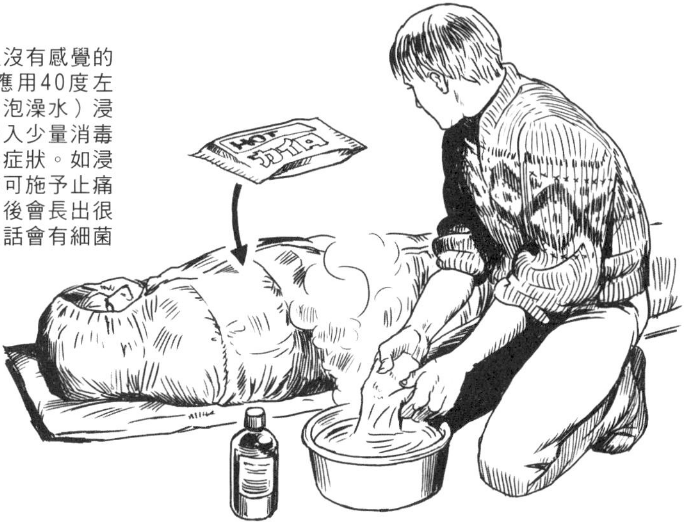

「會導致凍傷惡化，絕不能做的動作」

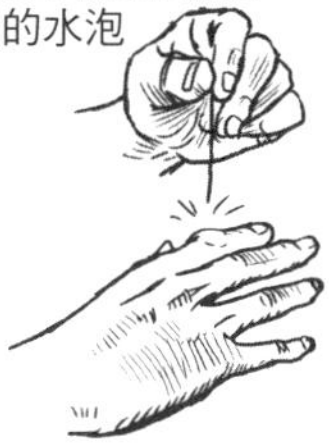
用針刺破凍傷造成的水泡

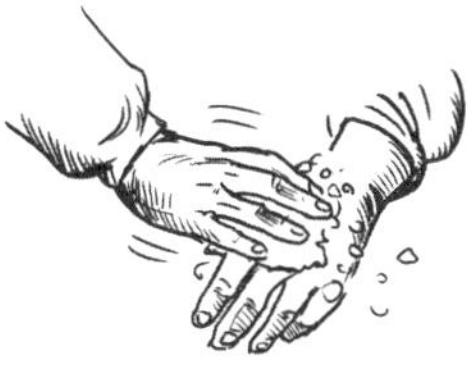
用雪摩擦患部

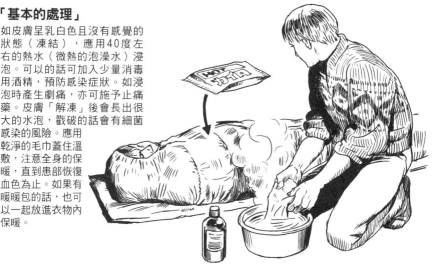

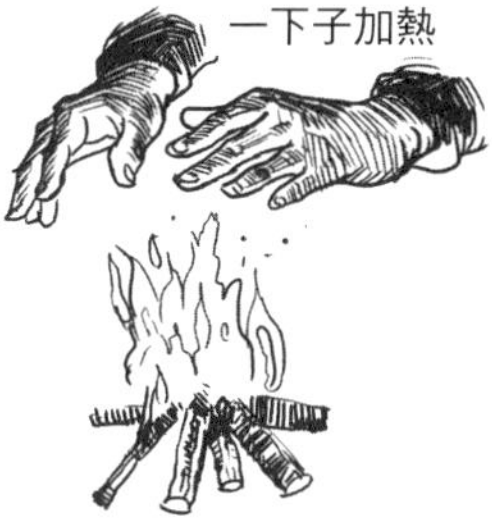
用烤火的方式一下子加熱

所謂的凍傷，是皮膚和皮膚下層的組織因劇烈的低溫而凍結，細胞間產生冰晶，使細胞本身結凍的現象。尤以手腳、鼻子、耳朵、臉頰特別容易凍傷，其症狀會以「皮膚產生針扎般的劇痛↓組織凍結，疼痛消失↓皮膚變成乳白色↓皮膚變成紫色」的順序進行；而最後凍傷的部位將會完全壞死。因此在酷寒的野外環境，如果耳鼻和臉頰等裸露的部位產生「針扎般的痛楚」，就要立刻用拍打、摩擦、按摩的方式促進血液循環。腳的部分也一樣，必須在鞋子裡活動腳趾。同時應經常更換乾燥的衣物。只要小心注意的話，就不容易被凍傷！

◎「熱射病（中暑）、熱疲勞」時的處理方式

夏天的時候，很多人前一刻還精神飽滿地在活動，下一秒就突然呵欠連連，開始頭痛，接著突然倒下。這是由於酷暑使得熱能在體內累積，體溫無法調節而導致「熱射病」。此外，若排汗機能又失常，體溫更可能異常升到40度左右。嚴重的話甚至會出現嘔吐、痙攣、意識不清等症狀，最後導致死亡。所以絕對不能輕忽大意，必須趕快處置。

處理的方法有：

①將患者移至涼爽、通風的地方，脫掉衣物。

②為了降低患者體溫，應在患者全身一點一點地潑水，或用毛巾浸泡冷水後冷敷。另對患者進行全身按摩的話，可加快體溫下降。

●出現噁心或嘔吐的症狀時，應輕輕地將患者的頭部橫置，使其成「復甦姿勢」（參照P199）。

●嚴重痙攣的時候，應在患者口中塞入物體，避免其咬到舌頭。

③如患者意識清楚，仍正常出汗的話，可使其飲用食鹽水或運動飲料，讓患者躺下來靜養。

此外，在高溫多濕的環境下重度勞動，因大量出汗導致脫水，引發休克症狀的「熱疲勞」時，其處置方法也跟熱射病一樣。不過，當痙攣症狀嚴重時應立刻改採「休克姿勢」（見P199！）並保持患者體溫，盡速送醫接受治療。

「熱射病、熱疲勞的處理方式」

首先，找個通風良好的樹下等陰涼處，讓患者躺下來，並解開患者的領帶和腰帶等衣物，令其放鬆休息。

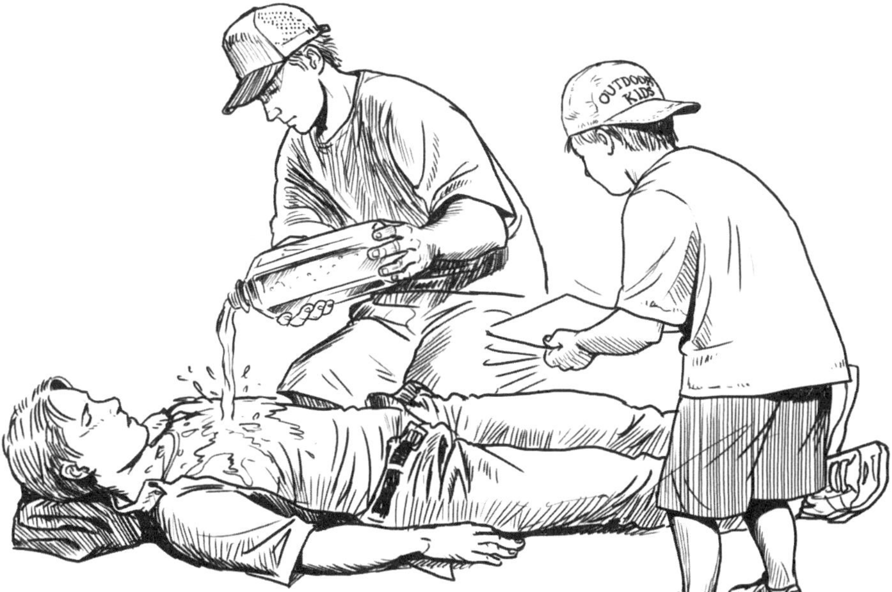

如患者面部發紅，可墊高頭部10cm。

用濕毛巾冷敷或潑水等方式，降低患者的體溫。同時再用扇子（沒有的話就用衣服）等物替患者搧風，幫助降溫。

面色蒼白時，應墊高患者的腳。

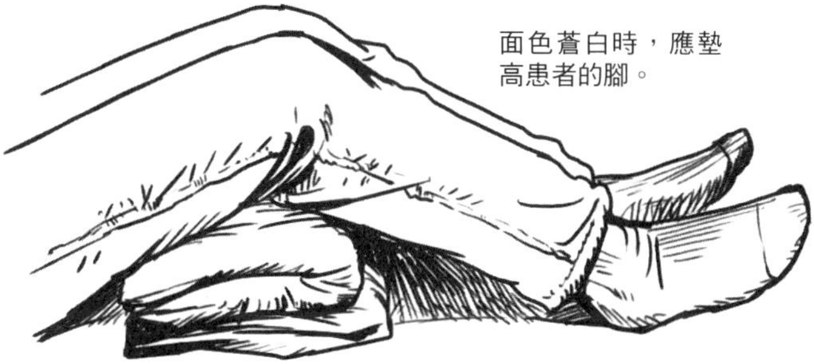

◉喉嚨被異物哽住時的處理方式

當喉嚨被「糕餅」等異物堵住、無法取出時，可能會導致呼吸停止等嚴重症狀；故包含接著將介紹的方法在內，請各位務必學會喉嚨堵塞的處理方法。

處理的程序為：

①若患者欲咳嗽把異物咳出來時，其他人應讓出空間不要妨礙，讓其自己咳出。

②如患者無法咳嗽，呈現渾身無力癱軟的狀態，首先應檢查其口中。用大拇指指腹按著上齒，食指指腹按著下齒，用扳開零錢包的方式雙指用力交叉，便能輕易扳開患者嘴巴（指交叉法）。如看見異物，就用手指或免洗筷取出。

③當看不見異物時，應單手扶住患者胸部，然後用另一隻手的掌根用力拍打患者的肩胛骨間四次，拍打時要連續而快速。拍完後再次檢查口中。這個方法稱為叩打法。

④如拍打背部仍無法排出異物，便應實施哈姆立克法。這是一種運用壓迫橫膈膜逼出異物的方法，首先站到患者後方，單手握拳，然後兩手繞過腋下抵住患者的「上腹部」。另一隻手握住握拳的手，快速朝內朝上擠壓。

如果這樣還是取不出異物，便應呼叫救護車並同時進行人工呼吸。若患者沒有呼吸時，就再次重複③④和人工呼吸（見P215頁以後）。

「用『指交叉法』扳開口部」

就像扳開零錢包的卡榫一樣，
用食指和拇指扳開患者的上下
顎，檢查口內。

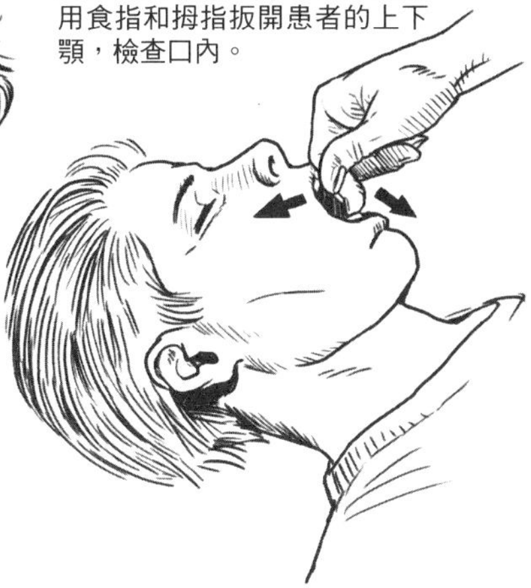

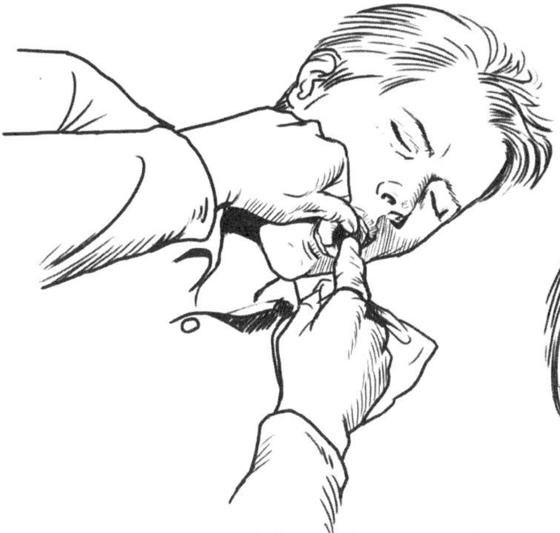

如看見梗塞的異物，便用手指包上手
帕或紗布挖出。

「背部叩打法」

對準兩肩胛骨的正中
間，迅速拍打四次。

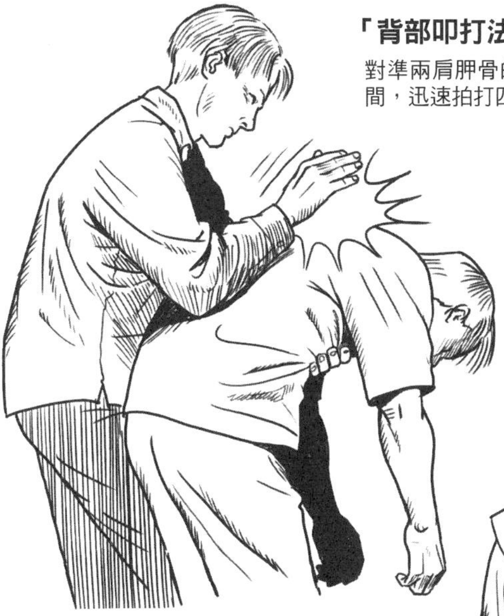

讓患者趴在椅子上，連續
拍打兩肩胛骨的中間。連
續拍打四次後，再次檢查
患者口中，如發現異物便
將之取出。

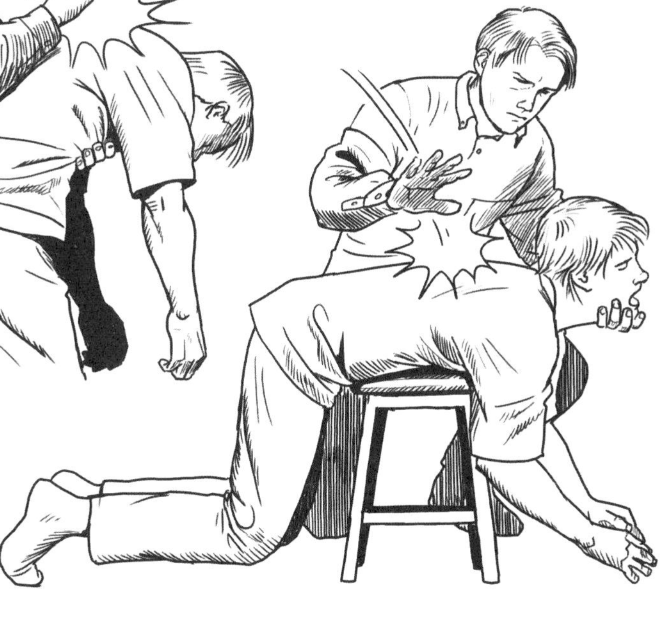

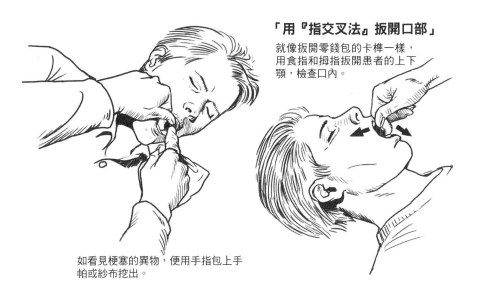

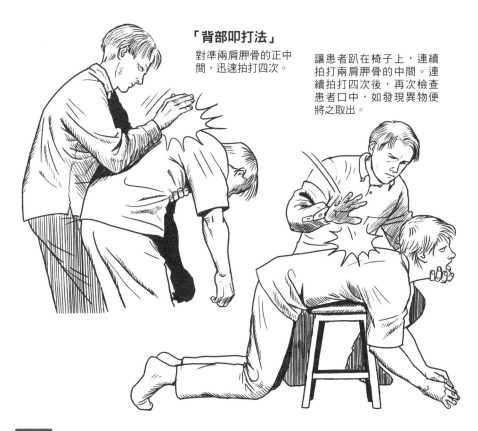

「哈姆立克法」

單手握拳，
另一隻手握在拳頭上。

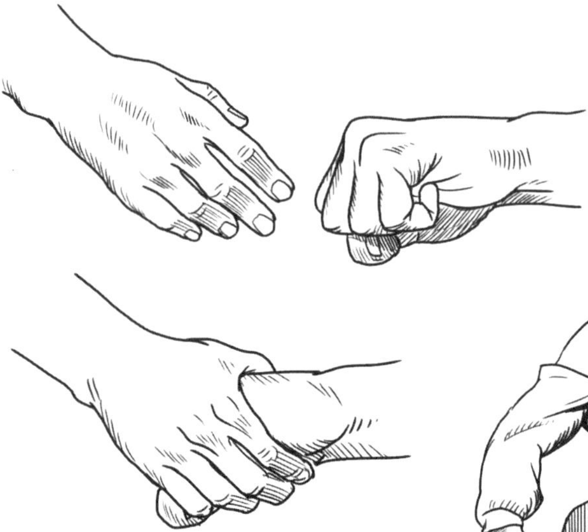

繞到患者背後，快速向內
向上擠壓「上腹部」！

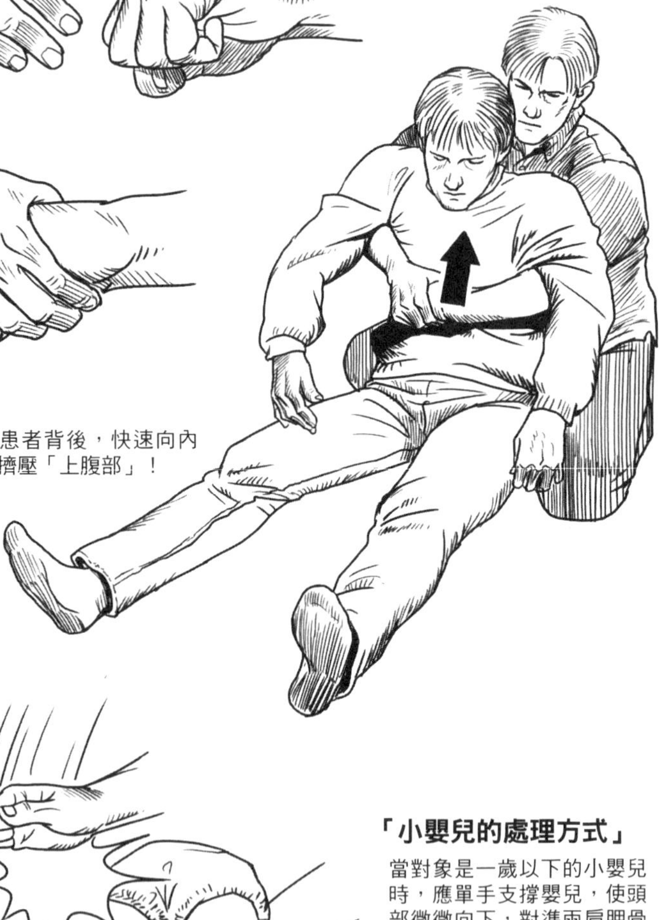

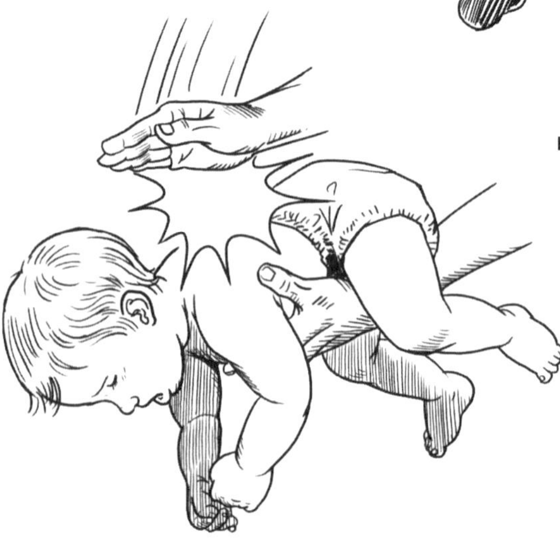

「小嬰兒的處理方式」

當對象是一歲以下的小嬰兒時，應單手支撐嬰兒，使頭部微微向下，對準兩肩胛骨的中間，快速敲打 4～5 次。

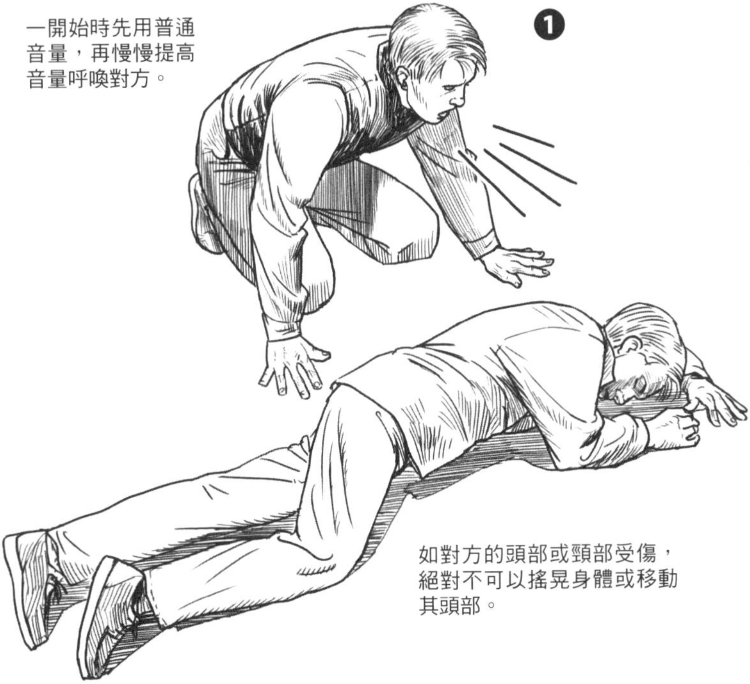
❶
一開始時先用普通音量，再慢慢提高音量呼喚對方。
如對方的頭部或頸部受傷，絕對不可以搖晃身體或移動其頭部。

有人昏倒時的急救方法

—心肺復甦術（人工呼吸和心臟按摩）—

❶「首先確認對方是否還有意識」

看到有人倒地時，應先上前輕拍其肩膀、呼喚對方的名字，或詢問「你還好嗎？」。由於對方身上可能受傷，故絕不可大力搖晃，或搬動其身體。

- 還有意識→詢問患者症狀並實施急救。
- 沒有意識→進入步驟②

※本節介紹的方法，適用於現場沒有AED（自動體外除顫器），且有人發生「心肺機能停止、呼吸停止」等最壞狀況的時候。

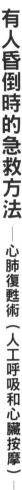

❷

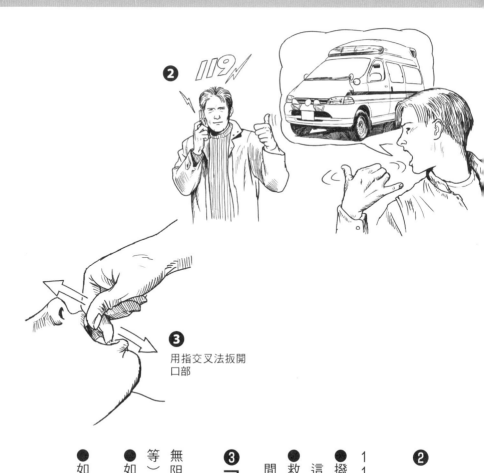

❸
用指交叉法扳開口部

❷「尋求協助，請人呼叫救護車」

立刻大聲尋求其他人幫忙，請他們通報119（如在露營場則通知管理處）。

●撥打119時，應保持冷靜，仔細告訴對方這邊的地址或任何人皆可辨認的地標。

●救護人員到達後，應將患者的外觀變化和中間採行過的急救措施告知救護人員。

❸「檢查口中」

用指交叉法扳開患者嘴巴，檢查其口中有無阻礙呼吸的異物（食物、嘔吐物、血液等）。

●如有異物→用筷子或用手帕包住食指取出。

注意絕對不要把異物推得更深。

●如無異物→進入步驟④

❹

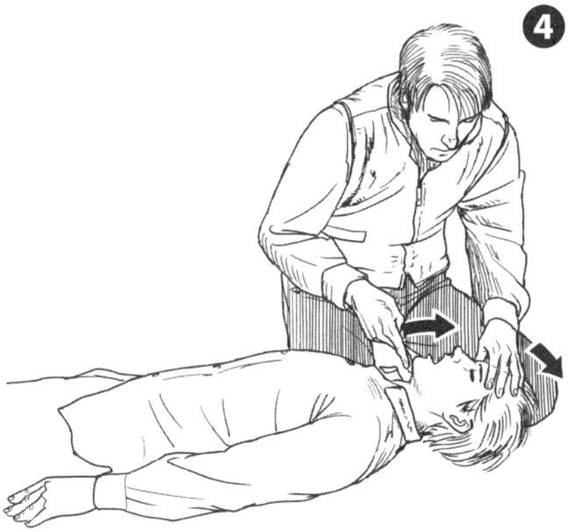

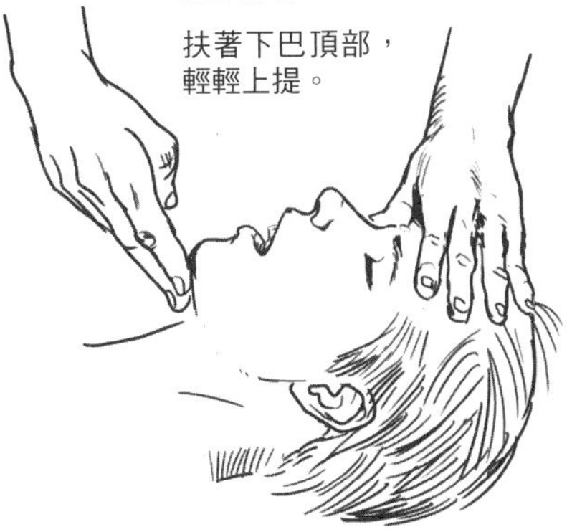
小心不要壓迫到下巴下方的柔軟部分。
扶著下巴頂部，輕輕上提。
不要一下子把頭猛烈地向後壓。
當頭部可能有受傷時，應單獨提起下巴就好。

❺

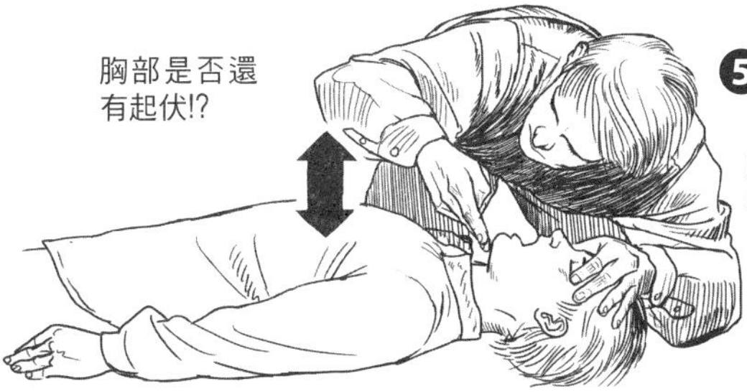
胸部是否還有起伏!?
貼近患者臉部，檢查呼吸。

❹「如口中沒有異物，便「確保患者呼吸道暢通」」

讓患者仰躺，在其肩膀附近蹲下，一手手掌按住患者額頭，另一手的食指和中指放在下巴尖上。一手輕輕抬起患者的下顎，另一手同時將額頭往後壓，確保呼吸道暢通。

❺「用5秒檢查患者有無呼吸」

確保呼吸道暢通後，將耳朵貼近患者的口鼻部，傾聽有無呼吸聲和吐氣。同時注視患者的胸部，看看有無呼吸起伏。

- 有呼吸→讓患者側躺成復甦姿勢（請參照P199）確保呼吸順暢，並等待救護車到來。
- 無呼吸→進入步驟⑥

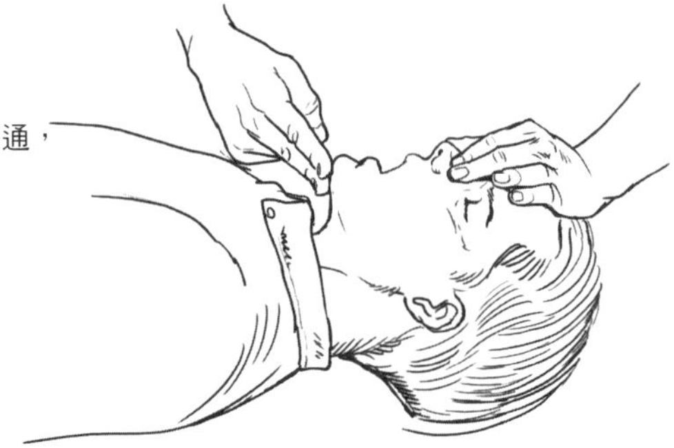
❻
確保呼吸道暢通，
然後捏住鼻子

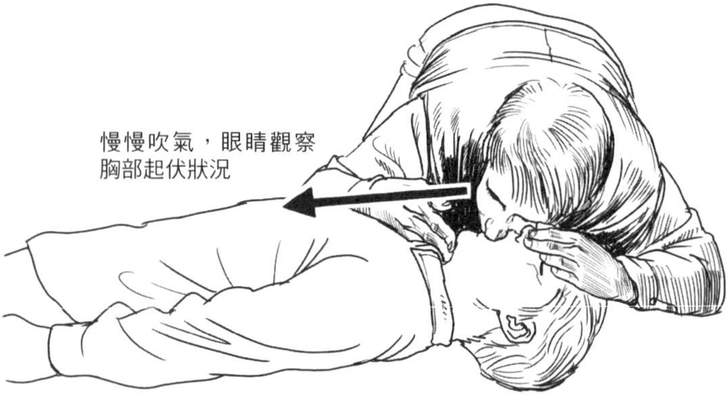
慢慢吹氣，眼睛觀察
胸部起伏狀況

❻「沒有呼吸的話就進行兩次「人工呼吸」」

1 如患者沒有呼吸，便需在確保患者呼吸道暢通後，實施口對口人工呼吸。操作時應用按著額頭的手拇指和食指夾住患者鼻子，避免空氣從鼻子漏出。

2 嘴巴張大，完全覆蓋患者的嘴部，慢慢吹一口氣（1.5～2秒）。

3 將空氣吹入後，放開患者鼻子。然後臉轉向患者胸部一側，檢查胸口是否有起伏。

4 檢查吹進去的空氣是否從患者口中排出（是否呼氣）。同時確認胸口起伏狀況。

5 確認患者有呼氣後，再吹第二口氣，接著檢查脈搏。

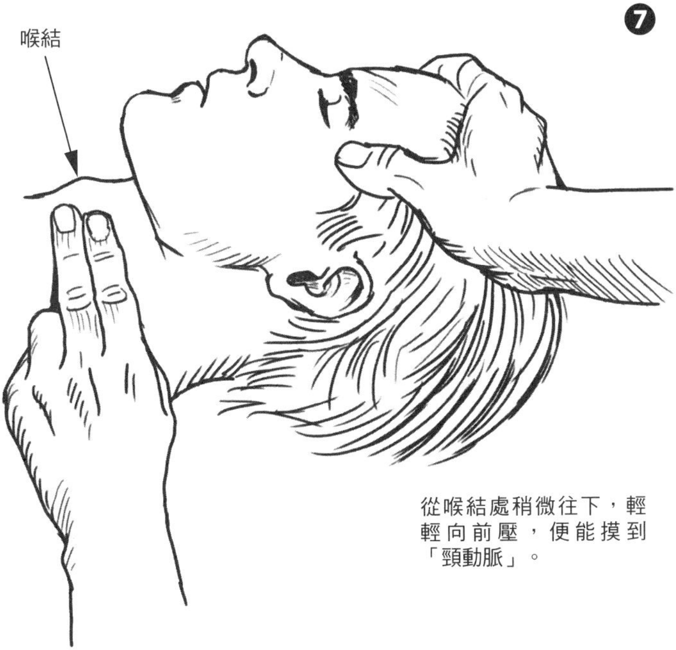

從喉結處稍微往下，輕輕向前壓，便能摸到「頸動脈」。

❼「用5秒檢查患者是否有脈搏」

保持人工呼吸時的姿勢，將扶著患者下巴的食指和中指，移至患者的「喉結」上。然後兩指沿著喉結緩緩往自己的方向移，按住喉結側面，就能摸到頸動脈。用5秒鐘仔細檢查脈搏。

●有脈搏→繼續人工呼吸。進入步驟⑧

●沒脈搏→進入步驟⑨

❽「有脈搏的話就繼續人工呼吸」

確保患者呼吸道暢通、捏住鼻翼，然後吸一口氣，用嘴巴罩住患者口部吹入空氣。接著放開鼻翼，耳朵貼在患者口鼻部前檢查有無呼氣，同時眼睛平視胸口，確認胸部起伏狀況（成人應每5秒吹一口氣。同時不要忘記每做幾次便檢查脈搏）。

兩手重疊放在按壓部位上。掌根與按壓部位垂直。

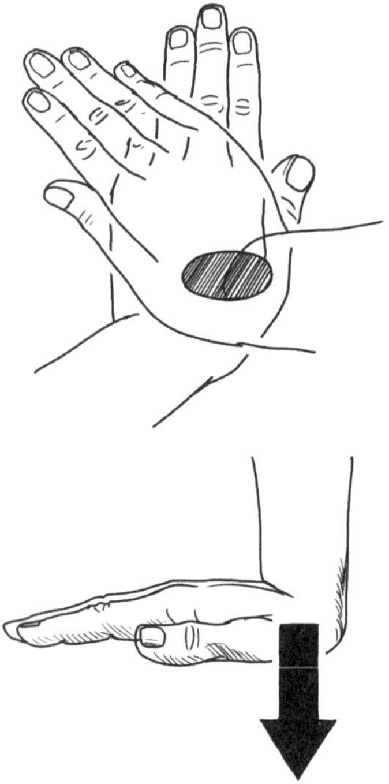

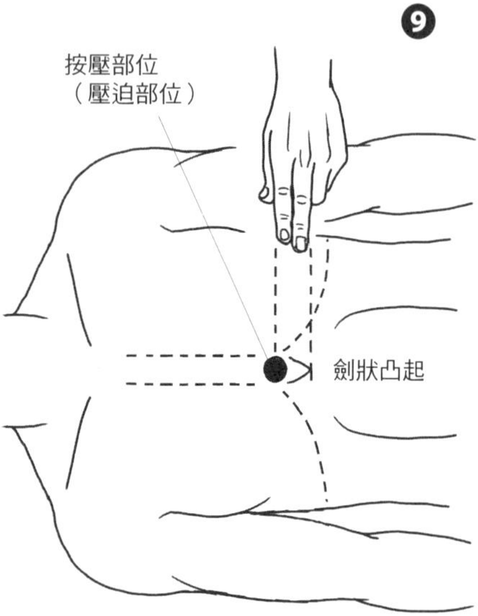

沿著肋骨下往身體中央移動，尋找劍狀的凸起。然後凸起部位往上兩指寬的位置，便是按壓部位。

「人工呼吸的次數」

大人	5秒一次	於1.5~2秒內吹入800~1200ml的空氣
小孩	4秒一次	吹氣至胸部微微隆起的程度
幼童	3秒一次	

※救護人員到來前應持續進行人工呼吸！

9 「沒有脈搏的話就進行［心肺復甦術］」

1 首先尋找心臟的位置和準備實施心臟按摩的部位。將食指和中指放在患者的肋骨邊緣，然後手指沿著邊緣移動到中央，便可摸到一處劍狀的凸起。然後再稍微移動，將食指放在胸骨上。

2 將另一手的掌根放在食指摸著的胸骨上側。這裡就是心臟按摩的位置。

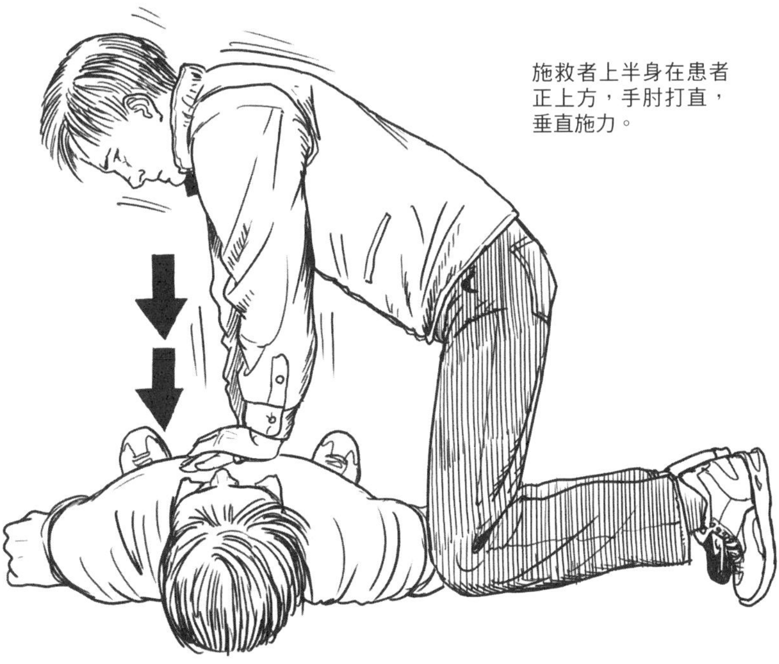
施救者上半身在患者
正上方，手肘打直，
垂直施力。

3 另一隻手重疊放在準備進行按壓的部位上，雙手的擺放方式如P220上圖所示。然後手肘打直，向下壓迫胸部約3．5～5㎝（應直上直下，施救者膝蓋的擺放位置就跟實施人工呼吸時一樣）。對象為成人時應以1分鐘按壓80～100次的速度進行。每按壓15次，便暢通患者呼吸道實施兩次人工呼吸。重複此循環。

「心臟按摩的次數」

大人	1分鐘80～100次	用兩手按壓15次，按壓深度為3．5～5㎝
小孩	1分鐘80～100次	單手按壓5次，按壓深度為2．5～3㎝
幼童	1分鐘100～120次	用兩指按壓5次，按壓深度為1．5～2．5㎝

❶「用5秒觀察呼吸狀況——若沒有呼吸」

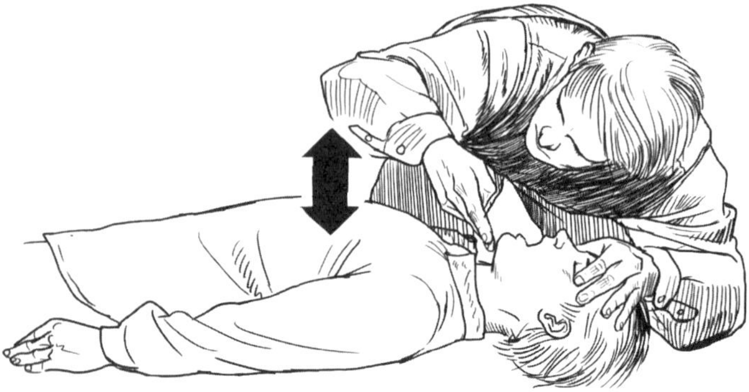

❷「慢慢實施兩次人工呼吸」

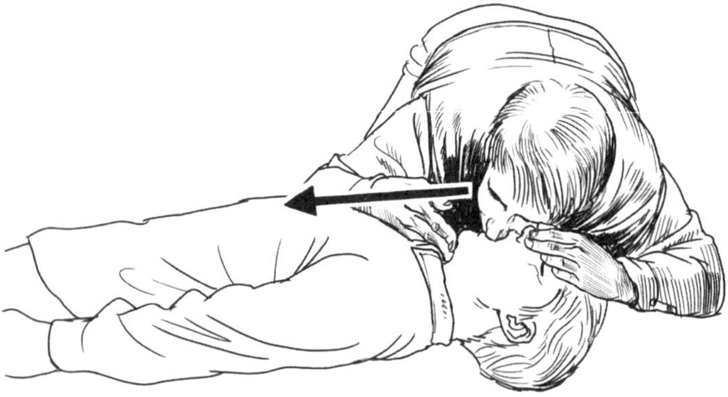

❸「用五秒確認脈搏——若沒有脈搏」

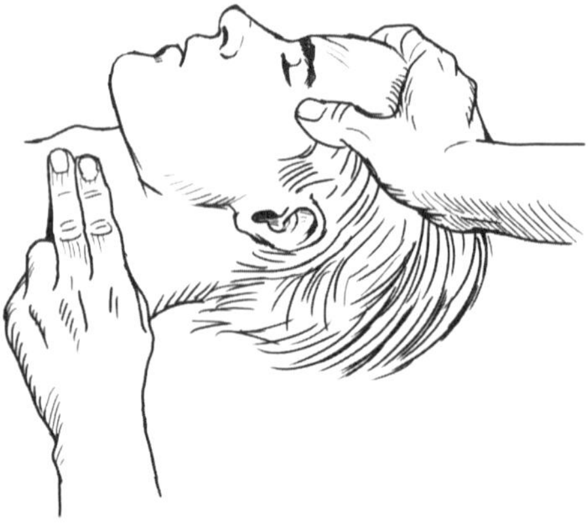

※進行所有動作時都要喊出聲，一邊檢查步驟一邊進行。心臟按摩時也要喊出次數。可請周圍的人一起出聲計算，比較不容易算錯。

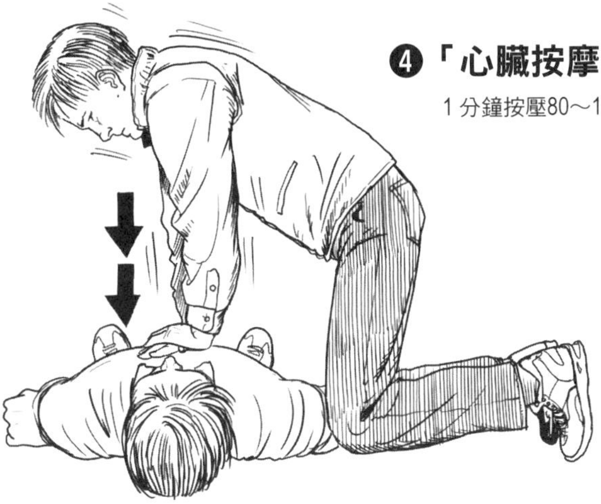

❹「心臟按摩15次」

1 分鐘按壓80～100次（成人）

❺「人工呼吸兩次」

五秒鐘一次，進行兩次（成人）

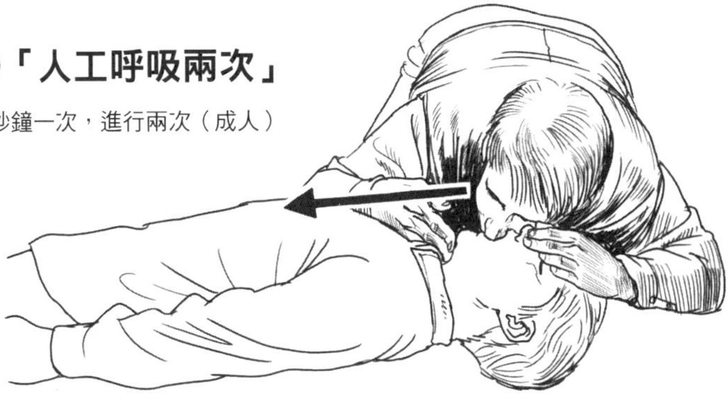

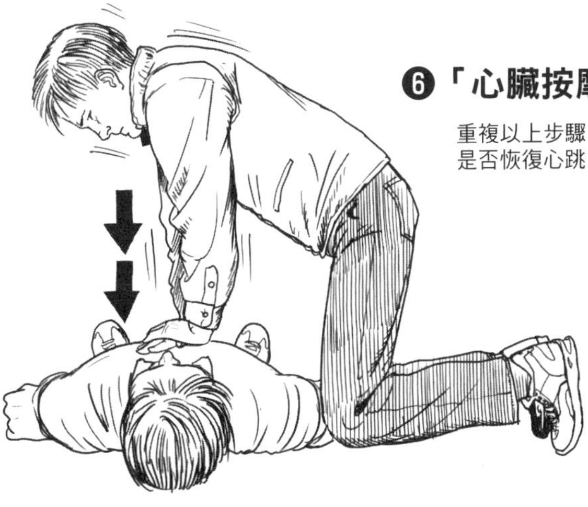

❻「心臟按摩15次」

重複以上步驟，並不時確認患者是否恢復心跳

※在醫生或救難人員到來前，應不間斷地持續進行（若患者完全恢復意識，叫喚後有反應的話便停止）。

○活用「三角巾」！

「用三角巾製作繃帶」

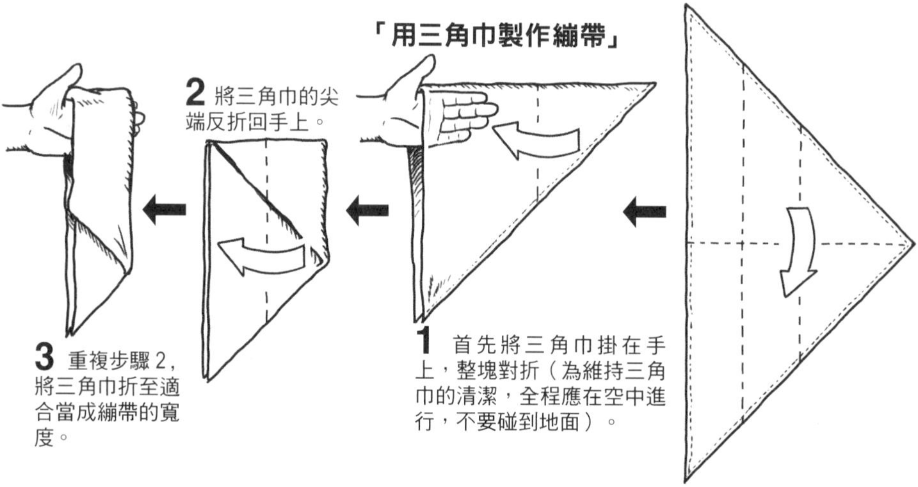

1 首先將三角巾掛在手上，整塊對折（為維持三角巾的清潔，全程應在空中進行，不要碰到地面）。

2 將三角巾的尖端反折回手上。

3 重複步驟 2，將三角巾折至適合當成繃帶的寬度。

「頭部受傷時的使用方法」

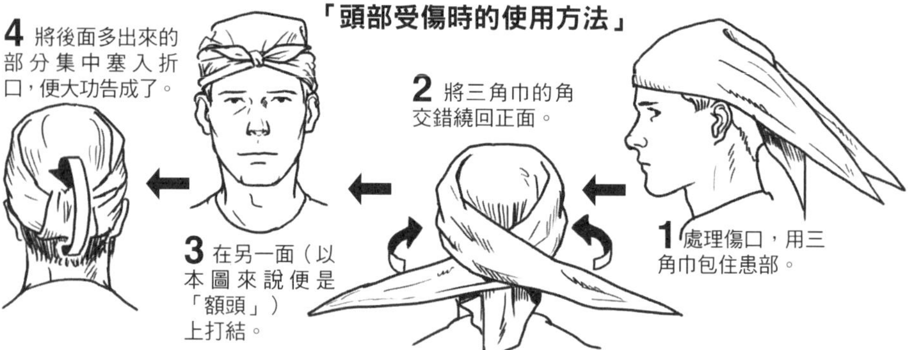

1 處理傷口，用三角巾包住患部。

2 將三角巾的角交錯繞回正面。

3 在另一面（以本圖來說便是「額頭」）上打結。

4 將後面多出來的部分集中塞入折口，便大功告成了。

「手臂受傷的情況」

為了可一眼看出手掌的血色，手指一定要露出三角巾。

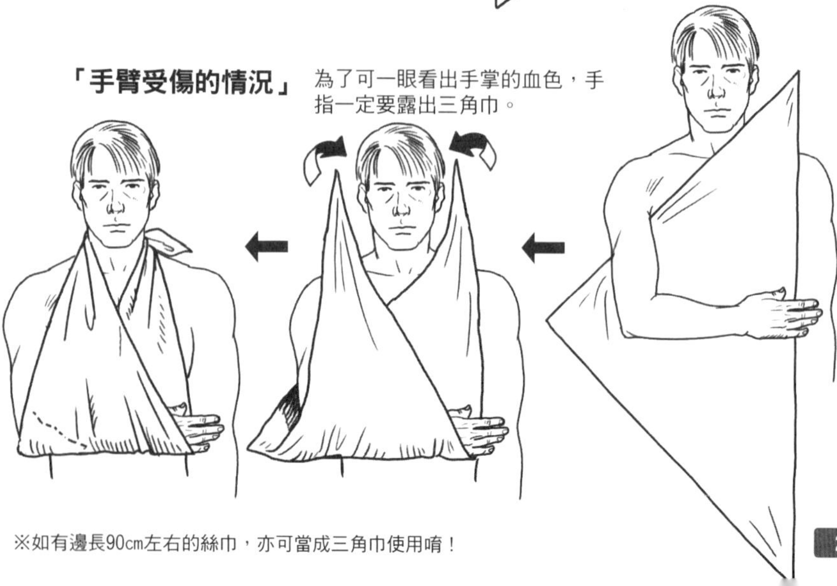

※如有邊長90cm左右的絲巾，亦可當成三角巾使用唷！

「腳部受傷的情況」

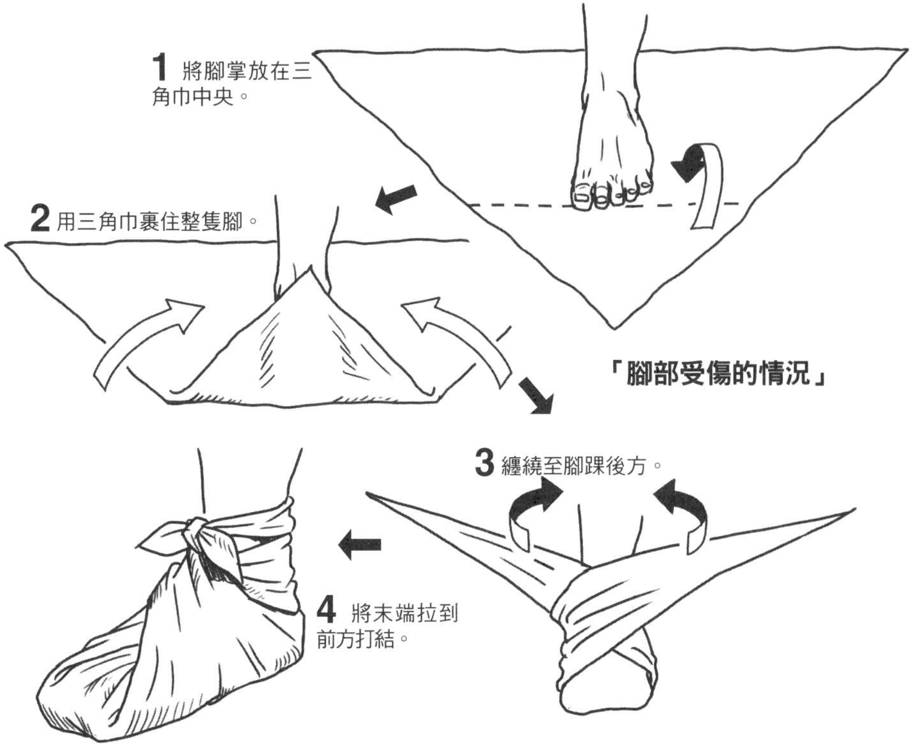
1 將腳掌放在三角巾中央。
2 用三角巾裹住整隻腳。
3 纏繞至腳踝後方。
4 將末端拉到前方打結。

「用絲襪代替繃帶！」

將絲襪如下圖裁切，就能當成網狀繃帶使用！

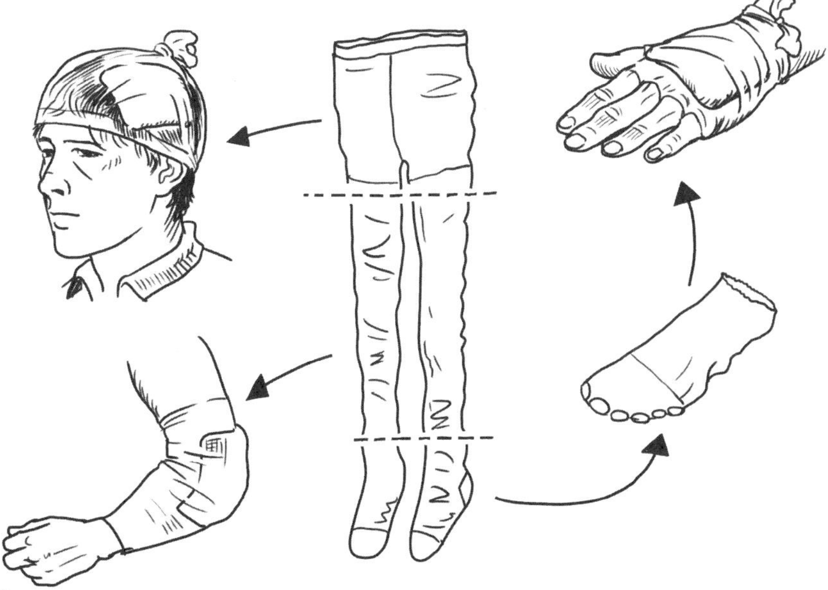

◉傷患和病人的「搬運方法」

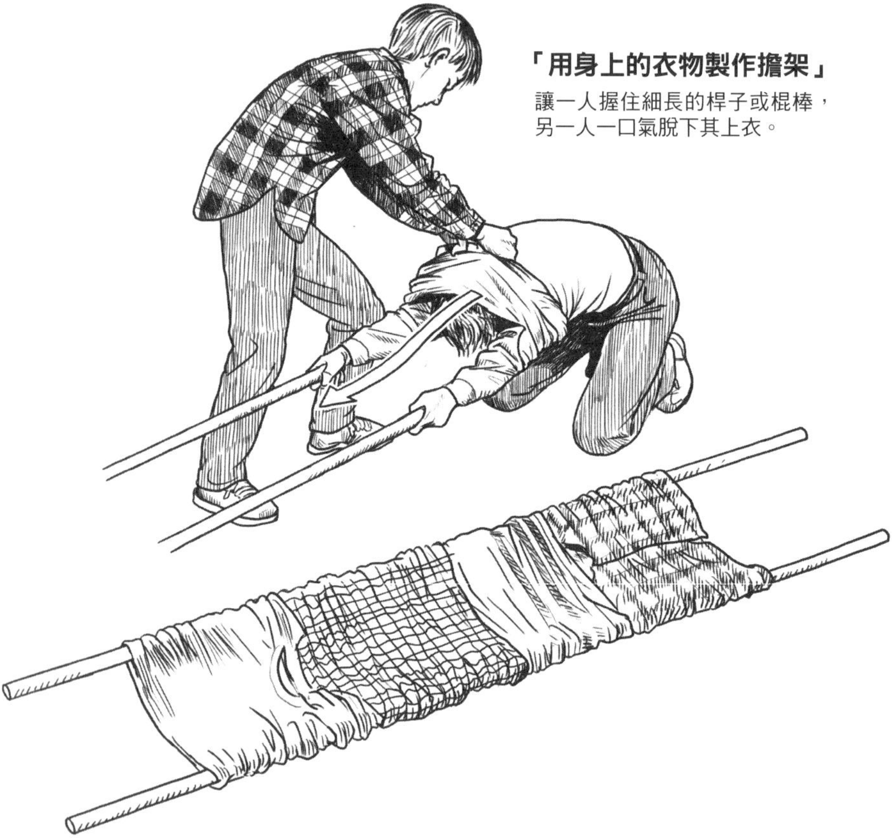

「用身上的衣物製作擔架」

讓一人握住細長的桿子或棍棒，
另一人一口氣脫下其上衣。

只要用木頭、竹子、或帳棚的支架，以及你身上穿的衣物，就能製作出簡易的擔架。

用厚襯衫製作擔架時，要先把正面的釦子扣上（但第一、第二顆釦子需鬆開），兩手各抓一根桿子，請另外一個人一口氣將襯衫從下面拉起（就像脫衣服一樣），移動到桿子上，就完成一具簡易擔架了（竿子另一邊也用相同的方式套上衣服，並扣上釦子）。用運動上衣製作時，一定要先試坐看看，確定屁股不會掉下去後再使用。

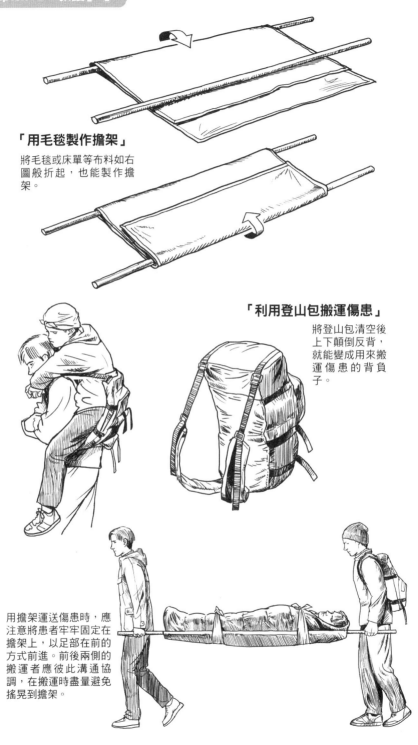

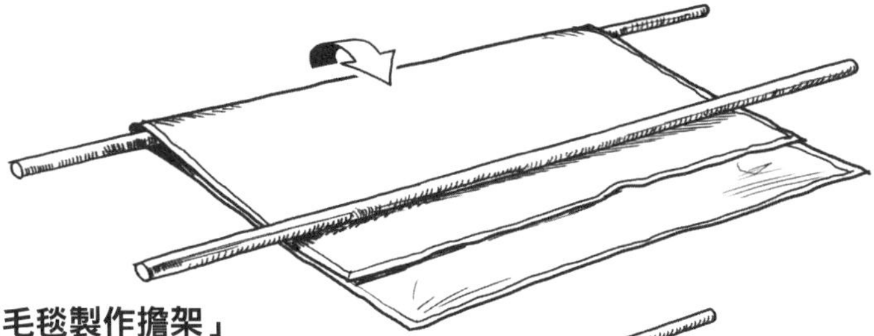

「用毛毯製作擔架」

將毛毯或床單等布料如右圖般折起，也能製作擔架。

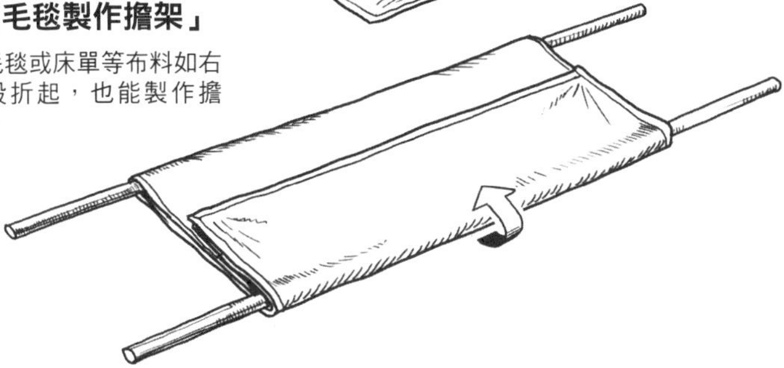

「利用登山包搬運傷患」

將登山包清空後上下顛倒反背，就能變成用來搬運傷患的背負子。

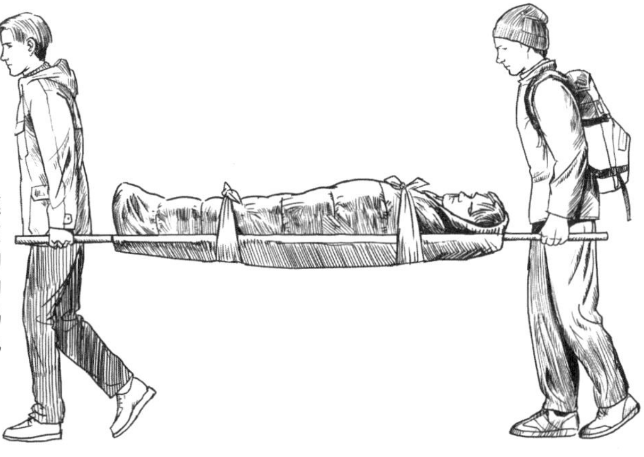

用擔架運送傷患時，應注意將患者牢牢固定在擔架上，以足部在前的方式前進。前後兩側的搬運者應彼此溝通協調，在搬運時盡量避免搖晃到擔架。

◎隨身攜帶「急救箱」以備不時之需

在野外行動時，一定要隨身攜帶急救箱。除了遇到意外時可以派上用場，隨身帶著也能使人在精神上較為安心，讓你的行動更加沒有顧慮喔！

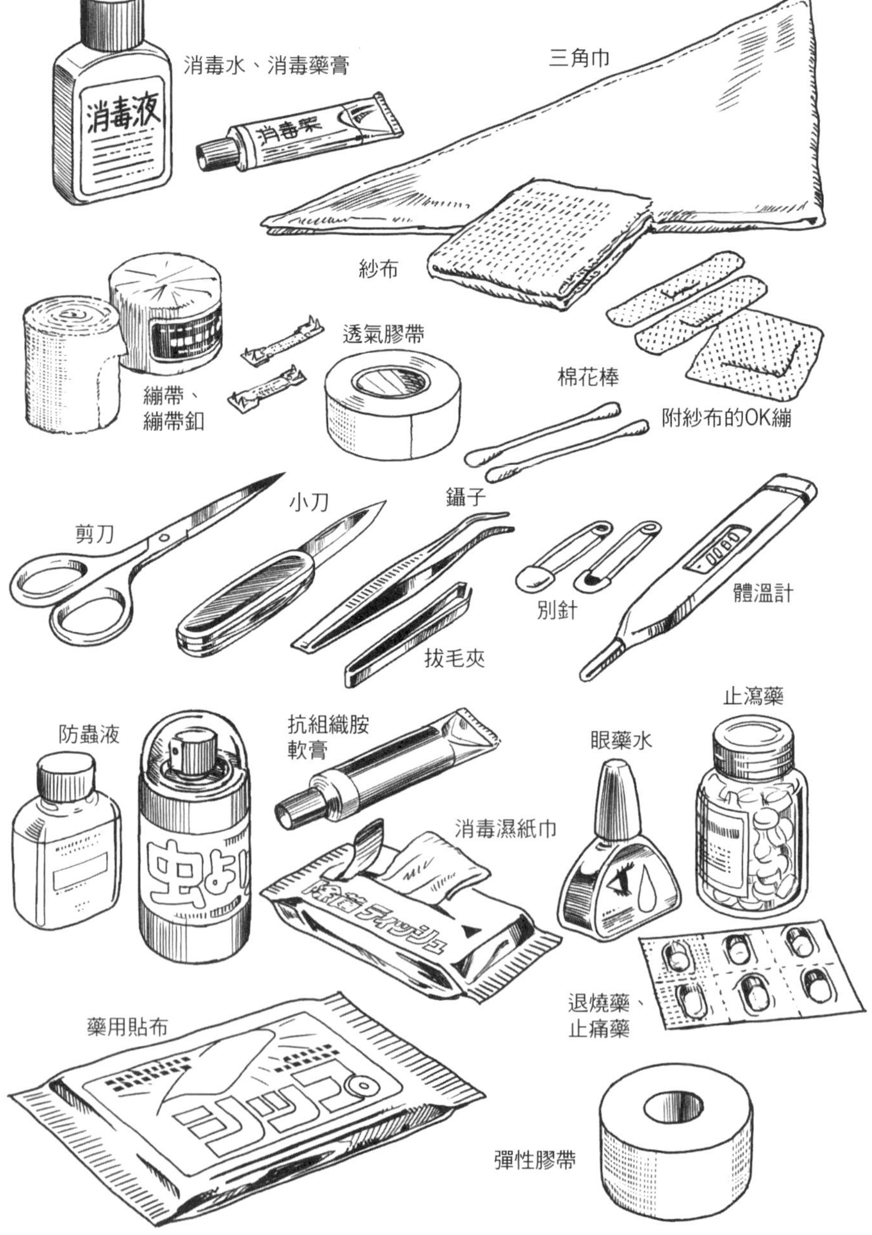
消毒水、消毒藥膏
消毒液
三角巾
紗布
繃帶、
繃帶釦
透氣膠帶
棉花棒
附紗布的OK繃
剪刀
小刀
鑷子
別針
體溫計
拔毛夾
防蟲液
抗組織胺
軟膏
眼藥水
止瀉藥
消毒濕紙巾
退燒藥、
止痛藥
藥用貼布
彈性膠帶

※希望各位能在以上列舉的用品外，加入你自己需要的用具，組合出屬於你自己的急救箱！

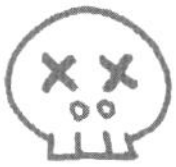

Chapter.13

危險生物圖鑑

為了保護自己、為了活下去

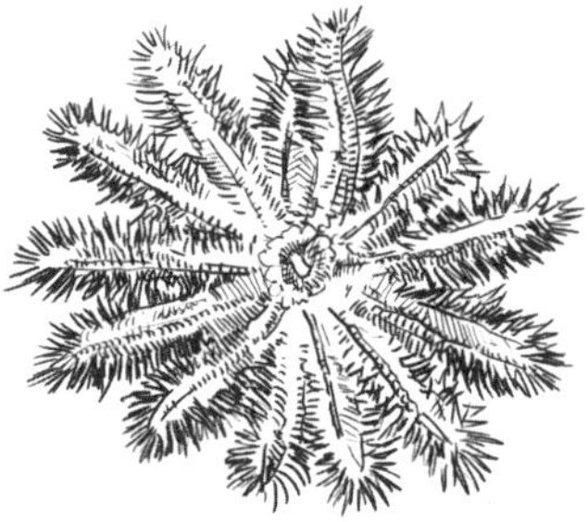

自然界長年棲息著各種不同的動物。當然在其中存在著嚴酷的生存競爭，而我們人類則是其中適應力最強大的生物，因此得以自由地生活在世界各地。

但是，那種強韌只限於身在群體中，以及擁有機械文明和武器的時候；當獨自身處在大自然裡時，人類其實是非常脆弱的生物。首先請各位把這點牢牢記在心裡。在大自然中保護自己的第一原則，就是「謹慎而膽小」。這是所有生物的共通本能。在棲息於森林、山野、大海裡的各種生物眼中，「人類才是最危險的」。請充分理解這一點，「謹慎而膽小」地踏入荒野。

森林和山中的危險

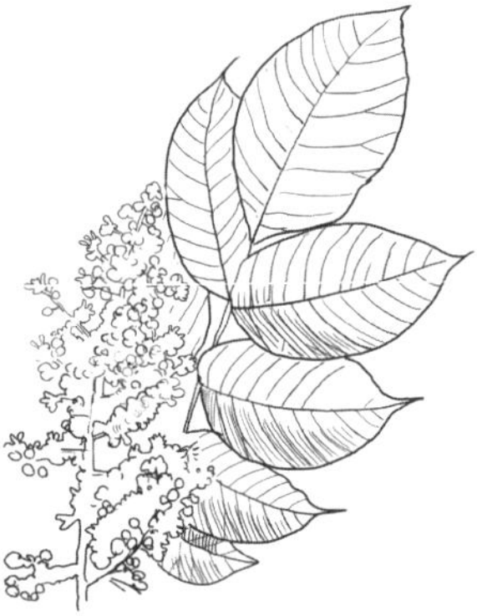

1 漆樹

生長於日本各地

高度約10m的落葉喬木

如毛漆樹、東方毒漆、野漆等碰觸後會引起皮膚紅腫或疼痛的樹木。若碰到造成紅腫發炎時，應塗抹含有抗組織胺的類固醇軟膏。

2 馬蠅

棲息於日本各地

在野外活動時最棘手的就是蚊子、黑蠅和馬蠅。尤其被馬蠅叮到會產生劇痛，造成皮膚紅腫。且疼痛會持續一週以上。應噴灑防蟲液預防叮咬。

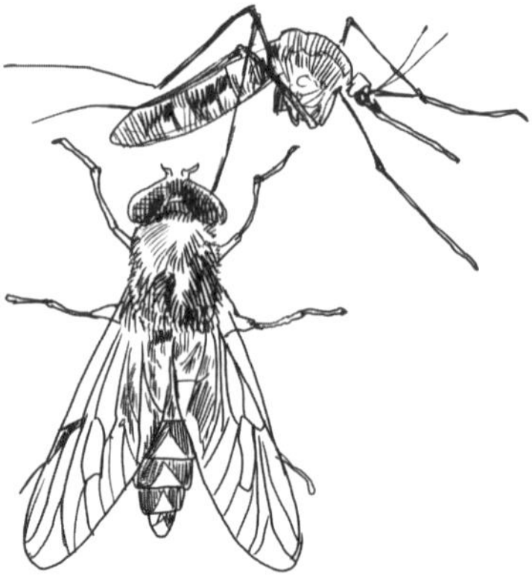

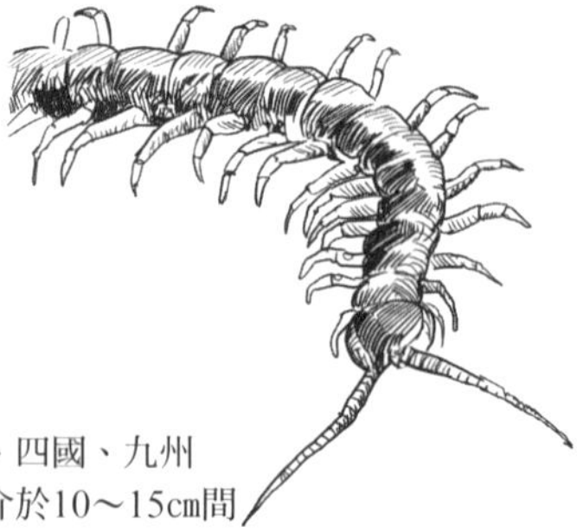

3 蜈蚣

棲息於本州、四國、九州

各種類體長介於10～15cm間

少棘蜈蚣、日本紅頭蜈蚣、日本巨人蜈蚣等種類常棲息於潮濕陰暗的地方。被咬到的話會嚴重紅腫，最好盡快就醫。

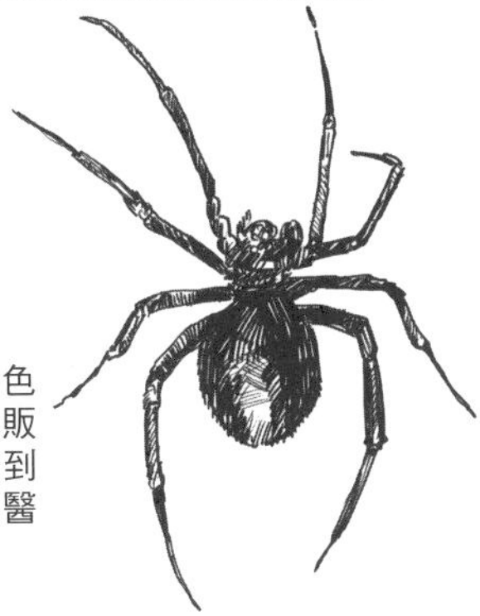

4 紅背蜘蛛

主要棲息於西日本
體長5～10㎜

身體為黑色，背部有紅色斑紋。會在水溝或自動販賣機的裡面築巢。被咬到的話會全身發冷，應就醫治療。

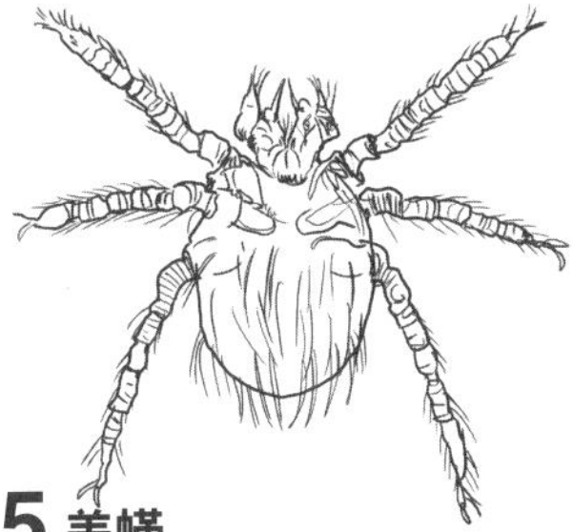

5 恙蟎

分布於本州、四國、九州
全長0.2～0.3㎜

被帶有立克次體的個體叮到的話，為出現為期一週左右的類感冒症狀。要小心有時連醫生也可能誤診。過去也發生過因延誤治療而死亡的案例。

※恙蟲病：被帶有立克次體的個體叮到而引發的疾病。如早期發現的話，可用抗生素完全治癒。

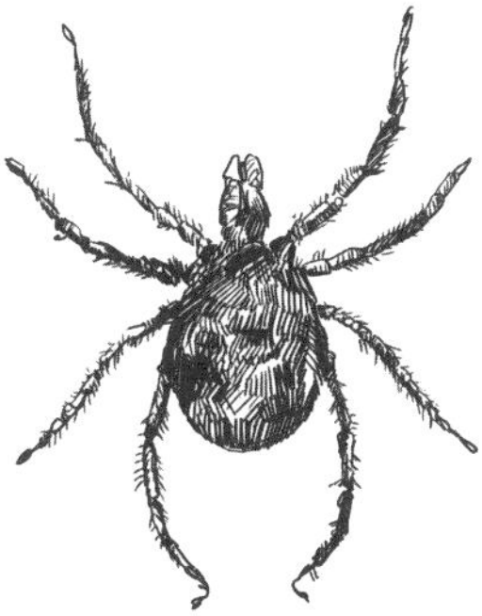

6 卵形硬蜱

分布於日本全國
全長2～10㎜

如果被硬蜱吸附，絕不可試圖硬拔。硬拔下來的話，其口部會殘留在皮膚上化膿。此外要注意這種蟲也是萊姆病的病原！

※萊姆病：一種會引發類感冒症狀和關節痛的細菌感染病。症狀會緩慢持續很長一段時間。

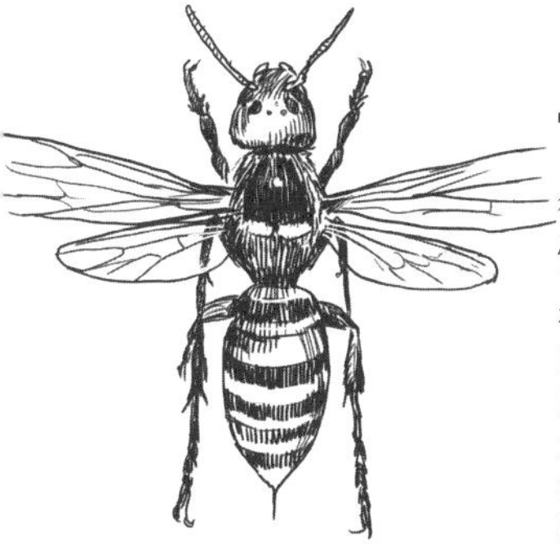

7 大虎頭蜂

從北海道至沖繩皆有分布
體長約3～4㎝

被叮到的話會嚴重紅腫，有的人還會出現全身性過敏反應而休克。被叮到的話應用水清洗傷口，並設法將毒液擠出。也有因叮咬而死亡的案例，需特別注意。

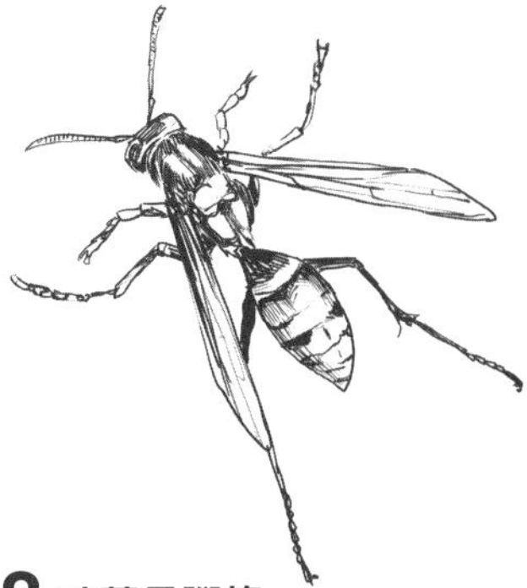

8 暗黃長腳蜂

分布於除北海道外之日本全土
體長約2～3㎝

被叮到的話應用水清洗傷口後擠出毒液，並塗抹含抗組織胺的軟膏。如出現全身性過敏反應而休克的話，要立即送醫。

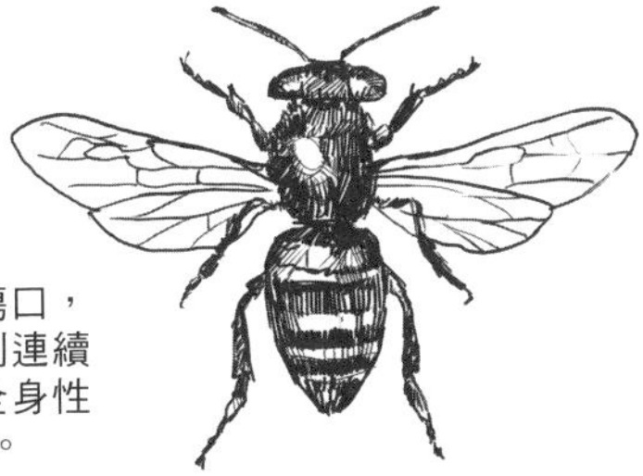

9 歐洲蜜蜂

分布於日本全土
體長約15㎜

被叮到的話應清洗傷口，擠出毒液。要是遭到連續攻擊，可能會引發全身性過敏反應，不可大意。

※全身性過敏反應：某些體質對蜂毒過敏的人遭蜂類攻擊後，會引發休克反應，出現發燒和嘔吐、血壓降低、意識不清等症狀。應立刻就醫！

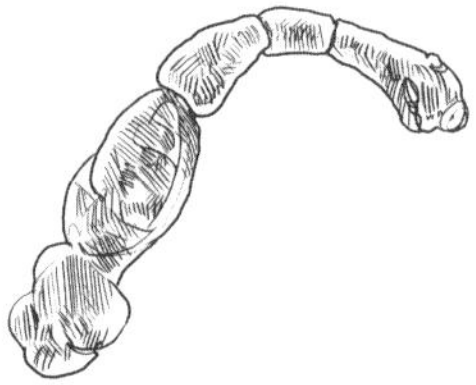

※用100度C熱水煮沸5～10分鐘即可殺滅棘球蚴

10 棘球蚴

分布於日本全土
成蟲約4mm長

成蟲會寄生在狐狸、狗，而幼蟲則會寄生在野鼠、豬、以及人類身上。蟲卵會藉由生水從嘴巴進入人體，孵化後寄生於肝臟，引發肝功能障礙。

11 蝮蛇

棲息於琉球群島以外的日本全國
體長約50cm，體態粗短

體色有茶色和黑色等各種顏色。含有出血性毒液，曾出現過死亡案例。此外也有試圖用棍棒驅趕，結果反而被蛇沿著棍棒爬上來攻擊的案例，需要留意。

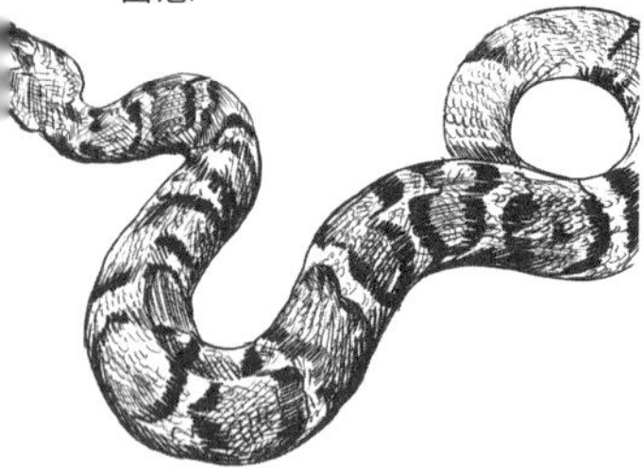

12 虎斑頸槽蛇

棲息於本州、四國、九州、大隈群島等地
體長約1m前後

身體呈黑褐色，全身都佈滿黑色的斑紋。毒牙中含有可妨礙血液凝固的毒液。要注意因地區性差異，也有黃色和紅色斑點的品種。

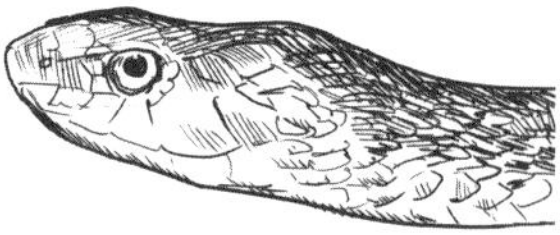

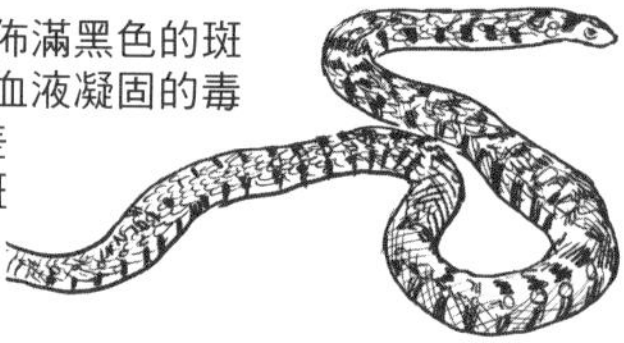

13 黃綠龜殼花

棲息於沖繩群島、久米島、奄美大島等地
體長約40cm～2m左右

體色為黃褐色，全身都有大塊的黑褐色斑紋。特徵是三角形的巨大頭部。擁有含神經毒的出血性毒液。是一種攻擊性很強的毒蛇，務必注意。

※被毒蛇咬傷時，要立即吸出毒液，將三角巾綁在傷口和心臟間的部位，避免毒液擴散至全身，同時讓傷口保持在低於心臟的位置，盡速就醫（如果成功殺死毒蛇的話，也把屍體一起帶去）。

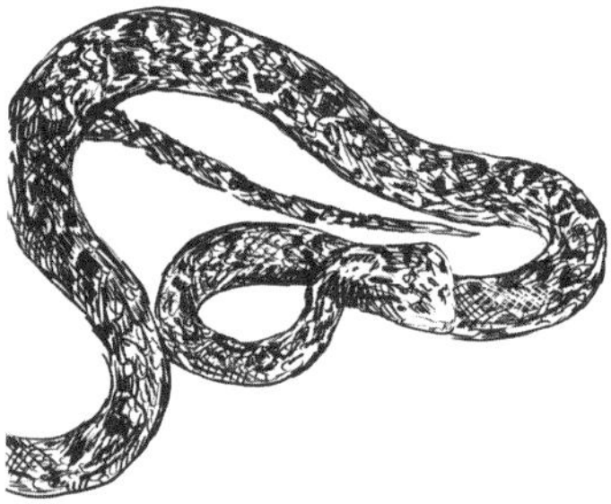

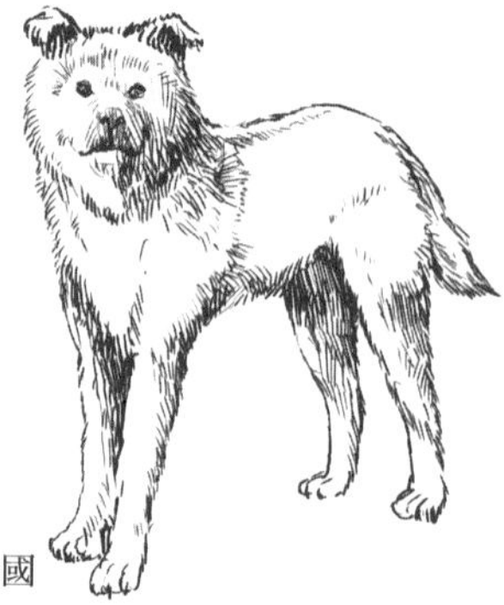

14 獼猴

分布於本州、四國、九州
體長約50～60cm

如果在山中不小心闖入獼猴群的地盤，要記得不可馬上轉身逃跑。應表現出攻擊態勢，或虛張聲勢讓自己看起來更加龐大，然後慢慢退後。

15 野狗

分布於日本全國

雖然現在日本都會區愈來愈少看到野狗，但在山中和森林的數量反而愈來愈多。牠們大多是遭到遺棄的獵犬和寵物，但群聚在一起時攻擊性會變得很強，要注意遇上時千萬不可慌張逃走[註]。

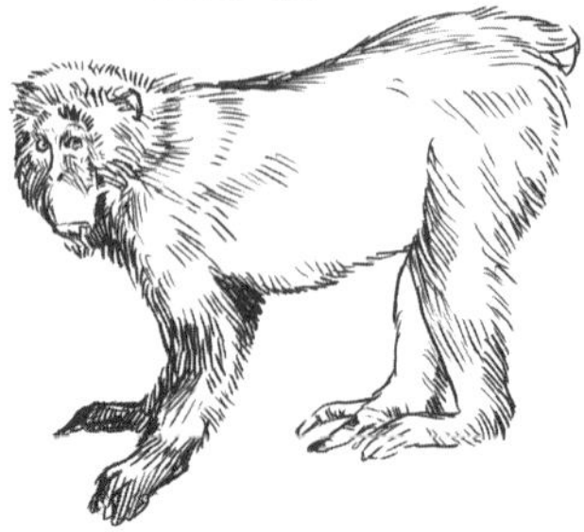

註：狗會本能地攻擊逃跑的入侵者。

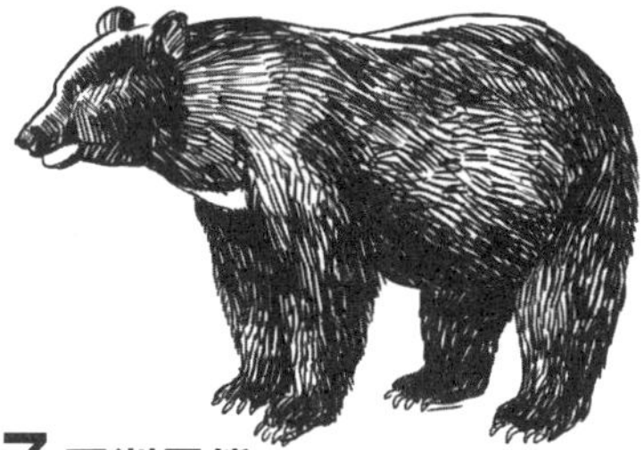

16 山豬

分布於本州、四國、九州。沖繩等地亦有琉球野豬棲息。
體長約1m

平時的性格十分膽小，然而一旦感受到危險，便會如成語「豬突猛進」般瘋狂衝上來。主要的受攻擊案例幾乎都是被牙齒所傷，尤其是腳部最常遭到重傷。

17 亞洲黑熊

棲息於本州、四國、九州
體長約1.5m左右

如果在野外遇到熊的話，要避免高聲大叫，同時慢慢退後。熊的奔跑速度可在8秒內衝刺100m，故絕不能慌張逃走。尤其要小心帶著小孩的母熊！

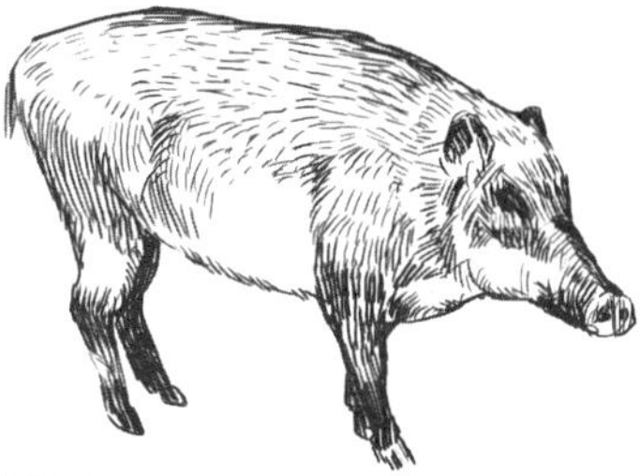

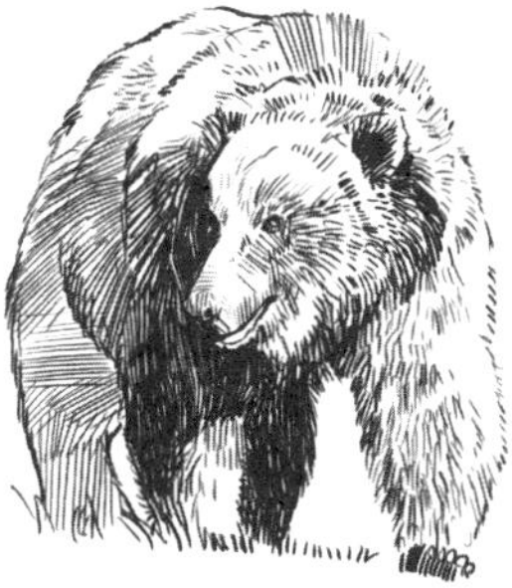

18 棕熊

主要棲息於北海道山區

日本最大的野生動物。體重可重達400kg。總而言之只能祈禱不要在野外遇上牠們，並在上山前事先向當地的役場(註)或營林署確認熊出沒的地點。

※近年，棕熊的棲息地受到擠壓，與人類接觸的情況愈來愈多，意外也跟著增加。同時，棕熊中也出現一群俗稱「新世代」的族群，不會害怕與人接觸，要特別小心。

註：相當於台灣的公所。

20 獅子魚

棲息於北海道南部以南的沿岸
體長約25cm左右

被毒刺刺到的話，會產生長時間的劇烈疼痛。有時還會併發發燒、嘔吐、呼吸困難等休克症狀，應盡速就醫接受治療。

※獅子魚和日本鰻鯰等有刺魚類的毒液較不耐熱，被刺到的話可以用40～45度C的熱水浸泡傷口，可以減輕疼痛。

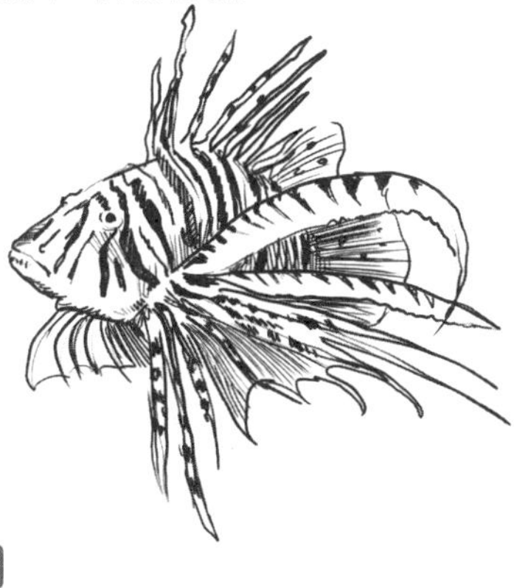

海中的危險

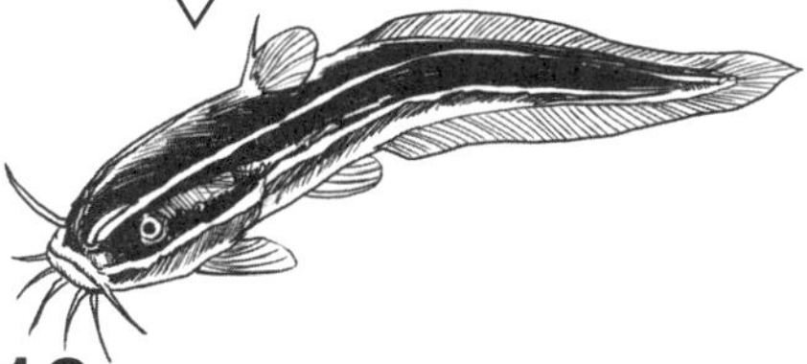

19 日本鰻鯰

棲息於本州中部以南的淺海
體長約20cm

背鰭和胸鰭上共有3根毒刺。被刺到的話會產生劇痛，嚴重時傷口周圍的組織甚至會壞死。萬一被刺的話應立即就醫治療。

21 褐藍子魚

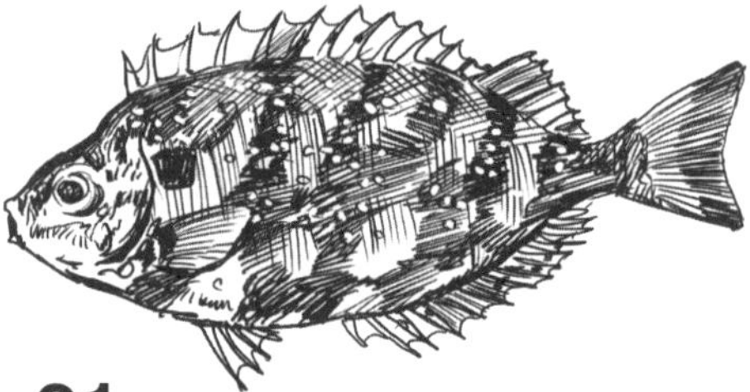

棲息於下北半島以南沿岸
全長30cm左右

背鰭、腹鰭、尾鰭上皆長有毒刺。被刺到的話會產生強烈劇痛，有時可能引發休克症狀。

22 海鰻

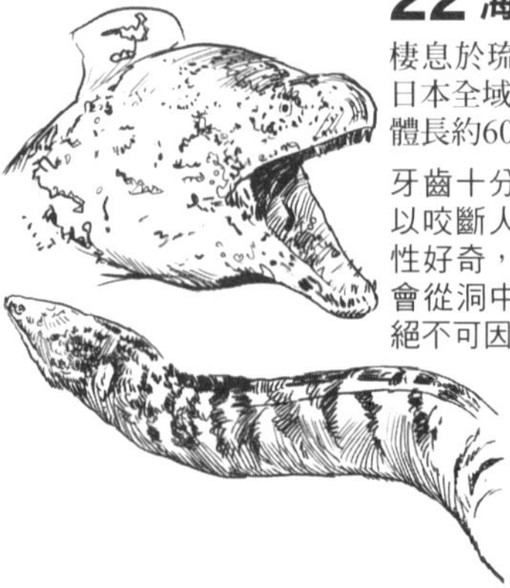

棲息於琉球群島外之西日本全域
體長約60～80cm

牙齒十分銳利，甚至可以咬斷人的指頭。因生性好奇，故有人接近時會從洞中探出查看，但絕不可因此伸手觸摸。

23 褐擬鱗魨

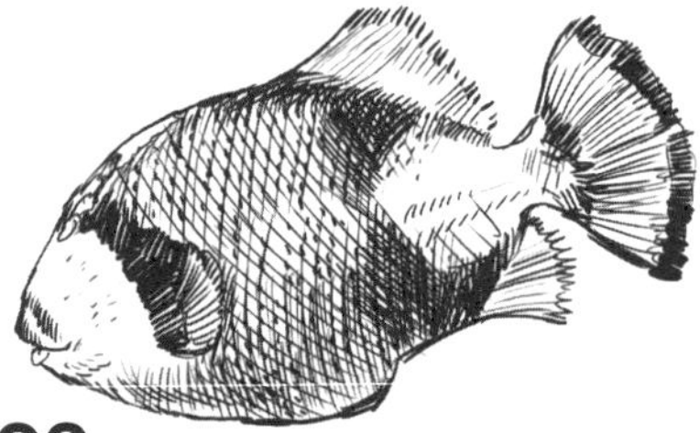

棲息於神奈川縣三浦半島以南
全長約60cm

以螃蟹和貝類為食，擁有強大的咬合力。繁殖期為夏季，為了保護巢穴，會攻擊任何接近的生物，必須小心。被咬住的話應就醫治療。

24 刺河豚

棲息於本州以南
全長20～30cm

興奮時身體會膨脹鼓起，非常奇特的魚。擁有堅固強韌的牙齒，常有人在調理時不小心被咬傷。生命力很強，有時乍看已經死透，實際上卻還可活動，必須小心。

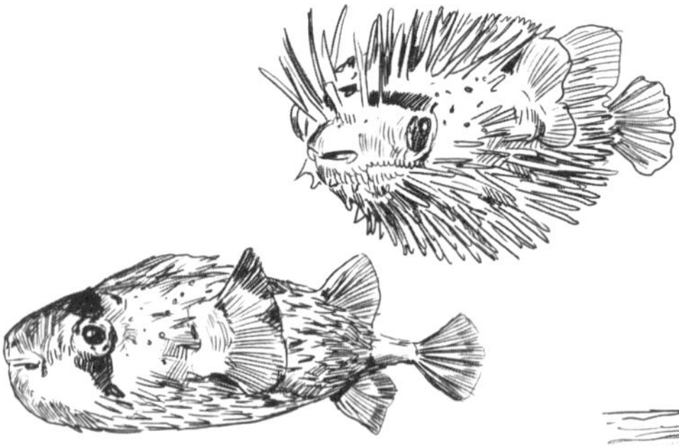

25 僧帽水母

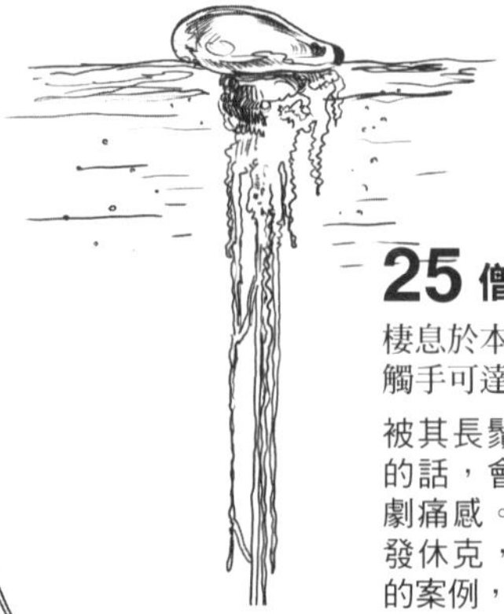

棲息於本州以南
觸手可達20cm以上

被其長鬚狀的觸手碰到的話，會產生觸電般的劇痛感。嚴重時可能引發休克，也有因此死亡的案例，須特別留意。

※刺胞：水母類的有毒器官。擁有彈簧狀的結構，碰觸時會彈出有毒的小刺。被刺到的話應用海水洗掉觸手後冰敷。嚴重時應立即送醫！

26 波布水母

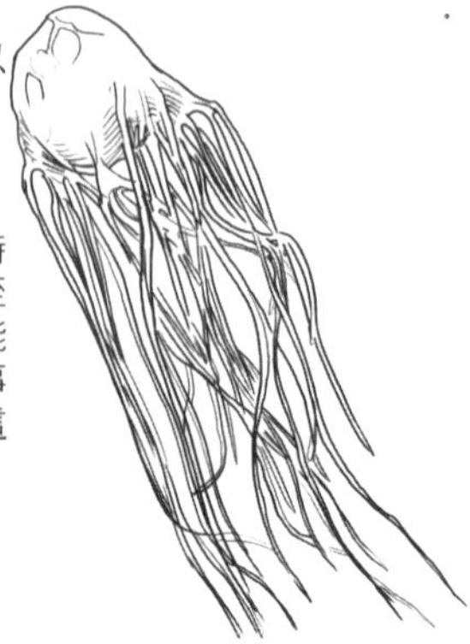

棲息於沖繩本島以南沿岸
外傘10cm左右
觸手約2m

被刺到的話嚴重時會引發休克，甚至可能致死，絕不能小看。沖繩海域事故中的榜首就是這種水母。

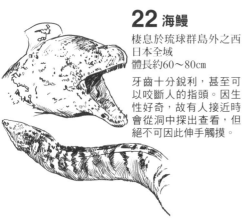

28 花房海葵
（學名Actinodendron arboreum）

棲息於沖繩以南
直徑30cm左右

宛如花開般的形狀，前端長有觸手。被刺到的話會產生有如電擊般的痛感，引起紅腫、發燒、嘔吐的症狀。

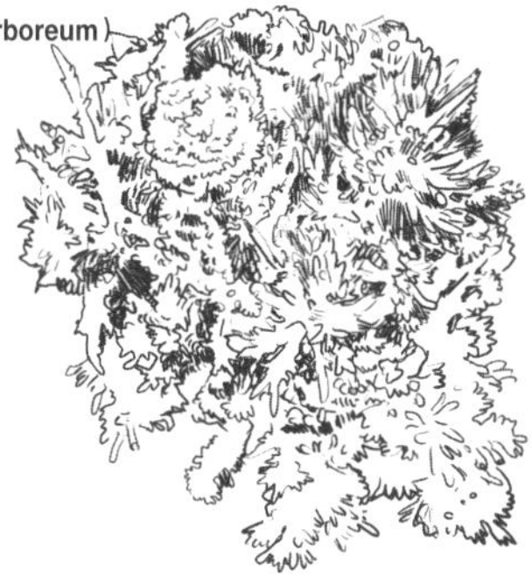

27 海蜂海葵
（學名Phyllodiscus semoni）

棲息於沖繩和南西群島
直徑20cm左右

海蜂的意思就是海中的蜂類。表面覆滿毒刺，擁有黃綠龜殼花兩倍的強力毒性，被刺到的話應立即冰敷、送醫治療。

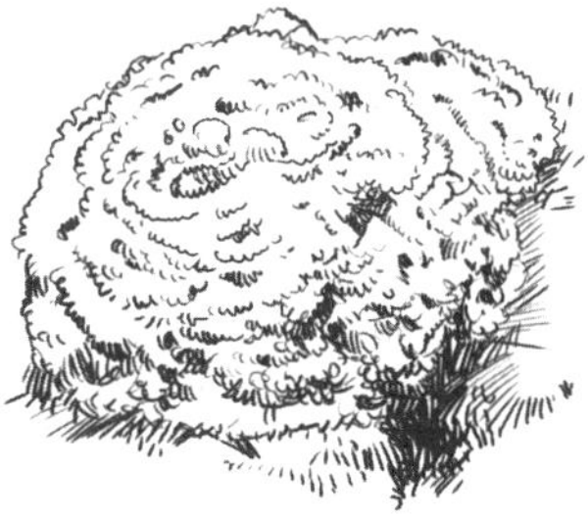

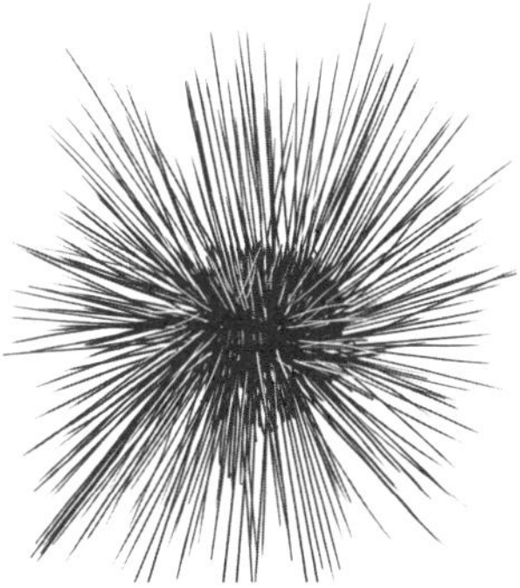

30 刺冠海膽

棲息於關東以南的淺海
外殼直徑7～9cm
棘刺可達30cm

常躲在海岸岩縫中，常常一不小心就被踩到。尖刺會留在人體內，造成化膿。如尖刺拔不出來時，應就醫治療。

29 棘冠海星

棲息於本州中部以南
直徑15～60cm

全身長滿尖刺。被刺到的話要立即將刺拔出，用乾淨的水清洗傷口。如劇痛持續不退，嚴重時甚至會引起發燒和嘔吐、頭暈目眩等症狀。

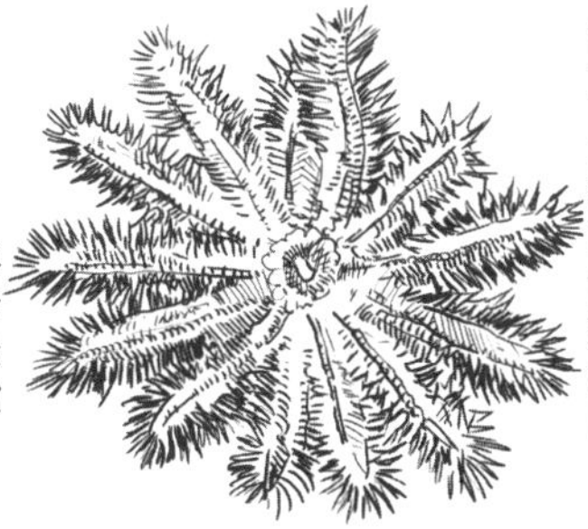

32 白羽鞘水螅

棲息於本州北部以南的淺灘
高20cm左右

外表看似海草，但其實是一種俗稱水螅，由類似波布水母的小型水母聚集而成的生物群。碰到的話會產生劇痛，且疼痛感會維持很長一段時間。

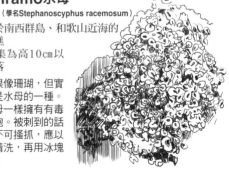

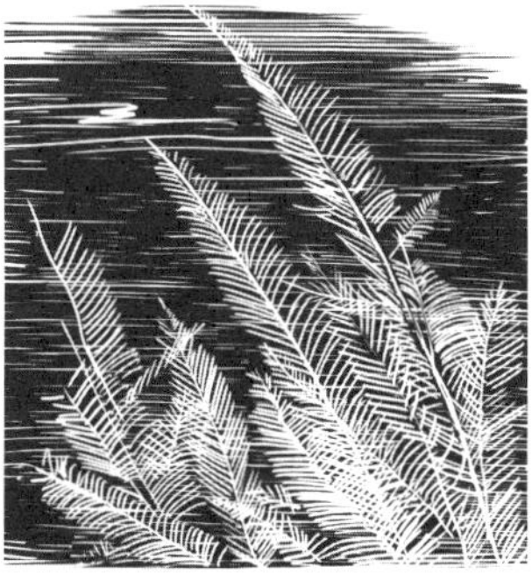

31 Iramo水母
（學名Stephanoscyphus racemosum）

棲息於南西群島、和歌山近海的珊瑚礁
常聚集為高10cm以上群落

乍看很像珊瑚，但實際上是水母的一種。跟水母一樣擁有有毒的刺胞。被刺到的話絕對不可搔抓，應以海水清洗，再用冰塊冰敷。

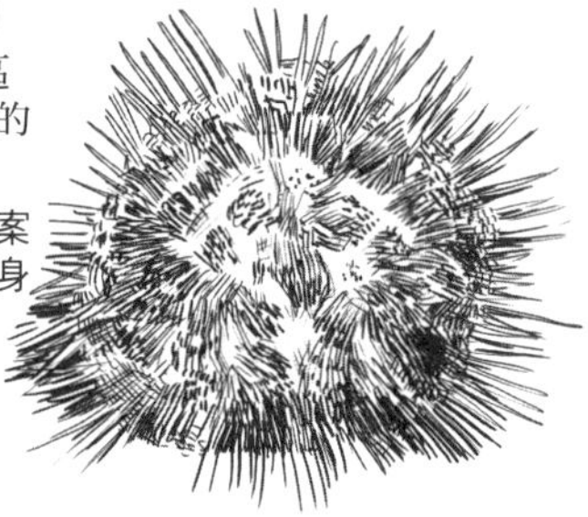

33 飯島氏囊海膽
（學名Asthenosoma ijimai）

棲息於相模灣以南的深水區
直徑15cm左右，帶有3cm的尖刺

常有把手伸入岩石時被刺的案例。症狀嚴重時可能會引全身性過敏反應，不可小覷。

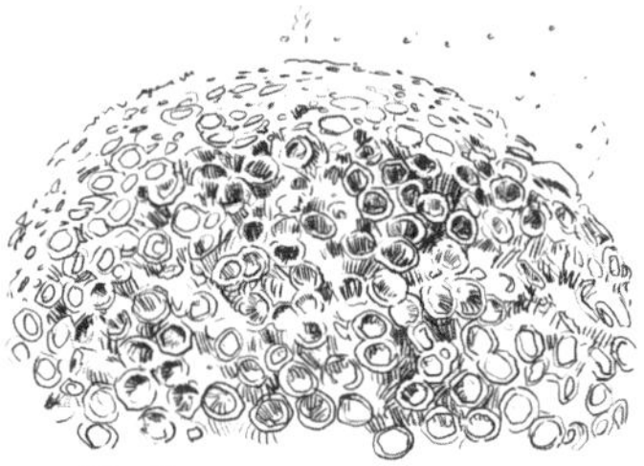

34 喇叭毒棘海膽

分布於千葉縣以南
直徑10cm左右

全身皆有毒刺，常有人在海岸遊玩或退潮地帶抓貝殼時不小心踩到。嚴重的情況可能會引發休克，必須留意。

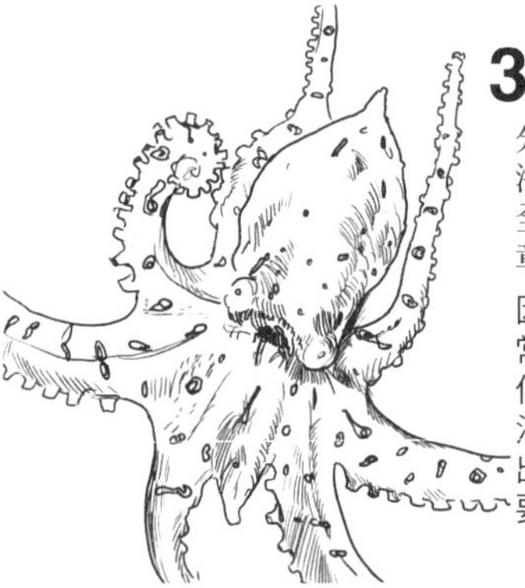

35 藍環章魚

分布於千葉縣以南的海濱
全長10cm左右的小型章魚

因為體型嬌小可愛，常被人誤抓起來玩。但擁有跟河豚一樣的河豚毒素。過去亦曾出現過死亡的案例，要特別注意。

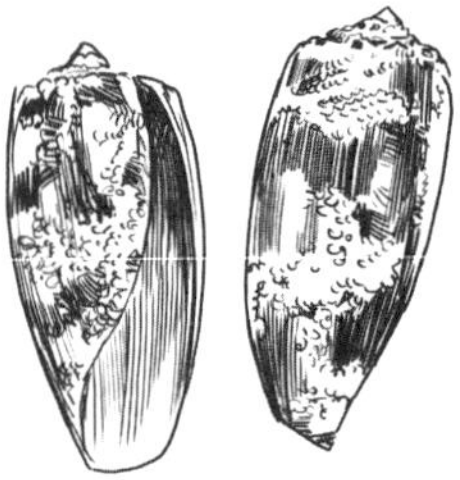

36 地紋芋螺

棲息於本州中部以南的岩礁或珊瑚礁
全長8～13cm

別稱殺手芋螺的危險貝類。會用名為齒舌的毒針刺人。被刺到的話，應用嘴將毒吸出，盡速送往醫院。因死亡案例很多，要特別注意。

37 灰藍扁尾海蛇

棲息於沖繩群島、奄美群島等地
全長100～180cm

黃褐色的身體帶有黑色橫紋的蛇類。毒牙中含有神經毒素，最糟糕的情況可能引發呼吸困難，導致死亡。

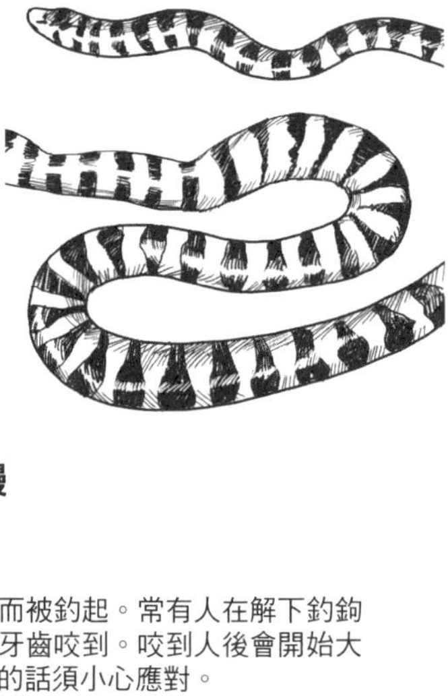

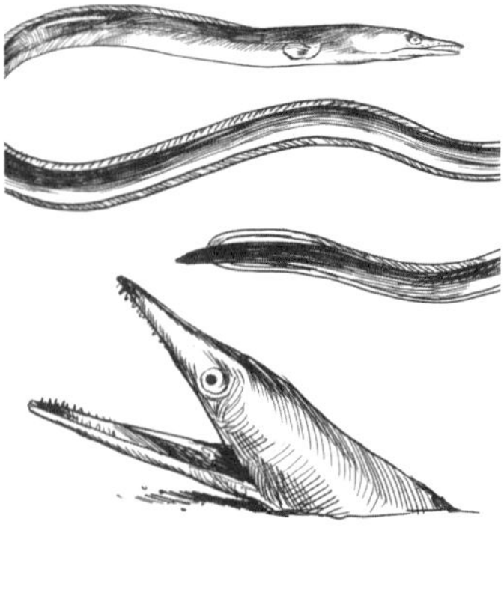

38 大吻沙蛇鰻

分布於本州中部以南
全長150cm左右

有時可能會誤食釣餌而被釣起。常有人在解下釣鉤的時候，被其銳利的牙齒咬到。咬到人後會開始大肆攻擊，不小心釣到的話須小心應對。

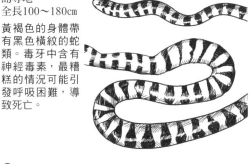

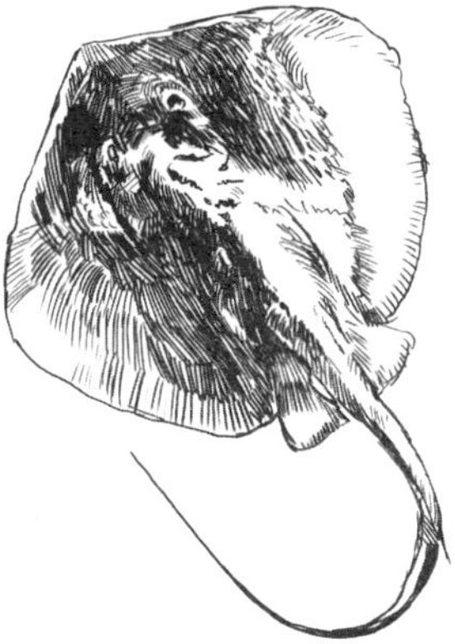

40 赤魟

棲息於本州中部以南
全長1～2m

雖然可食用，但尾部長有1～3根有毒的尖刺。就算只是誤踩到死掉赤魟的尾巴也會中毒，要特別注意。中毒的話有死亡的可能。

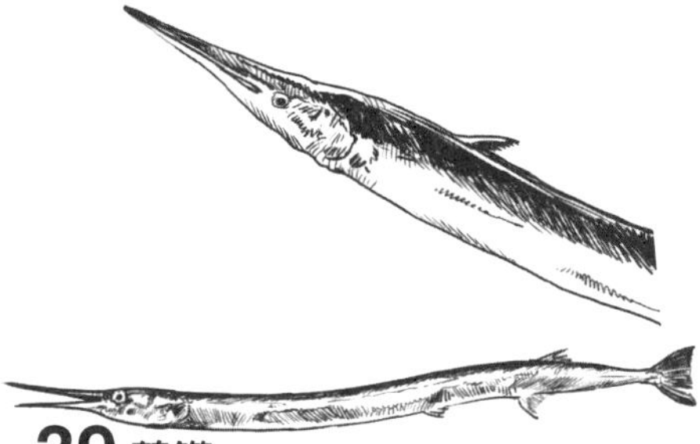

39 鶴鱵

回游於日本各地的沿岸
全長70～100cm

具有朝光亮處衝刺的習性，故夜晚常常引發潛水意外。被其長長的口器刺中的話會受傷。若被刺中要害，也可能導致出血過多死亡。

42 紅鰭東方魨

棲息於北海道至東海間的海域
全長70cm左右

卵巢、膽囊、肝臟、眼球、皮膚都含有毒性為氰酸鉀1000倍的河豚毒素。雖然做成料理很好吃，但絕對不可以自己調理！

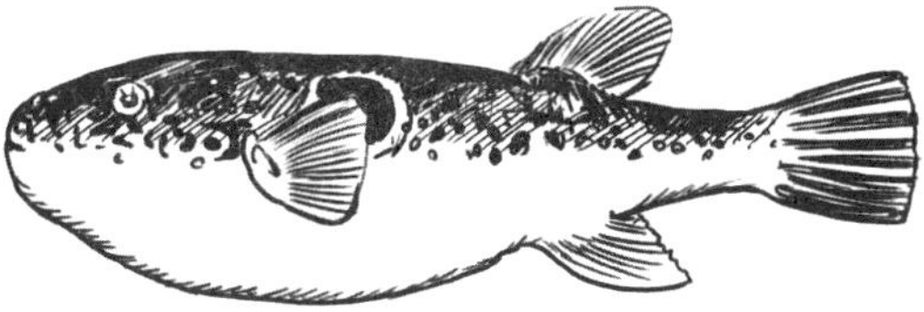

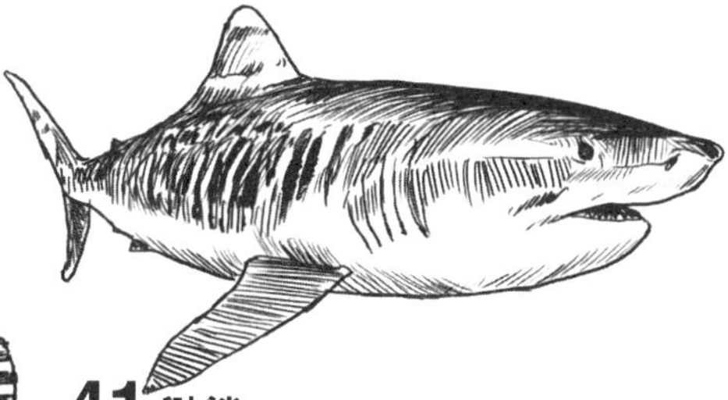

41 鼬鯊

棲息於千葉縣以南
全長3～9m

性情十分兇猛的鯊魚。英文名為「Tiger shark（虎鯊）」。全球的鯊魚攻擊事故幾乎都是由鼬鯊、大白鯊、以及公牛白眼鮫這三種鯊魚引起。只能祈禱游泳時不要遇到了。

44 花紋愛潔蟹

棲息於千葉縣以南
甲殼寬約5cm

含有麻痺性的貝毒，會引發類似河豚毒素的症狀。不僅這種螃蟹，所有螃蟹都一樣，除了確定安全的種類以外，絕對不可以食用！

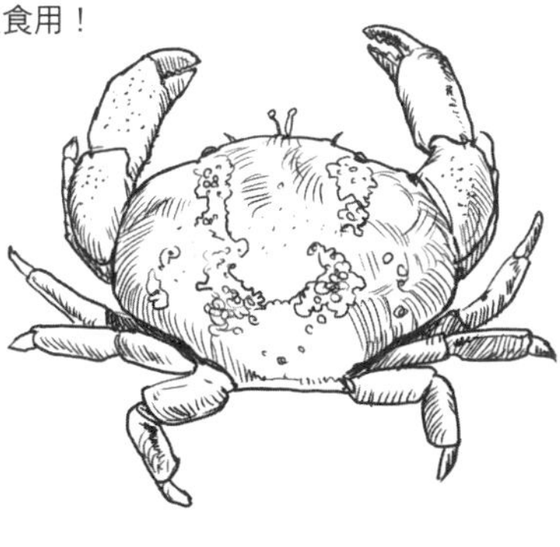

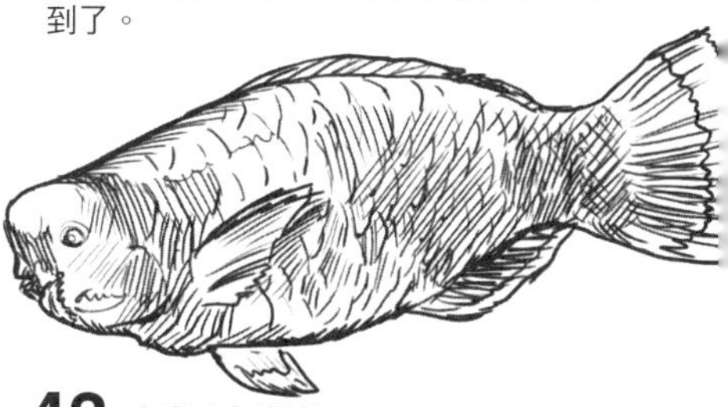

43 突額鸚嘴魚

棲息於東京灣以南
全長80cm

肝臟含有一種會導致全身肌肉痠痛的岩沙海葵毒素。由於也曾有引發呼吸困難而死亡的案例，故釣到這種魚的時候絕對不可自行調理食用！

為了「活下來、活下去」

了解『自己所在之處的自然環境、狀況』是在災難中求生的第一步！

所謂的求生，就是在遇難或大災害等危及生命的狀況中，努力讓自己活下來。以及活下去所需的技術和生存方法。對於求生技術和相關知識的了解程度，直接決定了一個人在危急情況時的生存機率。而透過本書，我們已學到了許多求生的知識和技術。

而如果有一天，你突然捲入危險，需要在險境中求生時，首先必須要做的就是調查清楚『自己所在之處的自然環境和狀況』。包括確認自己的身體狀態，以及隨身的物品和裝備，還有周圍又是什麼樣的情況。這種時候最大的考驗，就是能否控制自己的恐懼和驚慌；千萬不能心急，必須運用自己所有的感官，思考如何才能活下來、活下去。否則就無法進行正確的判斷和行動。想要成功克服眼前的難關，最重要的就是確實學會生存的知識，並保持自信心！

如果遇難的地點是在日本，那麼生存的機率通常會高於在不熟悉的土地或在叢林、沙漠等地方遇難。因為比起陌生的地方，我們已經十分熟悉求生時的第一步，也就是自己所在之處的位置、溫度變化、降雨等氣候和自然環境。然而，前提是我們已經正確地了解日本的自然環境和狀況。所以，就讓我們先了解自己生活的國家，再來思考災難時的求生戰略吧！

日本周邊因太平洋板塊和菲律賓海板塊以每年數公分的速度，下沉至北美洲板塊和歐亞板塊的下方之故，因此承受了許多複雜的作用力，是世上少數地震頻

日本的地震和火山帶

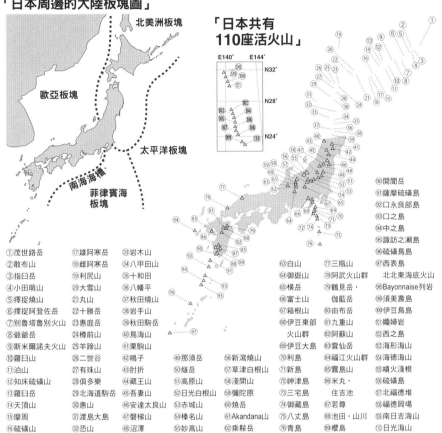

「日本周邊的大陸板塊圖」

「日本共有
110座活火山」

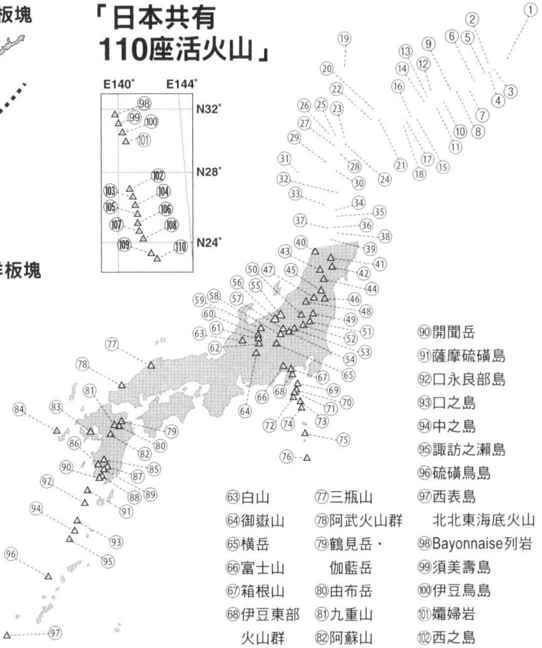

①茂世路岳
②散布山
③指臼岳
④小田萌山
⑤擇捉燒山
⑥擇捉阿登佐岳
⑦別鲁塔鲁別火山
⑧爺爺岳
⑨斯米爾諾夫火山
⑩羅臼山
⑪泊山
⑫知床硫磺山
⑬羅臼岳
⑭天頂山
⑮摩周
⑯硫磺山
⑰雄阿寒岳
⑱雌阿寒岳
⑲利尻山
⑳大雪山
㉑丸山
㉒十勝岳
㉓惠庭岳
㉔樽前山
㉕羊蹄山
㉖二世谷
㉗有珠山
㉘俱多樂
㉙北海道駒岳
㉚惠山
㉛渡島大島
㉜恐山
㉝岩木山
㉞八甲田山
㉟十和田
㊱八幡平
㊲秋田燒山
㊳岩手山
㊴秋田駒岳
㊵鳥海山
㊶栗駒山
㊷鳴子
㊸肘折
㊹藏王山
㊺吾妻山
㊻安達太良山
㊼磐梯山
㊽沼澤
㊾那須岳
㊿燧岳
(51)高原山
(52)日光白根山
(53)赤城山
(54)榛名山
(55)妙高山
(56)新瀉燒山
(57)草津白根山
(58)淺間山
(59)彌陀原
(60)燒岳
(61)Akandana山
(62)乘鞍岳
(63)白山
(64)御嶽山
(65)横岳
(66)富士山
(67)箱根山
(68)伊豆東部火山群
(69)伊豆大島
(70)利島
(71)新島
(72)神津島
(73)三宅島
(74)御藏島
(75)八丈島
(76)青島
(77)三瓶山
(78)阿武火山群
(79)鶴見岳・伽藍岳
(80)由布岳
(81)九重山
(82)阿蘇山
(83)雲仙岳
(84)福江火山群
(85)霧島山
(86)米丸・住吉池
(87)若尊
(88)池田・山川
(89)櫻島
(90)開聞岳
(91)薩摩硫磺島
(92)口永良部島
(93)口之島
(94)中之島
(95)諏訪之瀨島
(96)硫磺鳥島
(97)西表島北北東海底火山
(98)Bayonnaise列岩
(99)須美壽島
(100)伊豆鳥島
(101)孀婦岩
(102)西之島
(103)海形海山
(104)海德海山
(105)噴火淺根
(106)硫磺島
(107)北福德堆
(108)福德岡場
(109)南日吉海山
(110)日光海山

仍的地區。同時，日本的火山大多水平分布在板塊交界處，常常因為板塊下沉作用的刺激而噴發。

在多個板塊交會的日本列島上，目前共有110座活火山，其中47座受到日本氣象廳全天候24小時觀測。

日本的陸地面積約佔全球的0.25%，卻擁有世界7%的火山。即使說是日本是個地震國、火山國也不為過。請各位展開行動之前，先牢牢記住這一點吧！

日本周邊的海流與西風帶

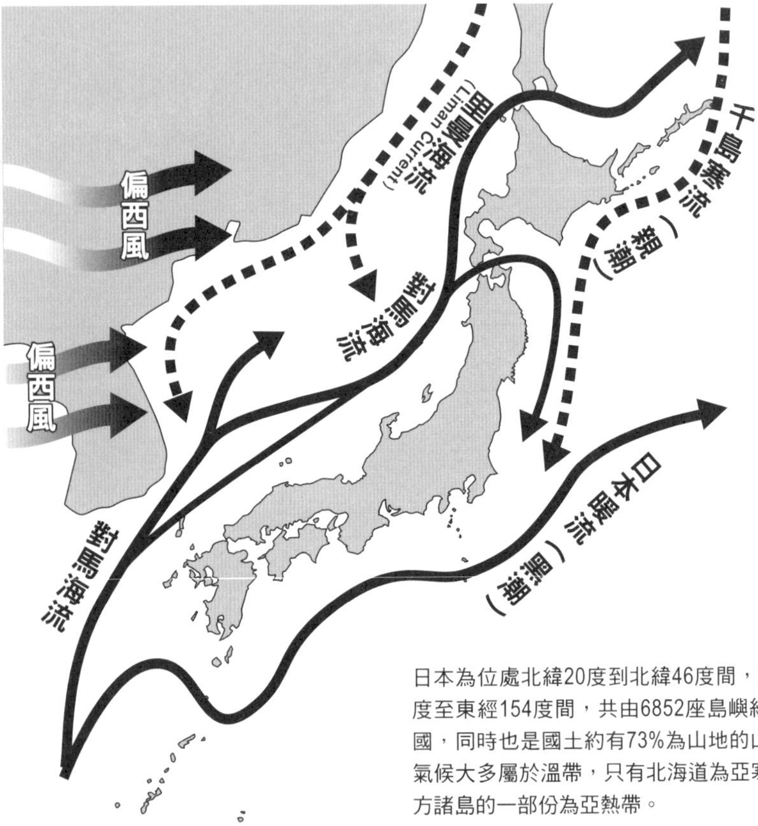
里曼海流
(Liman Current)
千島寒流(親潮)
偏西風
偏西風
對馬海流
對馬海流
日本暖流(黑潮)

日本為位處北緯20度到北緯46度間，東經123度至東經154度間，共由6852座島嶼組成的島國，同時也是國土約有73%為山地的山之國。氣候大多屬於溫帶，只有北海道為亞寒帶，南方諸島的一部份為亞熱帶。

日本列島周圍存在著來自北方鄂霍次克海的寒流：千島寒流（親潮）和里曼海流，以及來自南方的日本暖流（黑潮）和對馬海流。上空還有常年由西向東吹拂的西風帶。這些洋流和風系自西向東影響日本的天氣，同時也影響著颱風的路徑，並帶來了大陸的黃沙和PM2.5懸浮微粒等大氣中的汙染粒子。

此外，日本的夏季因太平洋高壓影響而吹東南風，冬季則有來自西伯利亞高壓帶的西北季風，為日本帶來不同季節的寒暑。雖然日本因為這個地理位置，以及季風與海流，才有了四季的變化；但這同時也使日本成了一個有梅雨、大雪、豪雨、颱風等眾多自然災害的國家，請各位牢記在心！

災害發生時的求生技巧

本附錄收錄了當災害來臨或緊急情況時，該如何應對才能活下來、活下去的具體方法。請各位不只是背誦，還要充分理解背後的原理，才能在意外發生時派上用場！

contents

「地震」時的求生技巧

地震發生時，「你身處的位置」可決定你的生還機率。此外，就算成功活了下來，如果不懂得求生的技術，還是沒辦法活下去。

大震災後的景況，你可能從電視上看過，又或者親身體驗過。阪神・淡路大地震、新潟縣中越地震、東日本大地震……還有未來預測可能會發生的首都正下方地震、東海・南東海・南海地震等……即便日常生活中常常被遺忘，但對生於地震之國的我們而言，這不是危言聳聽，必須先預想最壞的情況，然後努力求取生存。

不是在地震發生後，而是在地震來臨前就「未雨綢繆」。在家中，家具應該針對地震補強建築結構、固定家具，並整理好擺放食具的櫥櫃。同時儲備水、糧食、和藥品。家人應經常進行避難訓練，並準備防災頭巾、安全帽、簡易廁所等各種防災用品，統一裝入可隨時帶著走的緊急背包。還有確保維生必需品（水、瓦斯、電）的替代物。另外還應事先決定好彼此失散時的會合地點。同時也別忘了隨時在枕邊放一雙運動鞋！

電車應選搭會停靠各站的班次，且不搭乘頭三節車廂。搭電扶梯時不奔跑行走。還有隨身攜帶小型手電筒、開水、以及攜帶式食品……這些日常的預防措施也不可忘記。

「未雨綢繆」，就是最好的防災方式！

地震發生的當下，應該怎麼辦？

「地震發生的當下腦袋一陣空白」，許多遇上地震的人都這麼說……。因此，在平日就思考「在地震發生的時候，應該怎麼做」是非常重要的一件事。

地震發生的當下，總而言之就是「保護頭部！」，迅速躲到附近的掩蔽物，如書桌或餐桌下。如果身上剛好有包包，就用雙手抓緊包包兩側，蓋在頭上；萬一身上什麼都沒有，就用兩手抱著頭，手肘緊緊貼著頭顱兩側，就地跪伏在地。

總而言之，「保護頭部！」避免被各種掉落物體砸到，就是生還的第一步。

在平日和日常生活中就時時預想「萬一現在發生地震了，我該怎麼保護頭部？該怎麼做才能活下來？」，是非常重要的。

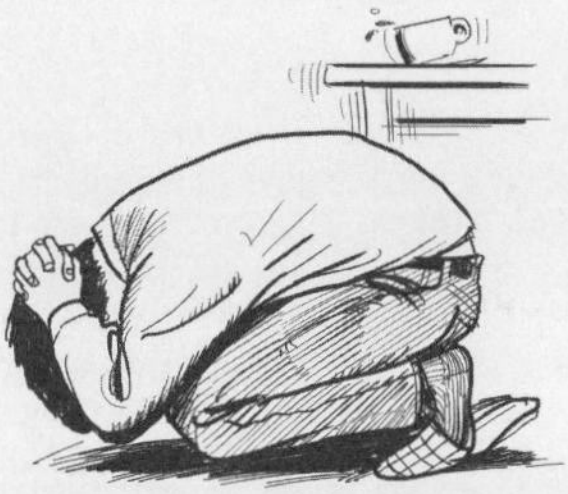

接著應該做什麼？

等主震的強烈搖晃停止後，接著該做的就是**關閉火源**，同時打開家中的門窗，**確保逃生通路**。尤其是在大樓或高層公寓中，建築結構很可能會因為搖晃而扭曲變形，使得門窗無法打開，所以最優先事項就是確保逃生路徑。然後，由於路上的行車可能被瓦礫或外牆碎片砸中而失控，引發交通事故，所以不可馬上跑到街上去。不過，如身在屋齡較老的木造房屋一樓時，為避免房屋倒塌被壓住，應立刻離開屋內。

若是在戶外遇上地震，則應注意落下物或汽車失控造成的交通事故，並前往開闊場所避難。如要離家去避難的話，**務必關掉總電源後再離開**。

萬一被困在瓦礫堆下，不要試圖挖掘周圍的瓦礫，應盡可能穩固目前所待的空間。如果手可以移動，就敲擊金屬之類的東西製造聲音，告訴外面的人自己的位置。大聲呼喊很耗費體力，所以只能在聽到有人靠近時才可以大聲求救！

地震發生後「不可以做！」的事

大地震之後，接下來一段時間可能還會再發生餘震，因此絕對不可回到快要倒塌的家中。**生命比起錢財更加寶貴**。還有，因為有瓦斯外漏的可能性，故**地震剛結束後也不能使用打火機等火源**。就連手電筒的開關也可能會產生火花，必須小心。

萬一在戶外如辦公室或學校等場所遇到大地震，若該地沒有倒塌的危險，就不要勉強趕回家。因為回家途中可能會發生危險。應用收音機等工具設法取得最新的情報，然後再慢慢決定接下來的行動。

地震停止後各場所的避難方式

□在街上

小心**大樓招牌、玻璃、或外牆**掉落，**倒塌的電線桿**漏電，以及車道上**剎車失靈而暴走的汽車**。應躲入安全的大樓內，或到開闊場所避難。

□在電梯中

1981年以後新設的電梯，都裝有地震感應裝置，會自動在最近的樓層開門；如果不幸搭乘到舊型電梯，則應**按下操作面板上所有按鈕讓電梯緊急停止**。萬一被困在電梯內，就按下緊急通話鈕聯絡維修廠商。如果這樣還是不行，就用手機直接打給廠商或消防單位求救。

□在其他地方

如在海岸，因為**可能會發生海嘯**，所以要立刻遠離海邊，前往高處避難。如在山上，則要小心**懸崖掉落的落石和河川附近的土石流**，盡可能往平地移動。而若是在學校或辦公室、購物中心等公共場所平安度過主震，就依循引導前去避難。

□在開車

應馬上打開危險警示燈，停靠於道路左側（註1）。然後收聽廣播，了解地震規模和災情等資訊，再判斷是否能繼續行駛。如不得已停靠於禁止通行區或緊急通行道（註2）上，**應留下車鑰匙、不要鎖上車門**，直接前去避難。

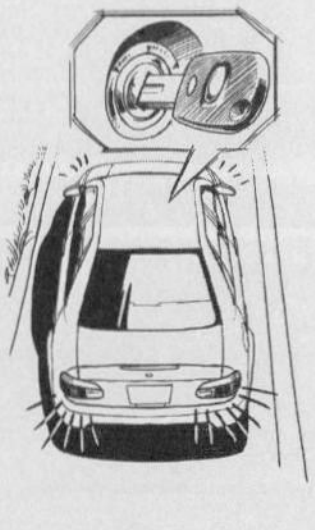

註1：台灣、美國等左駕國家則靠右停下。
註2：日本專門提供特定車輛行駛的線道。

□在地下街

地震後的地下街最恐怖的，便是**恐慌的群眾和火災**。就算停電了，緊急照明裝置仍會運作，所以應該保持冷靜、採取行動。發生火災的情況，如火勢不大的話應齊心協力盡快撲滅；如要逃生則應用手帕遮住口鼻，扶著牆面前進！

□在電扶梯上

由於電扶梯在地震時可能會**突然停止，使人摔落或骨牌式跌倒**，所以應該立即抓穩扶手。平時也應養成隨時抓著扶手的習慣。而避難時務必走樓梯！

□在公車上

雖然靜止和行進間的狀況會有所不同，但因為公車裝有懸吊裝置，故搖晃的情形會比電車強烈得多。即便司機緊急停下，也不要立刻衝下車去，否則可能會被**失控的車輛**或**掉落物**撞傷。應依循駕駛員的指示採取避難行動。

□在電車或地下鐵上

電車或地下鐵在感應到地震的強烈搖晃時，會自動或手動**緊急停止**。如剛好坐在座位上，應立即壓低身體護住頭部；站立者則應抓好吊環或扶手，雙腳盡可能站穩腳步。即使身在地下鐵也會有緊急照明燈，所以就算停止搖晃也不要擅自下車，應**遵循站務員的指示**。否則可能會誤觸隧道內的高壓電線，或被其他班車捲入輪下。然而，如果看到煙霧，感覺可能發生火災的話，應自行判斷情況採取行動。

為了活下去，必須採取的下一步行動①

□獲得正確的資訊

災難期間蒐集情報最好的工具就是收音機。因為即使停電了，也能用電池維持長時間運作。在「東日本大地震」的時候，地方AM和FM廣播電台便提供了不少災情和避難所的資訊，以及水糧的發配等各種詳細情報。如果沒有收音機的話，也可以透過網路收聽提供了日本全國廣播電台的「RADIKO（radiko.jp）」。

此外智慧型手機和電腦可用的「Twitter」或「Skype」等功能也很有用。因為這些通訊工具使用的是網路而非電話線路，所以不會有忙線的問題。

但無論採用何種方法，**遇到災難時最重要的就是「確保電源」**。所以平時就要事先準備好才行！

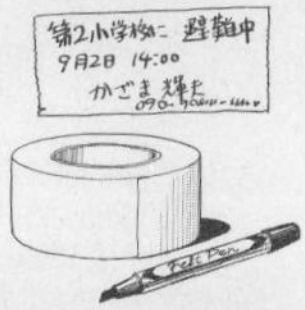

為了活下去，必須採取的下一步行動②

□離家時應做的事

準備好要帶走的東西

離開時應攜帶「緊急背包」和行動電話等常備用具。為了需要時可馬上準備好，**平日便應採買好「緊急背包」要裝的東西。**

「緊急背包」的內容物：貴重品、藥物（痼疾用藥等）、緊急糧食、水、火柴或打火機、內衣和當季衣物、毛巾、棉布手套、衛生紙、濕紙巾、口罩、保鮮膜、湯匙或叉子或筷子、剪刀、封箱膠帶、油性筆、筆記本、收音機、電池或手動式充電器、手電筒、室內鞋、雨衣、大方巾、垃圾袋。以上為基本必須物，其他可視個人需求加入。

留下訊息報平安

用油性筆寫下「避難地點、日期、姓名」，貼在自家的門上即可。如有白色的封箱膠帶，可直接寫在上面然後貼在門上。

關掉電源總開關

離開家裡時一定要記得關閉總電源開關。天然氣管線在地震發生時會自動開啟安全裝置，關閉線路。但大災難時瓦斯外洩的可能性依然很高，所以地震停止後絕對不可以用火。大地震後的火災，大多都是因瓦斯爆炸或電線走火而起。

確認家人安危的方法

災難用留言號碼・171

操作方法詳見P184！

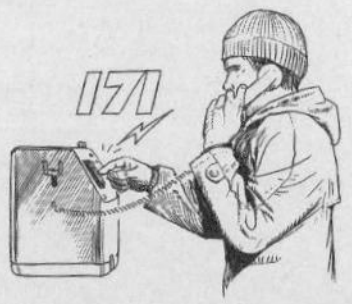

J-anpi

只要輸入電話號碼或姓名，便可在網路上統一查詢各電信公司的「災難留言板」，或新聞媒體、企業團體提供的情報。

災難用留言板

大規模災難時，可用行動電話或智慧型手機確認安危的留言服務。不同電信公司的使用方法有所差異，可利用閒暇時間預先確認一遍。

● 為了活下去，必須採取的下一步行動③

□ 至安全的場所避難

尋找避難所

災難期間，一定要確認市政府或區公所的公告，了解自己可以前往何處避難。**都市區域可能會發生避難所無法容納所有人的情況，**所以必須做好自力維生至少一星期的準備。加上避難所的食物分配只限該避難所內的居民。故必須做好跟左鄰右舍認識的人同心協力，一起求生的覺悟。

萬一不得不徒步走回家的話

在避難指示完全解除前不可移動，應待在原地繼續避難。

另外電視上雖然不常報導，但大地震後其實經常發生竊盜和強盜等犯罪……。不得不走路回家的時候，應先做好心理準備再行動。帶好飲水和緊急口糧，並換上運動鞋。**基於安全上的考量，只可以在白天移動，且絕對不能走入人煙稀少的地段。**要是所需路程有好幾天以上，務須在天黑前尋找附近的避難所，在那裡借宿。並利用收音機接收最新訊息，一邊避開危險的地段一邊回家。

小傷口也會使人喪失行動能力

腳底的水泡或手指割傷等平時不起眼的小傷，如果因為疏於治療而惡化的話，將會限制你的行動能力，並可能在災難時成為致命的原因。此外，災難剛發生後，很容易遇到滿地玻璃碎片或瓦礫的地段。通過這些地段時，應該穿上厚底的登山鞋等鞋類。還有，整理場地時也要戴上兩層手套，以防被玻璃碎片割傷。

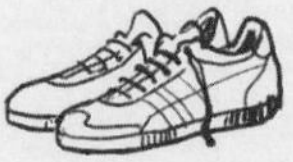

小心沒有根據的謠言

以前，在關東大地震發生後，曾經因為一起謠言而發生了謀殺案……。即使沒有演變成重大事件，當災難發生後，大批民眾為了確保水糧而湧進避難所時，即便是一點流言蜚語也可能會引發案件。請各位牢記在心。由受災者的心理狀態都不太穩定，較容易因為一點小事就引發衝突。所以我們應該對活下來這件事抱持感恩的心，跟有幸相聚在一起的人們好好溝通，努力振作精神，積極地活下去！

為海嘯做好準備！

□至安全的場所避難

調查自己居住地的海拔高度

最近日本住宅區的電線桿上，開始陸續貼上「此處海拔約9m」的標示。所以希望大家平時都找個時間去確認一下，自己住的地方海拔究竟是幾公尺。同時也希望各位記住，實際海嘯的高度和速度往往超乎我們的常識！

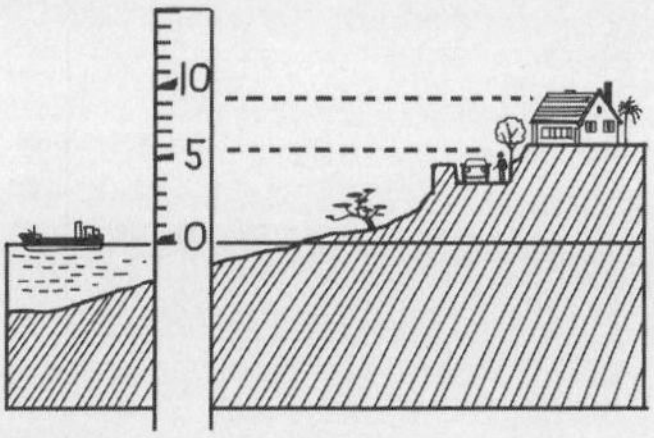

海嘯警戒地圖

請去買一本你的居住地的地方政府發行的「海嘯警戒地圖」吧。透過這本地圖，就能讓全家人都了解當不同規模的海嘯發生時，自己居住地區的水災究竟會有多嚴重。同時也能預先安排逃生路徑。

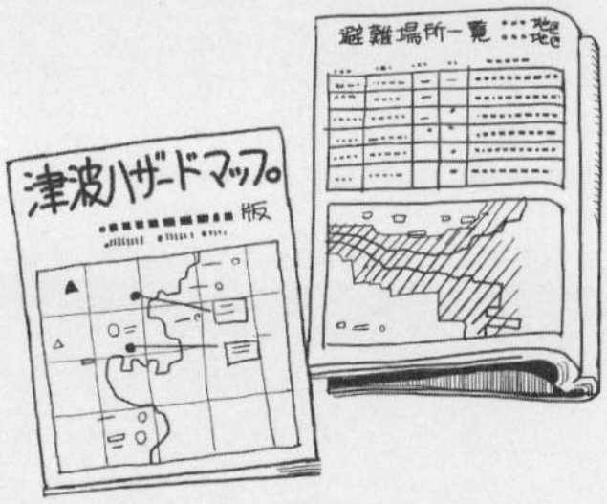

□當避難命令發布時

所謂的避難命令，就是在氣象廳會發布警報後，由地方政府下達，向民眾傳達危險並敦促避難的行政命令。一旦收到命令，應立即前往高處避難；此外一如下文所述，由於地震之後海嘯常常緊接而來，因此地震停止後便應馬上行動！

地震發生時，請各位一定要做好「地震＝海嘯」的心理準備，盡速採取避難行動。日本的三陸地方自古便經常受到海嘯侵襲，因此有句「海嘯來臨各自飛」的俗語。意指海嘯來的時候，父母不要管小孩子，小孩子也不要找父母，應該頭也不回地各自逃難。

所以地震發生後，應該馬上逃往高地躲避。在東日本大地震中，短短一秒的判斷便可決定生死，一點也不誇張。

此外，即使是都會區，在海嘯來臨時也可能大淹水。尤其是在地下街或地下鐵遇上地震的話，一定要考慮到海嘯的可能性。

還有，山上的水庫也可能因地震而潰堤，如海嘯般淹沒下游的聚落。所以一定要從平時就留意自己周遭的危險源，並保持警覺才行！

「颱風・集中豪雨」時的求生技巧

近年，全球的氣候都在發生變遷。有些地方豪雨不斷、水患成災；而有些地方卻熱風不息、久旱不雨，連湖泊都幾乎要蒸發成沙漠……。

而日本也是，近年颱風常生成於日本的鄰近海域，並以驚人的強度登陸。不僅路徑跟過去大相逕庭，降雨也集中在特定的區域，在短時間內降下超過原本一整年的雨量，導致河水氾濫，造成多起過去未曾有過的災難。

想要將災情降至最低，首先必須了解颱風和集中豪雨的原理和成因。而颱風的災情因路徑而異。通常，生成於日本南方海域的颱風，會以逆時針方向旋轉，並朝台灣或菲律賓方向移動，然後在西風帶的影響下轉向日本。而愈靠近自轉方向和行進方向重疊的颱風右側，受災情況也就愈嚴重。同時因為風雨的中心一般是颱風行徑方向稍前的位置，所以最嚴重的災情會發生於颱風來臨前夕。此外，颱風離去後，幾小時內仍會帶來強烈的風勢，必須留意。

而集中豪雨通常是因數個積雨雲連續通過上空而造成。多發生於地表和上空溫差較大的夏季。平日應利用電視、收音機、或網路多留意最新的天氣預報，依自己目前的所在地點準備避難。要是反應太慢的話，可是會丟掉小命的喔！

這些地方很危險！

□河川・溝渠邊

每年的豪雨和颱風時，都能在新聞上看到發生在水溝或農業渠道旁的死亡意外。颱風或豪雨來臨時，**無論多麼小的小河或水溝，都不可以靠近**。同時，在淹水的地方，就算路面上的水溝蓋或人口蓋被沖開，也沒辦法看出來，所以絕對不能隨便通過淹水的地方。

□海岸

在颱風的中心部，海浪最高可以達到10公尺以上。同時，在被颱風或強烈低氣壓的地區，由於氣壓急速下降，海水會被捲起，再**加上強風影響，海面會異常地升高，務必注意**。所以當颱風或低氣壓接近時，絕對不可以靠近海邊或防波堤！

□容易淹水的道路

立體交叉的馬路或鐵路路段的凹下區域或地下道，在結構上特別容易淹水。一旦發生短時間且局部性的豪雨，降雨量超過排水能力，就會發生淹水。所以在開車時遇到此類天氣，**絕對不要駛入地下道**。萬一被水淹沒的話，應立即打開車門逃生！

守護自家！

□防止淹水

家中最容易淹水的地方，就是**正門和廚房的後門。還有，浴室的排水口也可能發生泥水倒灌**。這種時候，可以用兩層垃圾袋裝水綁緊，代替「沙包」放在各個區域，防止雨水灌入。

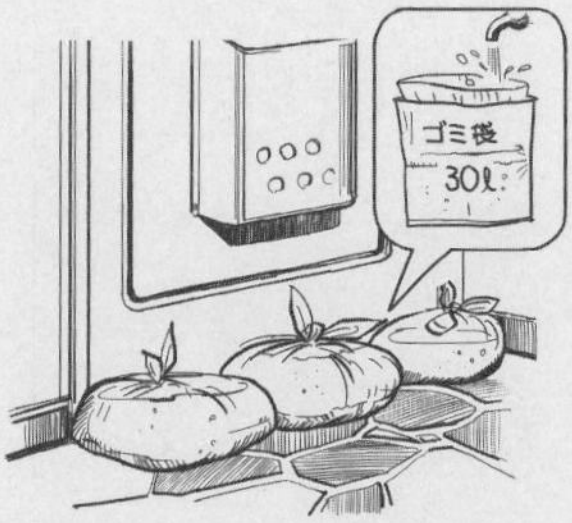

□如住家為有地下或半地下的入口

一旦淹水深達20㎝，大門就會無法打開，請各位記住。所以豪雨時千萬不可前往地下室！

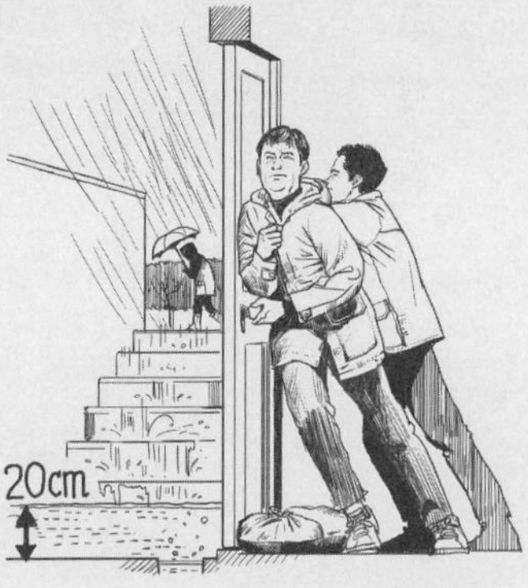

氣象預報說的「每小時雨量10～20㎜」究竟是多少雨？

每小時雨量 10～20mm	每小時雨量 20～30mm	每小時雨量 30～50mm	每小時雨量 50～80mm
雨聲嘈雜惱人的雨勢。	傾盆大雨。	俗話說「像是用倒的」的大豪雨。	宛如瀑布般的超級大雨。

『土砂災害』時的求生技巧

所謂的土砂災害，指的是因地震或大雨引起的山崩、地層滑動、土石流，以及火山爆發造成的熔岩流、火山碎屑流、火山泥流等會威脅生命財產安全的自然災害。

在高山林立，且地震颱風等自然災害頻仍的日本，由於地形和氣候的因素，很容易發生土砂災害。根據2015年政府公布的報告，日本全國可能發生土砂災害的高風險區約有53萬處。換言之，很遺憾地，日本全土都有可能遇到土砂災害。

想保護自己免於土砂災害的威脅，應落實以下三個重點：

1. 確認自己居住的地方是否屬於『土砂災害風險區』。相關資料可上國土交通省防災部官網查詢。

2. 下雨時，應留意各都道府縣和氣象廳共同發布的『土砂災害警戒資訊』。除電視新聞和收音機廣播的報導外，亦可上氣象廳的網站確認。

3. 一旦政府發布『土砂災害警戒資訊』，應立即按指示前往最近的避難所或安全場所避難。無法前往避難地點時，便就近尋找堅固建築物，至二樓以上的樓層躲避。若找不到安全的建築，就移動到離山崖最遠的房間或二樓避難。

若發生以下徵兆就要「馬上避難！」

□地層滑動

因地下水和重力的影響，部分或整塊地層慢慢順著斜面滑動的現象。由於移動的土地體積十分龐大，災情也會相當嚴重。
雖然有時也會發生在下大雨的時候，但最不能大意的卻是大雨結束那幾天。**如收到避難通知或出現走山的前兆，應立即前去避難。**

〈主要的前兆〉

- 地面龜裂、塌陷
- 山崖或山坡有水噴出
- 樹木傾斜
- 出現地鳴或山鳴
- 山坡出現龜裂或斷裂
- 水井或河水變得混濁

□山崩

山坡接近地表的表層部分，因雨水滲透或地震而鬆動，突然崩落的現象。
前兆發生至開始崩塌的時間很短，故出現徵兆後應馬上逃離。此外也要事前調查危險的地段，並時時留意有無山崩的徵兆。
如收到避難通知或發現徵兆，就立刻去避難。尤其梅雨季和颱風、豪雨時更要注意！

〈主要的前兆〉

- 山崖或山坡出現龜裂
- 小石頭從山上滾落
- 出現地鳴或「咚──咚──」的噪音
- 山崖或山坡湧出濁水
- 山泉突然停止或變濁

□土石流

因長時間的降雨或集中豪雨，使得山腰或山麓的土砂和石頭一口氣流向低處的現象。在日本又叫「山海嘯」或「鐵砲水」，**行進速度就跟汽車一樣快，可以一瞬間毀滅住家和農田。**如收到避難通知或出現前兆，就要立即避難！

〈主要的前兆〉

- 山鳴
- 大雨不停，河川的水位卻反而下降
- 河水突然變濁，且混雜漂流木
- 泥土發出發霉、生鏽的怪味
- 聽到木頭斷裂或石頭碰撞的聲音

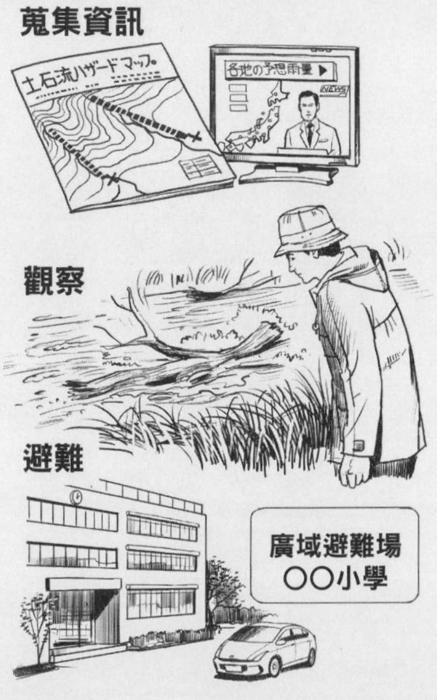

「落雷」時的求生技巧

落雷的電壓為2００萬～10億伏特，電流高達1０００～20萬安培，有時甚至有50萬安培。如此龐大的電壓和電流，不僅會造成人員死傷，還能破壞建築物或機器。

故請各位記住落雷的以下性質：

當大氣不安定，出現局部性的上升氣流時，便會產生積雨雲（雷雲）。如果積雨雲看起來漆黑厚重，就有打雷的危險。

如天空傳來「轟隆轟隆」的雷聲，代表即將打雷。

打雷通常發生於大雨前夕。

直到雷雲完全消散前，仍有落雷的可能。

萬一在戶外遇到打雷，即使下雨也不可撐傘。如身上帶著釣竿或高爾夫球桿等長條物體，不論何種材質皆應平放到地上。壓低姿勢時，某些情況下不可直接匍匐或躺在地上，應縮短兩腳間距蹲下來，用手摀住耳朵。如果把手腳張得太開，落雷擊中地面時，電流可能也會通過身體，使身體受傷。此外，身上的金屬製品可以不用丟掉。比起急著丟掉金屬製物，更重要的是盡快前往安全的地方躲避。如果預定要前往野外的話，別忘了預先確認氣象預報！

如果在以下場所遇到打雷！

□山頂或山脊、海上、平原等開闊場所

非常危險的場所，如果感覺快要打雷的話，應立即前去避難！
萬一運氣不好，在這些地方遇到打雷時，應立刻趴下或兩腳併攏蹲下，用手指塞住兩耳，等待雷雲過去。然而，這樣仍不保證絕對安全！

□樹林或森林中

遠離5～30m高的樹木4m以上。以45度角仰望可剛好看見樹頂的角度，遠離4公尺以上，兩腳併攏蹲下，用手指摀住耳朵，等待雷雲通過。
在樹林或森林中時，樹木稀疏的地方是最危險的。不只是主幹，也應遠離樹枝或葉子，然後用前述姿勢避難。同時記得高度低於5公尺的物體無法提供任何保護區域（不易遭到雷擊的區域）。

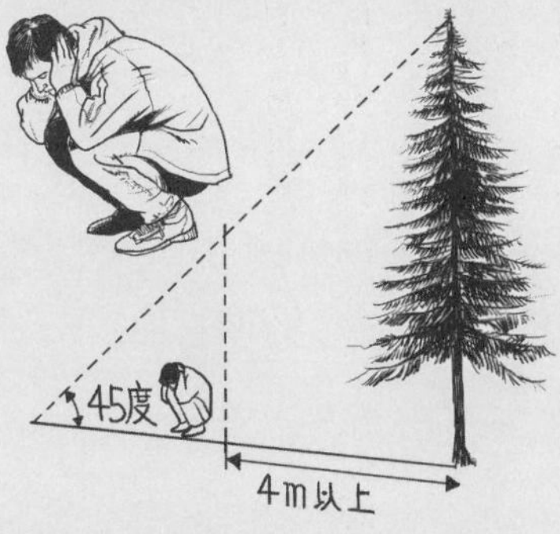

□在帳篷或遮陽傘下的時候

桿狀物被擊中的機率很高，比在平地蹲下來時還要危險。如果感覺快要打雷的話，應立即躲避！

□在家中的時候

如住家是鋼筋水泥建築或獨棟建築則不用擔心。然而必須遠離連接屋外天線的電視機，或是插在插座上的電器、電話2m以上，以及柱子、牆壁、天花板、瓦斯開關、水龍頭1m以上。

□在街上的時候

不只是樹木，應遠離所有5～30m的建築物或電線杆、煙囪等物體4m以上的距離。並記得高度5m以下的物體沒有保護能力。**應立即進入鋼筋水泥建築中躲避！**

□待在安全的汽車、公車、電車、飛機中時

遇到落雷的時候，應關上窗戶，**不要碰觸車體、把手、和電器相關的裝置。**把手放在膝蓋上即可。

氣象廳『落雷即時預報』

氣象廳官網提供的網站，可以1平方公里為單位分析落雷的頻率和機率，並預測未來1小時內資訊的系統。由於每10分鐘就更新一次，對於計畫接下來的行動很有幫助！

http://www.jma.go.jp/jp/radnowc/

「龍捲風」時的求生技巧

龍捲風屬於「突風」（突然吹起的強風）的一種，雖然規模較小、壽命較短，卻具有十分強大的威力。龍捲風乃是一種快速旋轉的氣流，會拖著巨大的積雨雲以漏斗狀垂落，在陸地上捲起大量沙塵，或在海上捲起巨大水柱。氣旋的直徑可從數十公尺到數百公尺，時速超越100km，瞬間最大風速可達30～100m。

龍捲風形成的機制，我們目前仍不清楚。然而，一般認為有以下幾種成因：

・在寒流前緣，強烈的冷空氣和暖空氣接觸，大氣不安定時產生。

（地表和上空5500m附近的溫差若達到40度以上，便會發生雷雨、冰雹或龍捲風）

・颱風或強力低氣壓造成大氣不安定時。

（此時上空的冷空氣會快速穿過積雨雲降下地面，形成所謂的「下擊暴流」，產生爆發性的強風）

說到龍捲風，一般人大都是在電視新聞或美國電影中才會看到。然而日本各地其實全年都會發生突風和龍捲風。尤其是9～10月間最常出現。其中尤以黑潮流經的東岸太平洋側居多。

容易出現龍捲風的狀況

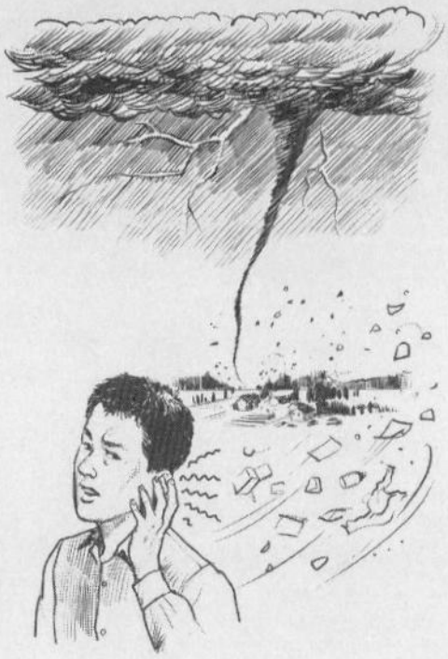

容易產生龍捲風或突風的積雨雲接近時，會出現以下幾種徵兆。

- 雲層突然由白轉黑
- 黑雲靠近，周圍突然變暗
- 出現閃電或雷鳴
- 突然吹起冷風
- 天空下起大粒的雨滴或冰雹

此外，許多人表示他們在龍捲風接近時看見了以下現象。

- 雲層底部垂下漏斗狀的雲
- 沙塵或垃圾以圓筒狀飛上天空
- 可能是因為氣壓變化導致耳朵不適
- 天空傳來比平常異常強烈的風聲

龍捲風和突風可能出現在日本任何地方。除了注意氣象預報外，也要不時留意一下天空，用自己的感官保護自己！

從龍捲風下保護自己的具體方法

發現龍捲風接近時，可用以下方法防身！

如身在屋外

- 盡快躲入堅固的建築物內，拉下鐵捲門和門窗，盡可能縮起身體。
- 若附近沒有堅固的建築，就躲到凹地或水溝內趴下，用手保護頭部，縮緊身體。
- 躲在倉庫、車庫、或組合屋內並不安全！
- 電線杆或大型樹木有傾倒的危險，絕對不可靠近！

如身在屋內

- 關起鐵捲門、窗戶、窗簾，移動至一樓沒有窗戶的房間，躲到堅固的書桌或茶几底下，縮小身體護住頭部。

氣象廳『龍捲風發生率即時預報』

日本氣象廳設有『龍捲風注意情報』網頁，會發布龍捲風和突風相關的氣象資訊。此外還有『龍捲風發生率即時預報』，詳細列出了易發生龍捲風等強烈突風的地區，以及未來一小時的即時預報。希望可供各位參考。

http://www.jma.go.jp/jp/radnowc/

『火山爆發』時的求生技巧

只佔世界陸地面積約0．25%的日本，卻擁有全球約7%的火山。

而仔細看看日本的火山，根據「火山噴火預知連絡會」對『活火山』的定義『大約過去一萬年內曾經爆發的火山和目前存在活躍噴氣活動的火山』，日本全國約有110座『活火山』（參照P239）。其中活動力特別高的活火山為「等級A」，活動力高的火山屬於「等級B」，而活動力較低的活火山則歸類為「等級C」。

「等級A」的活火山有十勝岳、樽前山、有珠山、北海道駒岳、淺間山、伊豆大島、三宅島、伊豆鳥島、阿蘇山、雲仙岳、櫻島、薩摩硫磺島、諏訪之瀨島等13座火山。而「等級B」的則有富士山在內等36座，「等級C」有大雪山等同樣36座火山。此外，火山活動頻繁的十勝岳、雄阿寒岳、樽前山、有珠山、北海道駒岳、吾妻山、安達太良山、磐梯山、那須岳、草津白根山、淺間山、伊豆東部火山群、伊豆大島、三宅島、御嶽山、九重山、阿蘇山、雲仙岳、櫻島等，更被氣象廳指定為「常時觀測火山」，受到24小時全天候監測。這些知識，你以前有聽說過嗎……。

自2011年的東日本大地震後，全日本的火山都變得愈來愈活躍。一旦噴發的話，受災範圍將非常廣泛，而且會產生十分長期的影響。日本可說是「火山列島」和「地震列島」。我們必須牢記這點，並努力活下去！

利用『防災地圖』未雨綢繆

火山爆發就跟地震一樣，無法預知確切的時間。因此也有可能毫無預警地爆發。所以住在火山周邊的人們，除了依靠町或市等地方自治體的防災體系外，自己平日也應做好火山對策才行。

境內存在活火山的市町和防災單位，大多都會製作該區的「防災地圖」，最好索取一份。地圖上會記載火山爆發時，熔岩流、火山碎屑流、火山泥流、火山灰可能經過或覆蓋的危險區域。拿到防災地圖後，應參考地圖上的資訊，與家人一同計畫「避難路線」和「危難時的聯絡方式」。此外，除了地震用的緊急背包，還要準備火山爆發時所需的**安全帽、護目鏡、以及口罩**。總而言之，保護頭部、眼睛、和口鼻不被火山噴發物傷到就對了！

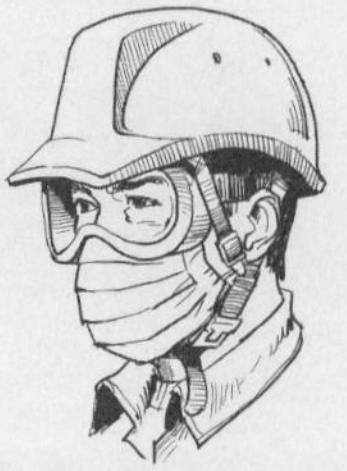

當『噴發警報』發布時！

氣象廳24小時監控著「常時觀測火山」。當這些火山開始活動或其他火山出現變化，可能對居住區或火山口、火山周邊造成危害時，氣象廳便會發布「噴發警報」或「噴發預報」。一旦發布避難命令，就要依循指示迅速採取行動。此外，氣象廳的網站上隨時都查得到火山活動的狀況和資訊，最好定時上去關心！

火山爆發時的行動！

□當地方政府發布避難通知或命令時

關閉家中的總電源和瓦斯管線，鎖好門窗，朝避難地點移動。攜帶的物品以緊急背包為主。考慮到避難時間可能會很長，除了銀行存簿、印鑑、健保卡之外，最好把貴重物品也帶走。出門時戴好安全帽、護目鏡、和口罩，並穿著長袖上衣、長褲、和耐用的襪子，盡量不要露出肌膚。還有不要忘了在玄關貼上寫有避難地點或聯絡方式的卡片！

□當沒有任何「噴發警報」就突然爆發時

如果噴發地點就在附近，應當機立斷採取行動，否則很可能會被捲入火山碎屑流中。逃離時盡量避開防災地圖上標示的火山噴發物預測路徑，前往海拔較高的地方。同時盡可能朝上風處移動。來得及的話，最好戴上安全帽、護目鏡、和口罩，並穿著長袖上衣、長褲、和耐用的襪子，盡量不要露出肌膚；但首要任務仍以逃命為先！

『火災』時的求生技巧

檢視火災發生的主要原因，9．3％為「香菸」、8％為「瓦斯爐」、6．7％為「篝火」，而比例最多的則是「人為縱火」。包含「疑似縱火」的案件在內，比例高達18．4％（平成26年度日本消防廳統計）。從數據中可見，日常生活中的火災大多是直接性的原因所造成。然而當地震等大災難發生時，包含爆炸在內的直接性火災雖然也令人憂心，可是真正的問題卻是「間接性」的火災。

無論1995年（平成7年）1月17日發生的『阪神・淡路大地震』，或是2011年（平成23年）3月11日的『東日本大地震』，都因為地震後的「間接性火災」造成不小的災情。而間接性火災發生的其中一個原因，就是恢復供電後的「通電火災」。當中不少案例都是魚缸翻倒後，裡面的控溫器掉出來，在電力恢復後點燃了周圍的家具。

此外，「間接性火災」嚴重的時候甚至會引發「火龍捲」。「火龍捲」是火災規模太大時產生的龍捲風現象，其猛烈的熱風會使周圍的房屋也跟著起火。同時「火龍捲」產生的龍捲風狀的上升氣流，會把火星帶到更遠的地方，引起新的火災。未來，當你在都會區遇到大地震，需要逃難的時候，請先想想「火龍捲」的可怕後再採取行動。當因地震而準備前往他處避難時，務必關閉家中總電源，並在平日就養成預防火災發生的習慣！

發現失火的時候！

如果現場還有其他人，便按照右邊❶❷❸的步驟行動。如火勢不大，可直接跳過❶❷，進行「初期滅火」。但若發現火勢難以控制，便應以「逃命」為第一優先。生命才是最重要的！

❶ 大聲呼叫「失火啦！」
⇒ 告訴旁邊的人或第三者「失火」
如果一時之間喊不出「失火啦！」，那就隨便高聲大叫點什麼吧！

❷ 撥打119
⇒ 清楚告知消防隊失火處的地址。並讓對方知道現場是否有人來不及逃生。

❸ 嘗試初期滅火

【『初期滅火』的方法】

現場有滅火器的話

1.拉起插鞘。

2.拉起皮管對準火源

3.用力壓下把手

火勢不大的話，可以用礦泉水、牛奶、或水槽裡的水救火。或是用身上的衣物拍打火源、阻隔空氣，有時也能滅火。

如果是瓦斯爐上的炸鍋或煤油暖爐起火，且附近沒有滅火用具的話，就用浴巾、上衣、或外套沾水，輕輕蓋在火源上，阻隔空氣。如果一下子潑水的話，火焰可能四處飛濺，讓火勢變得更難收拾。

如果在以下場所遇到火災！

□百貨公司、超市、地下街 地下街

此類火災的特徵是可燃物很多，故火勢蔓延的速度很快；同時還會產生大量濃煙，難以判斷逃生路線；如果再加上大批人潮驚慌亂竄……不僅逃生難度極高，災情也往往十分嚴重。在這些地點遇到火災時，應依循店員的指示，立即前去避難。如果被困在大量的濃煙中，由於距離地面20～30cm的空氣相對乾淨，應跪下來貼著地面，一邊呼吸乾淨空氣一邊爬行前進（若有手帕的話，可沾濕後掩住口鼻）。因為地面處的煙霧較稀，所以也比較有機會看見遠方的逃生口。要是不曉得逃生口在哪裡，就朝冷空氣飄來的方向移動。因為火焰需要新鮮的空氣才能燃燒，故新鮮空氣會朝火源的方向流動。所以往反方向逃跑就對了。

□公寓大樓

自家失火的時候，第一件事應大聲通知左鄰右舍。如果火勢已無法撲滅，就立刻關上窗戶、切掉排風扇、並逃離屋內緊閉大門，阻斷空氣。離開時記得不要上鎖。若是自家以外的地方失火，由於火星可能會點燃晾在陽台的衣物或窗簾，逃難前記得先收起來。萬一來不及逃生，且無法平行或向下移動時，就改往屋頂前進。要是已經逃不出房間，就到窗邊或陽台上揮舞顯眼的物品求救！

□森林

森林或山岳地帶的火災，基本上會從山下往山上延燒。此外，由於火星會以骨牌效應一個一個點燃周圍的樹木，所以被困在火場的可能性很高，逃難時應隨時注意火勢和風向。如看得見黑煙，應朝黑煙的反方向逃離。若黑煙來自正下方就往左右跑，然後再朝煙霧較薄的山坡下逃生。

面對『輻射汙染』時的求生技巧

核能發電廠發生爆炸事故的話，將會釋放大量的放射性物質到空氣中。那些放射性物質會隨風飛散，如花粉般飄到空中，然後從上空降下；因此盡量遠離事故現場非常重要。而如果身在事故現場附近，又無法逃到遠方，就進入屋內（最好是水泥建築）躲避。然後用膠帶封死窗戶和出入口的縫隙，關閉排風扇，盡量不讓放射性物質進入。從戶外回家時，也要記得換下所有衣物，盡快淋浴。

即使已經遠離事故現場，放射性物質還是有可能混在雨滴中降落地表，所以要避免被雨淋到。此外，萬一吸入放射性的微粒，或是吃到被輻射汙染的水糧，放射性物質會從體內釋放輻射線，形成「體內輻射曝露」。「體內曝露」的傷害比體外曝露更大，而且影響時間更長，故請務必小心。同時也要隨時留意各機關公布的各區輻射觀測資料，查清楚自己居住地的汙染狀況。

最後，還要小心謠言和假情報，不要陷入恐慌。應對輻射汙染時，正確的基礎知識是最重要的！

●「輻射外漏事故」發生時的當務之急是？

發生意外的時候

- **關閉家中門窗，進入屋內。**
- **用塑膠袋罩住窗戶，以膠帶固定**
- **關掉冷氣、排風扇，並罩上塑膠袋，不讓外面的空氣進入。**
- **所有門窗縫隙也要塞起。**
- **冬天時不要使用必須換氣的暖氣家電。**

※如收到「進屋躲避」的警報，就採取上述行動。但若收到「避難命令」的話，應依循地方機關的指引迅速逃難。

水和糧食的儲備？

即使沒有被指定為需要避難的地區，一旦可能有放射線物質飄散的疑慮，直到完全確認沒有被汙染前，都不可以飲用當地的井水或泉水。自家種的果菜也一樣。

即使離事故現場很遙遠也要注意！

放射線物質會隨風飄到遠方，即便遠離事故現場，照樣要採取上述措施。很多俗稱「熱區（Hotspot）」的高汙染低區都是零星分布在遠離事發現場的位置，一定要留意！

服用碘劑

核電事故的初期會釋放出「放射性的碘131」。如果進入人體被甲狀腺吸收，很可能導致癌症。為了不使甲狀腺吸收碘131，就必須在放射性物質擴散前服用沒有放射性的碘劑。但因為碘劑有副作用，所以絕對不能自己一個人亂吃。應該遵循行政機關的指示服用。

簡易防護

若無法取得正規的「供氣式面罩」或「空氣過濾面罩」，**就在口罩內墊一層沾水紗布。**沒有口罩的話，則用濕毛巾摀住口鼻。

不得不外出的時候？

外出時要穿上雨衣等裝備，盡可能避免肌膚外露，然後再戴上墊有溼紗布的口罩。回家後則應立即漱口、洗手、淋浴，去除身上的汙染物質。換下的上衣要放入塑膠袋內，不要帶入房間。**事故剛發生的那陣子，應避免在雨天外出。**

□輻射線對人體的影響

【短時間輻射曝露時「不同曝射量對人體的影響」】

50,000mSv	全身器官衰竭，48小時內死亡
10,000mSv	意識昏迷
5,000mSv	下痢或出血，暫時性落髮
1,000mSv	淋巴球減少
400mSv	※福島第一核電廠內檢測到頭一小時的輻射量（2011年3月15日上午）
150mSv	輕度身體不適

※mSv=毫西弗
※μSv=微西弗

□日本規定的安全曝射量

根據國際輻射防護委員會（ICRP）的建議量，日本規定全年曝射量1mSv以下為「對健康沒有危害的等級」。但對發育中細胞正活躍的兒童、嬰兒或孕婦而言，可能標準還要再更高一些。

【日本依國際輻射防護委員會（ICRP）之建議所規定的安全曝射量】

- 一般人 1mSv／年
- 因工作必須接觸放射性同位素的人 50mSv／年：100mSv／5年

 ※1Sv＝1,000mSv＝1,000.000μSv　1mSv＝1.000μSv

『傳染病流行』時的求生技巧

傳染病指的是存在於空氣、水、土壤、以及人類在內的動物體內的病原性微生物進入人體而引發的疾病。而會引發傳染病的微生物稱為病原體，諸如細菌、病毒、黴菌等皆是。還有像蛔蟲和蟯蟲等寄生蟲造成的疾病也屬於傳染病。

最代表性的傳染病當屬流行性感冒。其他像是禽流感、破傷風、結核病、日本腦炎、風疹、登革熱、MERS（中東呼吸道症候群）、伊波拉、HIV（愛滋病）、諾羅病毒、手足口病等也是傳染病。

傳染病的源頭可能來自帶原者、動物、昆蟲、或被病原體汙染的食品或物體。主要的感染途徑有三種：一是透過手、門把、電源開關、含有病原體的汙染物、排泄物、嘔吐物等，直接或間接從嘴巴進入人體的「接觸性傳染」。此類傳染病以諾羅病毒和愛滋病為代表，此外像瘧疾也是經由動物傳播的接觸性傳染病。第二種是透過唾沫傳遞的「飛沫傳染」，以流行性感冒為代表。最後一種則是「空氣傳染」，代表性的疾病為肺結核。還有諾羅病毒也會經由空氣傳染。

由於全球暖化和氣候變遷，很多地方開始出現從前沒有的傳染病。而在不久的將來，爆發威脅全人類存在的全球性瘟疫的可能性愈來愈高。萬一真的爆發瘟疫時，切記不要恐慌，應依循地方機關的指示行動。但同時也應做好長時間禁止外出的準備，在平日就儲備一個月左右的水糧！

代表性的傳染病

禽流感

禽流感（H5N1等病毒）會藉由接觸病鳥的排泄物或屍體傳染。目前在日本尚未發現感染者。嚴重時會出現發燒、呼吸困難、下痢、多重器官衰竭等症狀，最後甚至死亡。

登革熱

受到全球暖化的影響，2014年8月日本國內已出現確診病例。登革熱只會透過病蚊傳染，不會透過人際傳染。被病蚊叮咬後3～7天內如出現高燒、頭痛、眼痛、關節痛等症狀的話，應盡速就醫。

諾羅病毒

以冬季為主要流行期，好發於秋季至春季的傳染性腸胃炎病毒。感染的原因通常是吃到被諾羅病毒汙染的食物。但因為這種病毒的傳染性很強，只要稍微接觸到感染者的糞便或嘔吐物，甚至殘留在感染者摸過物體上的少許病毒，就會被傳染。此外也有感染者的嘔吐物乾掉後，碎屑飄散到空氣中造成感染的案例。潛伏期為24～48小時。一旦出現疑似感染的症狀，就要立即就醫！

日本腦炎

由日本腦炎病毒引發的疾病。藉由蚊子傳染，病發時會出現突然的高燒、頭痛、嘔吐等症狀，甚至造成意識昏迷或麻痺等神經系統的障礙。嚴重時還會留下後遺症或致死。可接種疫苗來預防。

MERS（中東呼吸器症候群）

2012年9月開始，在中東地區廣範圍發生的嚴重呼吸道傳染病。一般認為傳染源為單峰駱駝，但與感染者親密接觸也會遭到傳染。目前沒有特別有效的治療方法或疫苗，且感染後病情有可能十分嚴重，**如從疫區回來後14天內出現發燒或呼吸困難等症狀，應立即聯絡最近的衛生所。**

伊波拉出血熱

在西非蔓延的病毒性傳染病。感染後消化器官和鼻子會劇烈出血，且有高達50～80%的死亡率。但只要不接觸到感染者的體液或血液就不會被傳染。**如從疫區回來後一個月內出現發燒症狀，就有被傳染的可能，應立即聯絡衛生所。**

※關於傳染病的相關訊息，『國立感染症研究所官網』和『厚生勞動省官網的「感染症情報」頁面』上，可查到許多有用的情報。（日本）

□ 當家人疑似遭到感染時

包含疑似染病的家人在內，全家都應該戴著口罩防治疫情擴散。如疑似染上嚴重的傳染病，應將患者隔離在一個房間，並固定由同一個人與患者接觸。接觸患者時，應戴著帽子和護目鏡，以及薄型的橡膠手套與廚房用的橡膠手套。同時衣物可能會沾染到病毒，所以每次接觸完病人後皆應換下衣物，放入雙層垃圾袋內，按照地方機關規定的方式丟棄。嘔吐物也比照同樣方式處理。接觸過病人後，應盡量用抗菌肥皂把手洗乾淨。患者碰觸過的東西，也可以用市售的含氯漂白水稀釋後擦拭消毒。獨居者則應盡速聯絡衛生所或其他醫療機關，依照指示行動。

在自家避難時的注意事項

□ 檢查房屋，判斷是否可居住

檢查有無瓦斯外洩或電線外垂的情形，判斷是否能繼續居住。檢查時注意不要使用打火機。同時在地震後留意餘震。檢查時，應在修復工作開始前，用數位相機等工具記錄災損情況，**有助於之後申請「罹災‧受災證明」。**

如住家已難以居住，應選擇前往避難所，或與附近鄰居合力在自宅附近搭建帳篷或小屋，設法維持生活！

□ 確保火和瓦斯

卡式瓦斯爐是非常時期十分有用的工具，被認為是**「非常時期的王道用品」**。除了瓦斯爐外，也別忘了準備瓦斯瓶。**同時記得在災難後用火的時候，一定要到戶外使用**。如果找不到燃料的話，也可以把損壞的家具或房屋的殘骸拿來燒。然後再用石頭堆個爐灶就能煮飯了。

□ 蒐集情報的方法？

通常蒐集災難的相關資訊，都是透過電視或廣播；不過鄰近的避難所也會公布當地的詳細受災資訊。此外，如果收得到當地的FM廣播，也可以利用廣播蒐集情報，上面通常都會提供詳細的資訊。

□ 廁所不能用怎麼辦？

災後生活中最重要的課題就是上廁所。如果忍住不上廁所的話，不僅身體會生病，為了減少排尿而不喝水更會出現脫水症狀，危及生命安全。要是成功活過大災難，結果卻死於沒地方上廁所的話，那可就笑不出來了。請各位參考本書的P164～166，自己打造個廁所吧！

□ 確保水、糧食和日用品

災難期間，救援物資基本上會優先發給住在避難所內的人。如果在自己家中避難，就必須靠自己儲備的物資生活。食物方面可以米為中心進行儲備。在災難發生後，冰箱的冷藏庫可當成儲物箱，而冷凍庫短時間內可用來冷藏食品。儲備時應考慮以上條件選擇食材，並決定調理的順序。而水的部分除了飲用水外，生活用水也是必須的；如果有給水車來到附近，應盡可能多存點水。沒有水桶的話可在紙箱內裝塑膠袋代替。**至於日用品的部分，一定要記得準備衛生紙、垃圾袋、膠帶和手套！**

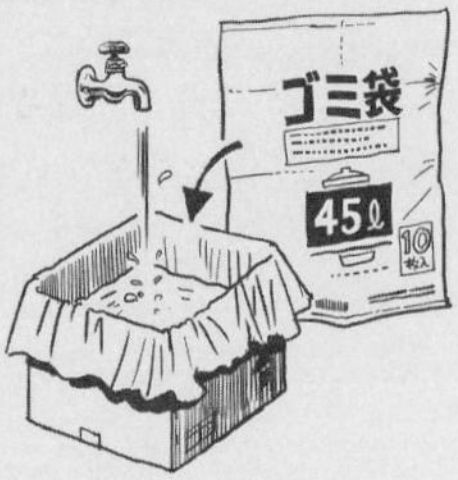

當大都市發生災難時，不見得全部的居民都擠得進避難所。所以住在都會區的人，應該預先設想當都市機能因地震而癱瘓時，如何在自家避難。

屆時，無論是獨棟的住宅還是公寓大樓等集合式住宅，與鄰居互助合作都是非常重要的事。尤其是對獨居的老人而言，沒有旁人的協助可能很難活下來。同時災難期間的犯罪防治也是必須考慮的課題。因為大家都是劫後餘生的同林鳥，所以一起互助求生是非常重要的。

在避難所生活的注意事項

□應該帶走的東西

首先「緊急背包」（參見P⑤）是一定要帶的。但除了緊急背包內的東西外，下列的東西也應該一起帶去避難所。

例如可以當成床墊的東西（比如塑膠布或泡棉墊）、毛毯或膝毯、消毒用酒精、紙杯、紙盤、垃圾袋、水、拖鞋或襪子、目前家中可很快吃完的食物等……其他可視年齡和季節追加，像是能幫助睡眠的用品和感冒藥等等。

□關於水和食物

避難所會配發包含水糧在內的救災物資，但若是同時還有其他大都市災情嚴重，物資可能會無法馬上送來，就算來了可能也不夠所有人使用。為了預防這種情形，**應該先準備好三日分不需烹調的食物和水，帶去避難所。**

□預防犯罪

很遺憾地，即使在避難所也可能出現犯罪問題。此外還會發生許多不需報警的小爭執。在避難所內，為了讓陌生人之間能夠和諧相處，應該選出一名指揮者和各種負責醫療、雜務、和警備工作的人，共同商討預防犯罪的對策。

□確保生活空間和隱私

在避難所生活，最好做好沒有隱私的心理準備。同時在避難者建立起明確的組織分工前，避難所內恐怕會相當混亂。總而言之應遵守互相禮讓的原則，然後選出領導者，分配避難者的專屬空間，並決定負責分配食物和清掃廁所的人。同時還要考慮女性、老人、身障人士、以及受傷者的需求。如果用紙板做出隔間的話，可以稍微建立一點隱私。**總之唯有大家同心協力才能順利度過難關！**

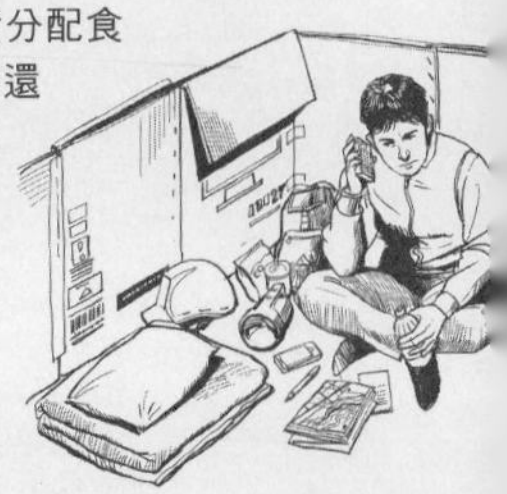

□關於廁所

避難所內的臨時廁所的正確使用方式為：

- 為節省便槽的容量，使用後的衛生紙不要丟入馬桶，應該用垃圾袋裝起來處理。
- 為了有效率地使用便槽的空間，應該每隔一段時間就用耙子攪拌一下便槽。
- 如果是蹲式廁所，可以在馬桶上鋪一層衛生紙，沖水時會更容易沖下去。
- 臨時廁所的打掃應由全員共同分擔。

如果不遵守以上使用原則，將會引發很嚴重的問題。災難期間的如廁問題，就跟公共廁所的使用規定一樣，是一種禮節問題。就算是在災難期間，也不能忘記日常生活的禮貌！

避難所可分為公園或廣場等只能暫時躲避的「臨時避難所」，大型廣場之類的「廣域避難所」，以及可提供食宿等生活機能的「收容避難所」。避難時應遵循地方機關的指示，前往指定的避難所避難。並事前查好離自家最近的避難所位在哪裡。

然而，避難所不見得能容納區域內所有居民。因此要做好在避難所的學校操場搭帳棚的準備，並落實防火措施。還有也要做好可能要在此長期生活的心理建設！

未雨綢繆的『求生用具』

□應該每天攜帶的求生用具

哨子	「防災哨子」或「求生用不鏽鋼哨」等。需要求救的時候，會比用喉嚨喊更有效。
水	用寶特瓶或水壺裝皆可。瓶裝飲料喝完後還可以拿來裝水，不可以丟掉。
手電筒	可用小型LED燈或握住就能發電的款式。用頭盔燈的話還可以多省一隻手出來，在行動或逃難時更方便。
小型收音機	獲取情報用。「radiko.jp」的話用智慧手機也能收聽。
指南針	需要使用避難地圖或歸宅支援地圖時很方便。
點火器	以特殊鎂棒製成的現代版打火石。無論下雨或下雪皆能點燃。比打火石或火柴性能更好，也更容易攜帶。
緊急保暖毯	在寒冷的避難所或需要露宿野外時很有用。
電池或手動式充電器	為行動電話等電器充電時必須。
緊急口糧	營養口糧等。只要攜帶一餐分就夠了。
褲襪	男性也要攜帶。不僅保暖性很好，還可以像本書P225的介紹般當成繃帶使用。此外，也能用來代替繩子。
家人的照片	可以賦予自己勇氣和精神！

平日攜帶的防災用品，應選擇較小型的種類。除了上述的物品，還可視情況加入口罩、潔牙用具、護唇膏、凝膠型的消毒用酒精、衛生紙、垃圾袋等日用品。這些大都能在百元商店買到，可放入小包包內，在上班上學時帶著！

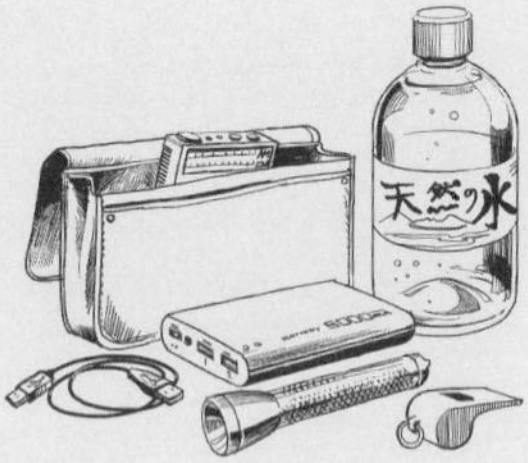

在地震、火山爆發、還有颱風等自然災害頻仍的日本，為了預防這些災害，每個人都一定要隨時準備好求生和防災用品。

放在家中的預備品有兩種。一種是逃生攜帶的「緊急背包」（內容物請參照P⑤），另一種則是「備用水和糧食」。「緊急背包」應按家中人數準備，內容物的總重維持在5kg上下。「備用水和糧食」則應考量到過去未曾想過的傳染病流行等情況，準備**足夠一個月生活的量**。至於攸關性命的水源，可以用放在浴缸裡當成泡澡水每天更換等方

□家中常備的求生用具

戶外運動用品	包括帳棚在內，所有的露營用具都要。如此一來當房子沒法居住，或是避難所塞不下那麼多人時，就能在庭院或操場生活。同時帳篷也能當成臨時廁所使用。
卡式瓦斯爐和瓦斯罐	「非常時期的王道用品」，非常有用的道具。
報紙	儲備一個月的份量。除了可用來生火外，還能裹住身體防寒保暖、祛溼消臭。也可以拿來包東西、書寫、或是在迫不得已的時刻當成衛生紙用。
簡易廁所	為了維持健康，也為了省去找廁所的麻煩，一定要準備一個。如果有遮蔽用的帆布或簡易帳篷的話更好。

其他還可以準備能把三號電池裝在一號電池插槽上的電池轉換器（可於均一價商店買到）。或是自己DIY一件游泳池換裝時會用到的「換裝用披巾」加大版。在沒有隱私空間的避難所換衣服或上廁所時，可以用來遮擋一下，或是代替睡袋使用。

建議準備的一般性防災用具

•印鑑 •現金 •銀行存簿 •健保卡等貴重品 •安全帽或防災頭巾 •棉布手套 •拋棄式口罩 •一個月份的水 •緊急糧食 •衛生紙 •垃圾袋（每人每日至少需要兩公升的飲用水才能維持生命） •緊急醫療用品（急救箱／參考P228） •常備藥品 •潔牙用具組 •生理用品 •紙尿布 •消毒用酒精 •衛生紙 •筷子、湯匙、叉子 •紙盤、紙杯 •適合走路的鞋子 ·備用眼鏡 ·備用內衣褲 ·輕便雨衣 •電池或手動式充電器 •收音機 •手電筒（LED） •打火機 •開罐器 •小刀 •料理用剪刀 •衣物 •毛巾 •保鮮膜 •筆記本 •封箱膠帶

※其他再按家人的年齡和結構補充。家中的防災對策和防災用品，應該要足夠維持全家一個月的生活。如果可以的話，再加上災難期間能讓自己一覺好眠的用具就完美了！

水和食物應儲備一個月份的量！

式，思考適合的儲備方法。

不只是家中，每天上班上學的時候，也應隨時攜帶一些小型的防災用具，在危難發生時就能派上用場。例如哨子在需要求救或遇上可疑人物時，就比用喉嚨大聲喊叫更有效果。此外行動電話用的充電器或預備電池也很重要。多用途的垃圾袋也是。所以平時上班上學的時候，就把這些東西放入包包吧！

危難發生時既實用且可保護自己的『資訊網站』

我們雖然無法阻止突如其來的災害發生，但卻可以將損害減少至最低。

以「颱風」為例。一如你我所知，我們可以透過觀測，預測颱風的大致路徑和強度，提前做好防颱準備，減少颱風來臨時造成的損害。「地震」也是，儘管現在還無法預測地震何時發生，規模又有多大；但藉由強化房屋結構、固定家具、儲備食物和進行避難訓練，事前擬定對策和準備，就能將損害降至最低，保護生命財產的安全，是我們平安活下來的最大籌碼。至於海嘯也是一樣的。

換言之，只要事前做好準備，就有降低災損的可能性。因此本書P16所說的『萬事需事先做好準備（Be prepared）』的觀念，也就顯得格外重要。

而『做好準備』不可或缺的，就是在危難時可以提供很大幫助的各種災害相關資訊。現在網路上有許多資源，可以比新聞和廣播提供的「天氣預報」提供更深入的資訊。因此未來除了電視、廣播、報紙外，也應該積極的從網路上蒐集資訊，為自己和家人都做好準備，避免發生「沒想到」的情況。下一頁介紹的，便是我平時經常會去的資訊網站。

希望各位都能充分利用這些資源，為尚未來臨的危難「做好準備」！

國土交通省防災情報中心「實時雷達」

http://www.jma.go.jp/jp/contents/index.html

可快速查出當前的雨雲動態，以及大雨、豪雨的地區。此外還會根據24小時、6小時、3小時、1小時前的變化製成動態圖，故也可用來預測未來的雲層動向和降雨情況。

美國海軍颱風情報（JTWC）

http://www.usno.navy.mil/JTWC/

美軍預測的颱風資訊。在颱風路徑預測方面，速度比氣象廳快上許多。雖然路徑預測除了速度之外還要兼顧準確性，但該網站和「EcmW（歐洲中期預報中心）」都是電視上的氣象主播經常利用的情報來源。同種類的網站還有「Digital Typhoon: Typhoon Images and Information（北本朝展@國立情報學研究所）」，各位有空可以上去看看。

其他像是『國土交通省的「災害・防災情報」頁面』和『國土地理院的「防災關聯」頁面』也可以多多關注。即便是難以預測的地震，藉由國土地理院的「電子基準點GNSS連續觀測」和「衛星SAR地殼變動監測」等最新技術，未來也有可能變得可以預測。此外，輻射能相關的資訊可上『新・全國放射能情報一覽』等網站查詢。

氣象廳官方網站

http://www.jma.go.jp/jma/menu/menuflash.html

可查知天氣、颱風、地震、海嘯、火山、火山噴發狀態、落雷、大雪、以及噴發警報（依居住地域）等所有與氣象有關的資訊、預報和警報的網站。

SPRINTARS（大氣懸浮微粒預測）

http://sprintars.riam.kyushu-u.ac.jp/

以動態圖預測來自中國大陸的PM2.5等大氣微粒和黃沙來到日本的時間和數量。

Pandemic alart

http://pandemicinfores.com/diary.html

收錄了禽流感和新型流感的國外最新情報，可得知會否發生全球性大流行（pandemic），以及發生可能性的便利網站。

至於一般的傳染病，可上『國立感染症研究所官網』或『厚生勞動省官網之「感染病情報」網站』。以上兩處可查到許多有用情報，請務必多加利用。

初版後記

昭和47年（1972年），谷口尚規原著、石川球太插畫的名著『冒險手冊』，由主婦與生活社的21世紀叢書系列出版。當年，我還是童子軍的領隊。每天手上拿的，都是收錄了許多有趣內容，頗值得大力推薦的美國『Boys' Life』雜誌。因為當時的日本幾乎沒有一般的戶外運動雜誌。

當年，我從這本『冒險手冊』學到了如何理解「冒險」這個詞。「所謂的冒險，就是找回人本來的樣子」。我認為，這個定義直到現代依然適用，是人類生存的基本態度。即便是在撰寫本書的時候，我也依然秉持著這個觀念。地球誕生至今已有46億年。而人類的歷史則是從400萬年前起步。本書的目的，正是讓這段漫長歲月中人類發明的「求生知識和技術」，在你手裡重新復甦。

讀完這本書後，希望你能用自己的雙手打開「冒險」的大門。那就是我的願望！

最後，我想感謝替這本書畫了許多美麗插畫的佐原輝夫先生；以及適時地給了我許多建議和鼓勵的株式會社UNIZON的山下實先生。

還有，我想對給予機會出版本書、主婦與生活社的大竹徹先生；以及允許我使用「新冒險手冊」這個書名（日文原名）的谷口尚規先生和石川球太先生，致上最高的謝意。

2006年3月　風間林平

【完全手冊】後記

距離初版至今已有十年。而且還被翻譯到國外，得到許許多多的讀者支持。這段期間，包含東日本大地震在內，發生了許多令人遺憾、卻也挑戰了人類「真正求生能力」的大災難。一如你所知，這些大災難未來仍有可能發生。

因此，在這次的改版中，我針對那些將來可能發生的災害，添加了『災害發生時的求生技巧』。其中的知識，希望各位都能跟正篇一樣好好學會！

最後，我想在此感謝積極鼓勵我進行本次修訂的主婦與生活社的池田直子總編輯，以及山村誠司先生、越智素子小姐。

2016年2月　風間林平

主要參考圖書

『冒険手帳』
（谷口尚規著　石川球太画
主婦と生活社版）

『本当の遊びが
子どもの能力を伸ばす』
（風間林平著　旬報社）

『作って遊べ！』
（風間林平・
えびなみつる著　誠文堂新光社）

『大冒険術』
（風間林平・
えびなみつる著　誠文堂新光社）

『極上キャンプ』
（風間林平・
えびなみつる著　誠文堂新光社）

『ロープむすび』
（ボーイスカウト日本連盟）

『FIELDBOOK』
（BOY SCOUT OF AMERICA
Second&Third edition）

『野外毒本』
（羽根田治著　山と渓谷社）

『マタギ
〜消え行く山人の記録〜』
（太田雄治著　八幡書店）

『図解究極のアウトドア
テクニック』
（ヒュー・マクマナーズ著
近藤純夫訳　同朋舎出版）

『アメリカン・ボーイズ・
ハンディブック』
（ダニエル・C・ビアード著
小林侔史訳　朝日ソノラマ）

『二人の小さな野蛮人』
（アーネスト・T・シートン著
中山理訳　秀英書房）

『今すぐ身につけたい
サバイバルテクニック』
（風間林平・
えびなみつる著　誠文堂新光社）

『非常時マニュアル これで
安心「ゴミとトイレ」徹底
対策講座』
（風間林平著
財団法人 日本防火協会）

『放射能から身を守る本』
（安斎育郎著　中経出版）

『みんなの防災ハンドブック』
（草野かおる著・渡辺実監修
株式会社デスカヴァー・
トゥエンティワン）

風間林平

1952年生。大學專攻教育學。活用童子軍領隊和豐富的國內外戶外運動經驗，推動親子遊戲相關活動，並著有多部著作。現任親子遊戲的支援團體「Asobenture Club Nippon」代表。主要著書包含『工作大圖鑑』（主婦之友社）、『科學遊戲大發現』（中文版，台灣東販）、『大冒險術』（誠文堂新光社）等。

佐原輝夫

1952年生。就讀美術大學時受到穗積和夫之薰陶。大學中輟後，曾先後任職於出版社、設計公司。1974年離職後，活躍於汽車、模型、戶外運動、體能訓練、音樂等不同領域。從寫實到漫畫，以各種不同的筆觸表現作品。2011年開始擔任昭和女子大學生活科學部環境設計學科之兼任講師。

封面設計　岡田聰美（I'II 企畫）
內文設計　竹內淳子（P1～237）
　　　　　岡田聡美（I'II 企畫）（P238～P240、巻末附錄）
校閱　K.I.A
編輯製作　越智素子（P238～P240、巻末附錄）

危急求生完全手冊

從遇難到天災，各種狀況下都能活命的終極求生寶典

2016年11月 1 日初版第一刷發行
2019年 8 月 1 日初版第三刷發行

作　　者　風間林平
譯　　者　陳識中
編　　輯　魏紫庭
發 行 人　南部裕
發 行 所　台灣東販股份有限公司
　　　　　＜網址＞http://www.tohan.com.tw
法律顧問　蕭雄淋律師
香港發行　萬里機構出版有限公司
　　　　　＜地址＞香港鰂魚涌英皇道1065號東達中心1305室
　　　　　＜電話＞2564 7511
　　　　　＜傳真＞2565 5539
　　　　　＜電郵＞info@wanlibk.com
　　　　　＜網址＞http://www.wanlibk.com
　　　　　　　　　http://www.facebook.com/wanlibk
香港經銷　香港聯合書刊物流有限公司
　　　　　＜地址＞香港新界大埔汀麗路36號
　　　　　　　　　中華商務印刷大廈3字樓
　　　　　＜電話＞2150 2100
　　　　　＜傳真＞2407 3062
　　　　　＜電郵＞info@suplogistics.com.hk

TOHAN

SHIN BOUKEN TECHOU KETTEIBAN
© RINPEI KAZAMA 2016
Originally published in Japan in 2016 by SHUFU TO SEIKATSU SHA CO., LTD.
Chinese translation rights arranged through TOHAN CORPORATION, TOKYO.